国がん中央病院　がん攻略シリーズ

最先端治療
乳がん

国立研究開発法人
国立がん研究センター中央病院
乳腺外科、乳腺・腫瘍内科、他　編著

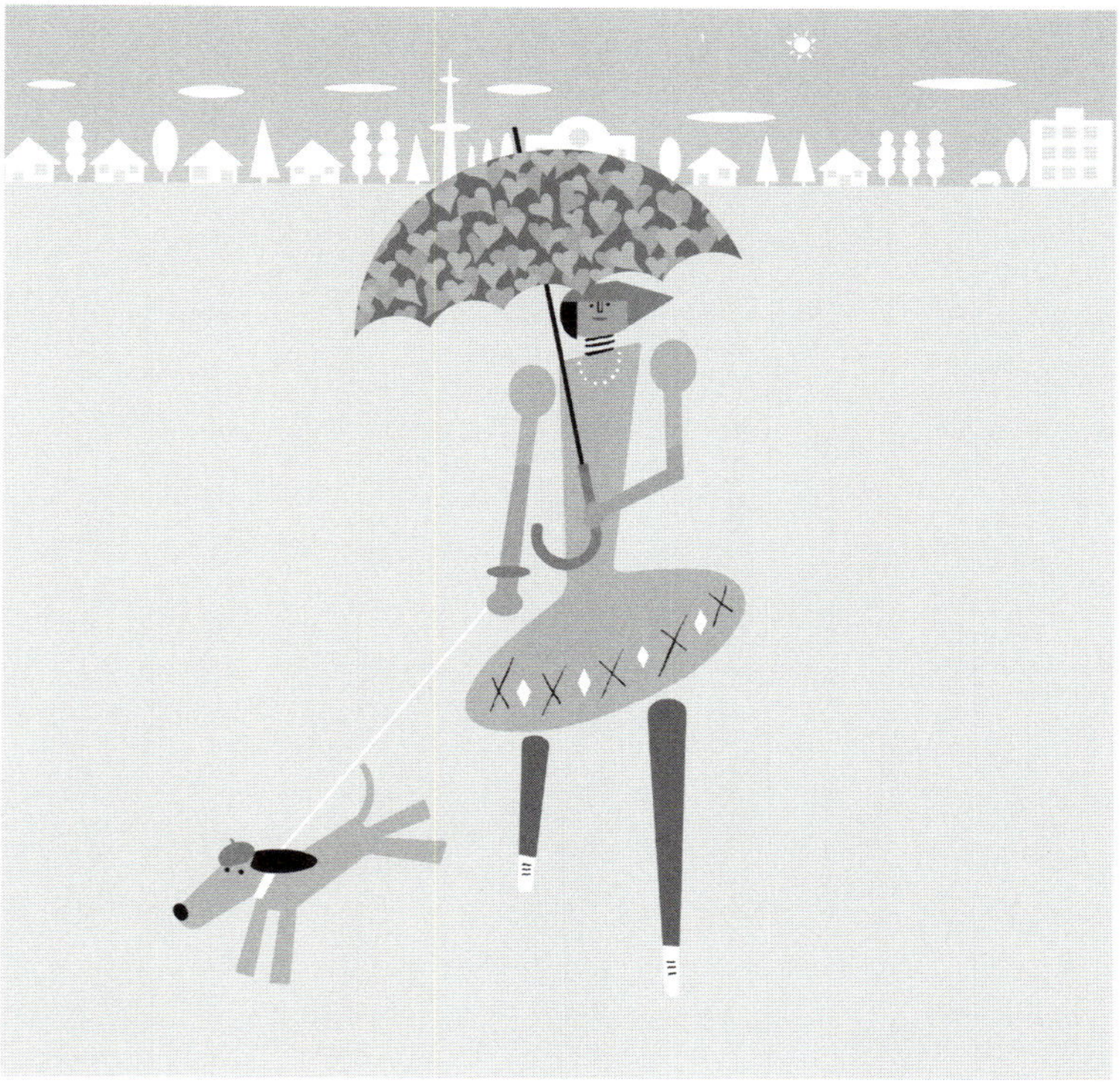

国がん中央病院 がん攻略シリーズ
刊行にあたって

がんは今や不治の病ではなく、半数以上の患者さんが治癒しています。しかし、進行期で発見された患者さんや再発した患者さんでは、治癒するのは難しい場合が多く、数多くの患者さんががんと闘っているのも事実です。さまざまな病期で、それぞれの悩みをもつ患者さんに、がん治療に関する最新の情報を正確に提供することは非常に重要です。

現在では、書籍、インターネット、テレビ、ラジオ、新聞、雑誌などでがん治療に関する多くの情報を得ることができます。しかし、残念なことに巷《ちまた》に溢《あふ》れているいずれの情報にも、間違った情報、有効性が誇張された情報、科学的な根拠に基づかない情報などが少なくありません。何事も勉強は大切ですが、正しい教科書で勉強することが重要であることはいうまでもありません。誤った内容の教科書を使っての勉強は、「百害あって一利なし」ですが、患者さんやご家族がご自身でその内容が正しいか否かを判断することは困難です。がん治療を解説した書籍も数多く出版されていますが、多くは標準的な治療法を解説する内容にとどまっています。このような状況のなかで、少しでも希望をもてる最新の治療に関する正しい情報を求めている患者さん、ご家族は非常に多いと思います。

がんの治療は近年、急速に進歩、変貌しています。外科的治療、薬物による治療、放射線治療、あるいはそれらを補助したり、積極的に患者さんの心身の苦痛を取り除いたりする緩和医療など、集学的な治療の重要性が指摘され、スペシャリストによるチーム医療のあり方も模索されています。さらに分子標的薬治療、免疫チェックポイント阻害薬による免疫療法などの進歩は目覚ましく、がん種によっては、進行期のがんを薬で治せる時代が、あと一歩のところまできています。

本シリーズでは、国立がん研究センター中央病院で実施されている最先端の治療を中心に解説しています。病期やがんのタイプなど条件が許せば、治験・臨床試験に参加するなどして、特に先端をいく治療を受けることもできます。

多くの患者さん、ご家族にがん治療に関する正しい情報が提供され、今後の治療に役立てていただけることを願っています。

２０１６年12月

国立がん研究センター中央病院　副院長
大江裕一郎

もくじ

第2章 乳がんに対する最新・近未来の治療法

第3章 乳がん治療を受ける患者さんへ

◆本書に掲載の内容はすべて2018年6月現在のものです。
（巻末の「乳がんの治験・臨床試験で実績のある主な医療機関リスト」は2016年9月調べ）

【協力者一覧】
カバー・本文デザイン／川畑一男
イラスト／ネモト円筆（カバー・本文）・野口賢司・コヅカヒロミ
撮影協力／（株）明治座アートクリエイト
編集協力／渡辺百合・はせべみちこ・佐野悦子
DTP／D・Free

第1章
乳がんの基礎知識

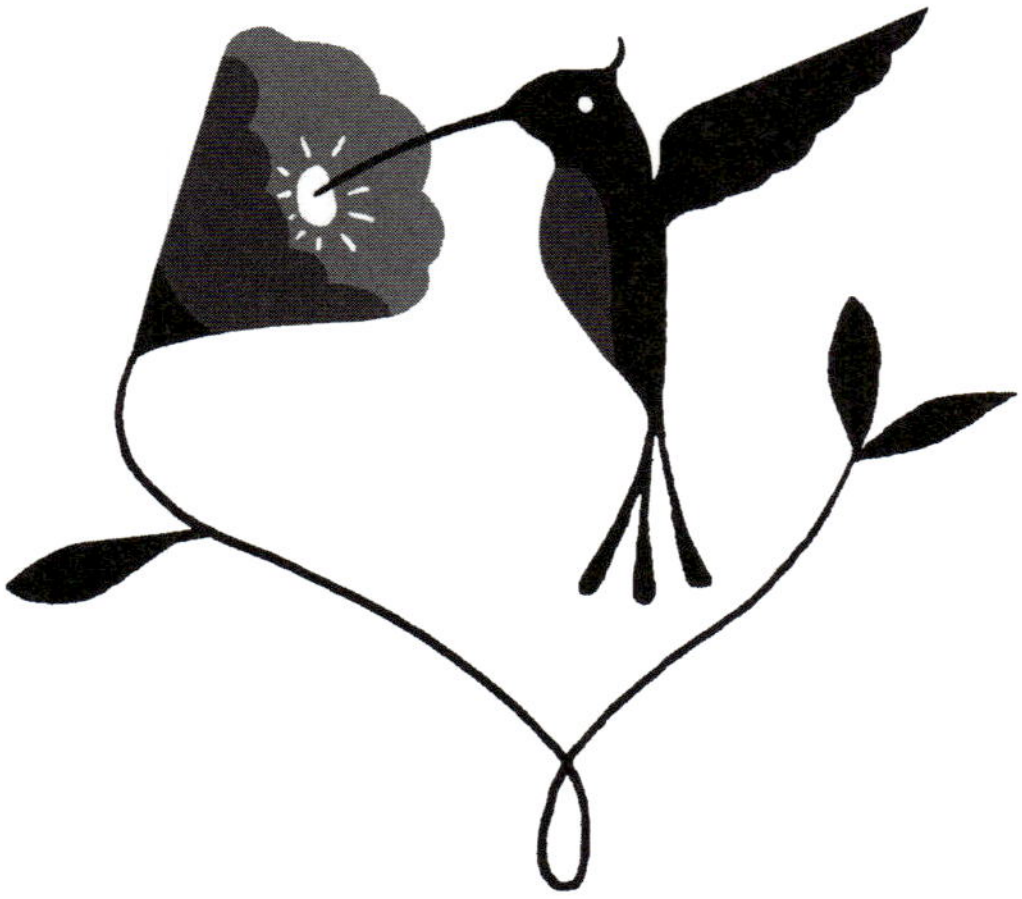

その人らしい治療選択のため私たち医療者が大切にしているもの

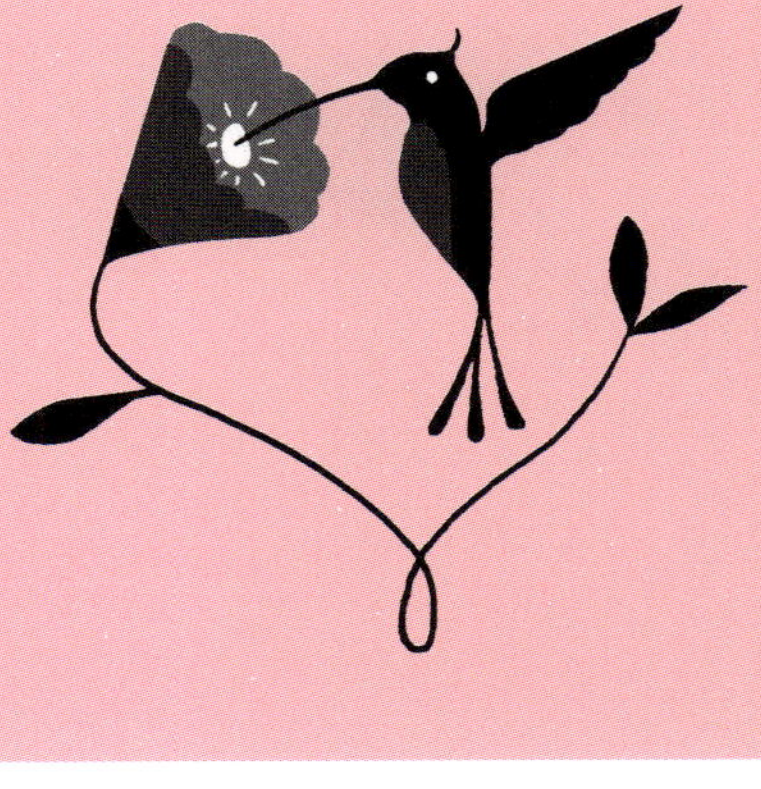

個別化へと進む乳がん治療

乳がん治療のこの数十年の進歩には目覚ましいものがあります。30年ほど前には、胸の小さなしこりであっても、乳房をすっかり取り除くような手術が、すべての患者さんに当たり前のように行われていました。現在の乳がん治療の考え方でも、目に見えるがんを手術で可能な限り取り除くことは重要ですが、治療後の生活の質を保つために、必要以上の手術を避けられるようになってきました。さらに治療効果を上げるため、病理組織検査に基づいて、放射線療法や抗がん薬を適切に組み合わせることも非常に多くみられます。このように、多くの専門的な知恵と経験を生かした治療を「集学的治療」といいます。

乳がんの「集学的治療」は、科学研究による知見の積み重ねで、それぞれの患者さんの状況に応じて治療を個別化する方向で進んでいます。このように治療の個別化には、がんの生物学的特性に応じた科学的な意味での個別化もありますが、一方で、患者さんの社会的状況や価値観、人生観に応じて、その人らしい治療選択をしていただくという意味での個別化も重要です。

国立がん研究センター中央病院での治療についての話し合いの場では、医師はできる限り病状を正確にお伝えし、治療のメリットやデメリットに関する科学的な根拠をお示ししながら、患者さんと目標を共有し、患者さんに納得して治療に参加していただくことを目指しています。そういう意味で、患者さんと医療者との価値観や人生観についての対話を、治療の現場ではとても大切にするようにしています。

患者さんにとってのよりよい治療のために

本書では、乳がんの「集学的治療」の各専門領域での最先端の取り組みや考え方をご紹介します。最先端治療とは、それが本当に患者さんの役に立つものかどうかまだわからない、研究段階にある治療も含みます。しかし、今日の治療は、過去に最先端治療の開発に参加してくださった患者さんたちのご協力のおかげで成り立っています。私たちは患者さんに支えられながら、明日の患者さんによりいっそうよい医療を提供するために、日々努力をしています。

本書を通じて私たちの取り組みの一端に触れていただき、乳がんと診断された患者さんやそのご家族やご友人が、乳がんと向かい合ったときに、治療を考える際の一助としていただければ幸いです。

編者を代表して　清水千佳子

編者／乳腺外科　木下貴之
乳腺・腫瘍内科　田村研治
米盛　勧
清水千佳子

（本書は2016年12月現在の情報をもとに記載しています）

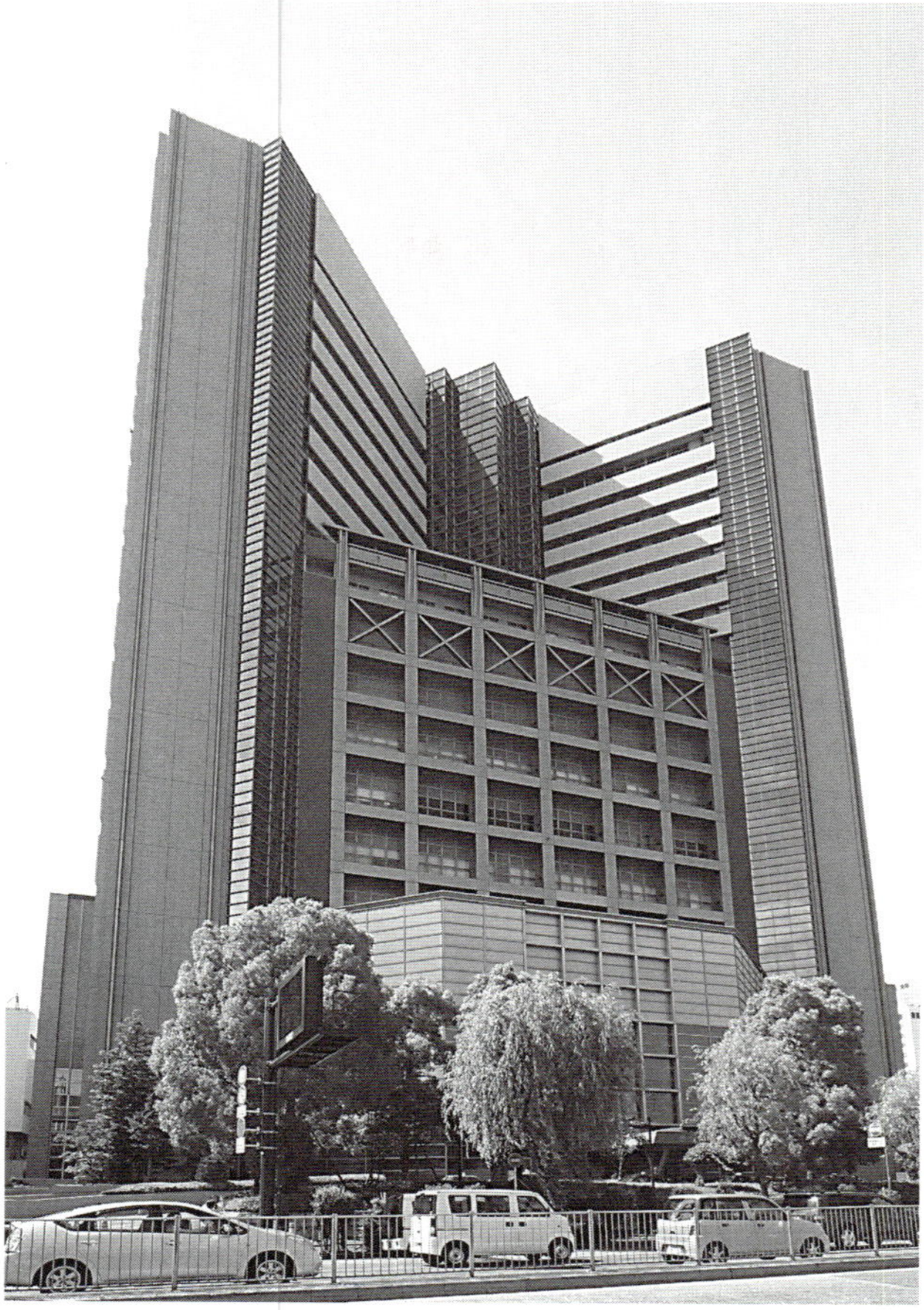

国立がん研究センター中央病院

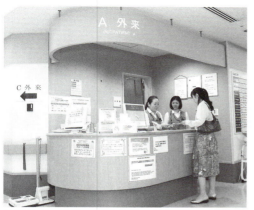

乳腺外科、乳腺・腫瘍内科の外来受付

乳がんにはこんな特徴があります

母乳を分泌する乳腺に異常増殖した悪性腫瘍が乳がん

乳房は、いくつかの乳腺《にゅうせん》組織と、それを包む脂肪（および間質《かんしつ》）組織、血管、神経などからできており、乳腺にできる悪性腫瘍《しゅよう》を乳がんといいます。

乳腺は、母乳（乳汁）を分泌するための組織で、乳頭から放射状に張り巡らされている腺葉《せんよう》と呼ばれる15～20個の組織の集まりからなっています。腺葉を構成するのは多数の小《しょう》葉《よう》と乳管で、小葉でつくられた母乳（乳汁）が乳管を通って乳頭から分泌されます。

乳管の細胞（乳管上皮《じょうひ》細胞）が異常増殖したものを乳管がん、小葉の細胞（小葉上皮細胞）が異常増殖したものを小葉がんといい、これらは病理組織型（顕微鏡で確認できる組織の特徴）が異なっています。

乳がんは、乳管や小葉にとどまっている段階（非浸潤《しんじゅん》がん）から、増殖を重ねて進行していくと、乳管や小葉を包む基底膜《きていまく》を破って外まで増殖したり（浸潤がん）、血流やリンパの流れにのって近くの臓器だけでなく離れた臓器に転移したりします。

全体の約90％を乳管がんが占め、5～10％が小葉がん、そのほか、数は少ないのですが特殊な型のがんとして粘液がん、髄様《ずいよう》がんなどがあります。

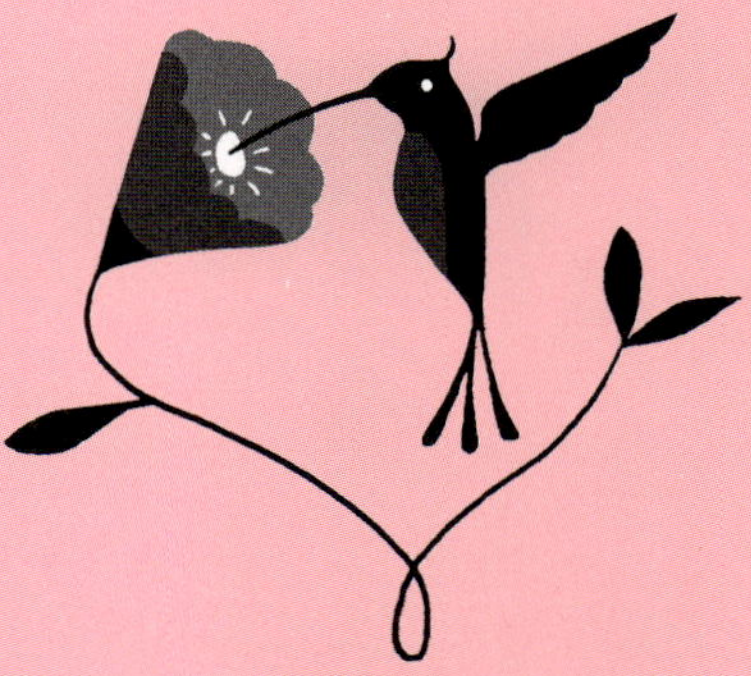

早期から微小な転移、全身病としての側面も

乳がんは、乳管や小葉の1個の細

乳房と乳管の構造

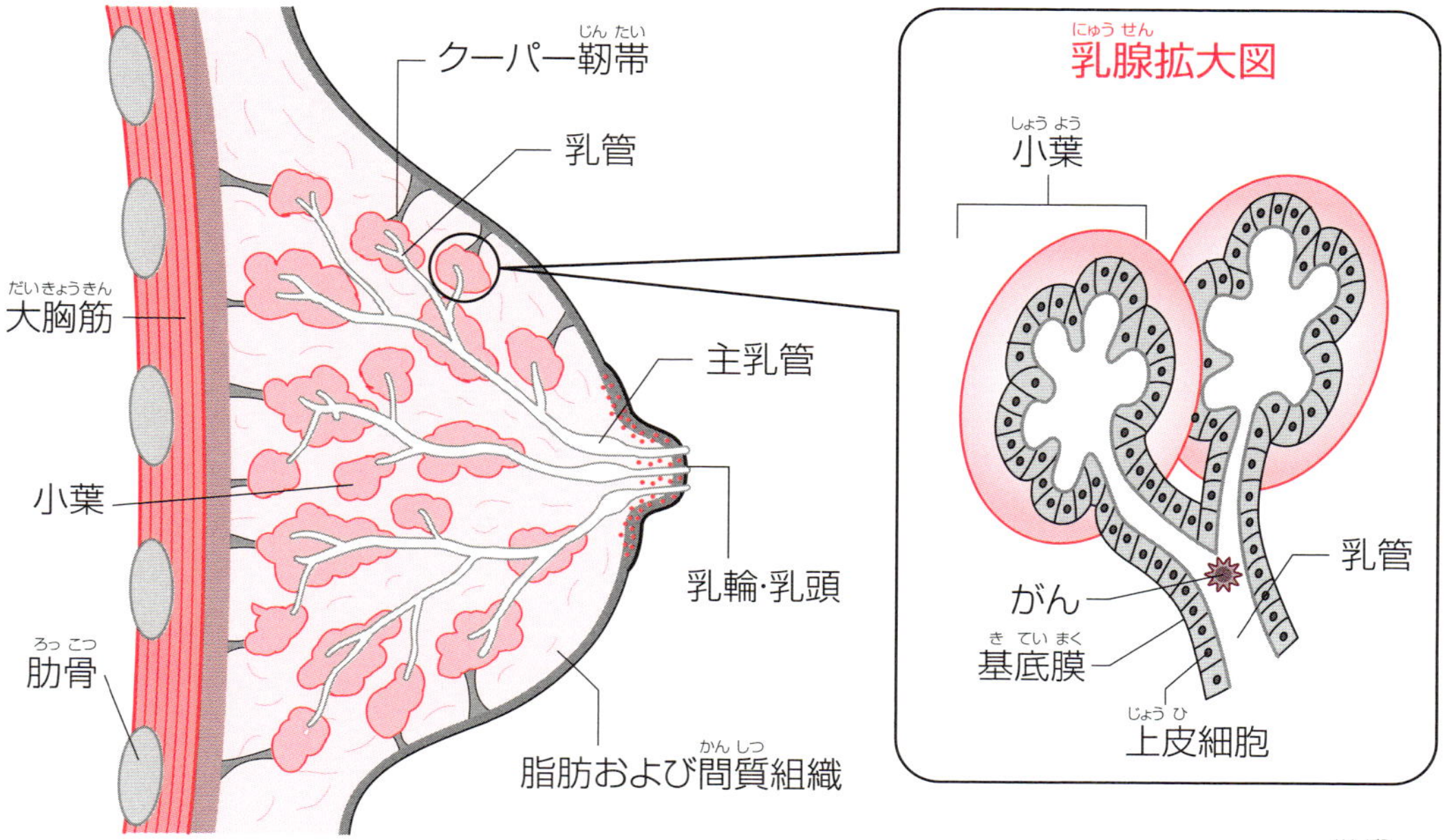

乳房は、いくつかの乳腺組織と、それを包む脂肪（および間質）組織、血管、神経などから成り立っている。

乳腺組織は枝分かれした小葉（乳汁を分泌する腺房《せんぼう》の集まり）部分と乳管が１本あり、それらが主乳管へとつながって乳頭に達する。乳がんは乳管内や小葉内の上皮細胞で発生し、基底膜を破って外へ浸潤《しんじゅん》していく。

胞（上皮細胞）がその遺伝子異常によって無秩序に増殖をくり返してがん化し、悪性度を増していくと考えられています。一般に乳がんのがん細胞の倍加時間（がんの体積が２倍になるまでにかかる時間）は、約90〜100日といわれており、1㎝程度のしこりになるまでには7年以上かかるとされています。ただし、がん細胞の増殖する力には個人差があり、急速に増大することもあります。

乳がんの大きな特徴の一つとして、早い段階で目に見えない微小な転移が存在し、全身病としての対応が必要となる場合があることが挙げられます。

以前は、乳がんは局所の病気と考えられ、リンパ節転移から順次全身に転移が進むとされていました。リンパ節転移の有無が病状の進行を示す最良の指標であると同時に、リンパ節を切除すれば、その後の転移も抑えられると考えられていました。そのため、がんができた乳房を大きく切除し、リンパ節もできるだけ広く郭清《かくせい》することが最も効果的だろう

乳がんの罹患者数と死亡者数の年次推移

毎年新たに乳がんになる人は増え続けており、1975年からの37年間で約７倍を超えている。一方、乳がんによる死亡者数は微増で、近年は６人に１人程度と抑えられている。乳がんは、検診、効果的な新薬の登場、乳がん細胞の性質別治療法の確立などで予後が改善している。

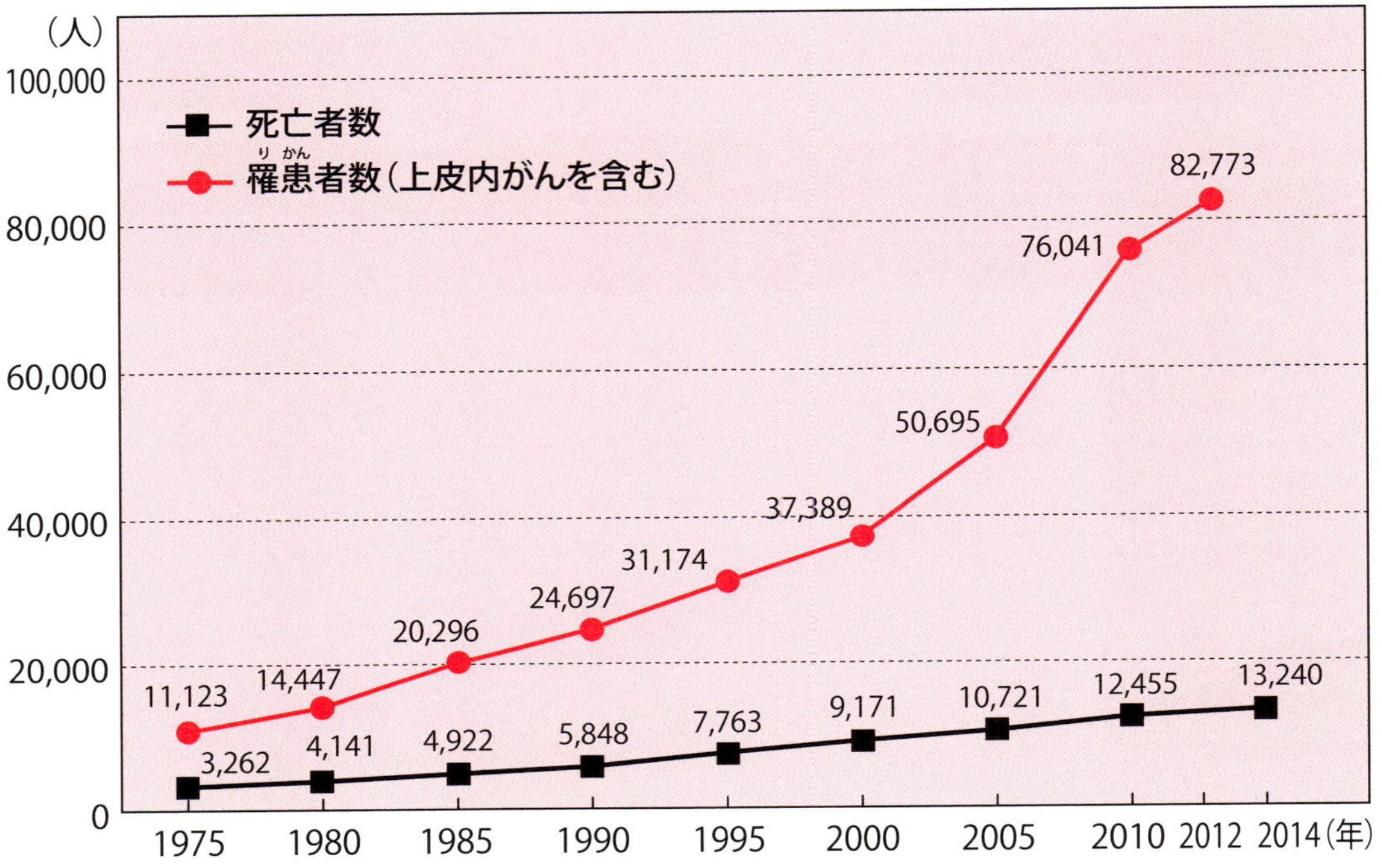

「国立がん研究センターがん情報サービス」最新がん統計のデータより作成

と考えられていたのです。

この考えについては、その後の大規模な臨床試験によって、手術による切除範囲の見直しや、術前・術後の薬物療法の有用性の検討が行われ、リンパ節郭清の必要性、治療方針の考え方に大きな変化がもたらされています。局所療法としての外科手術、放射線療法に加え、全身療法としての内科的なアプローチを含めた総合的な治療、つまり集学的な治療を状況に応じて適切に行うことが、現在の治療についての考え方の国際的なコンセンサスとなっています。

女性のがんでは罹患率が最も高く40歳代にピーク

乳がんにかかる患者さんの数は、1994年に、胃がんにかわり女性第1位になって以来、増加し続けています。2012年のデータによると、年間約8万人の女性が新たに乳がんと診断され、日本人女性の11人に1人が一生のうちに乳がんを患う可能性があると考えられています。

一方、女性の部位別がんの死亡率をみると、乳がんはすべてのがんのなかでは第5位と、比較的予後がよいとされます。ただし、乳がんで亡くなる女性の数は増加傾向にあり、２０１３年以降は１万３、０００人を超え、１９８０年の約３倍に上っています。

また、乳がんの特徴の一つに、ほかの多くのがんに比べ、若い世代での発症が少なくないことが挙げられます。胃がんや大腸がんなどでは、年齢とともに徐々にかかる割合が増加していき、年齢が高いほどかかる人が多くなるのですが、乳がん

乳がんは比較的予後のよいがん

●部位別死亡率の推移（女性・全年齢）

乳がんの死亡率は全がん中５位。比較的予後のよいがんとされている。

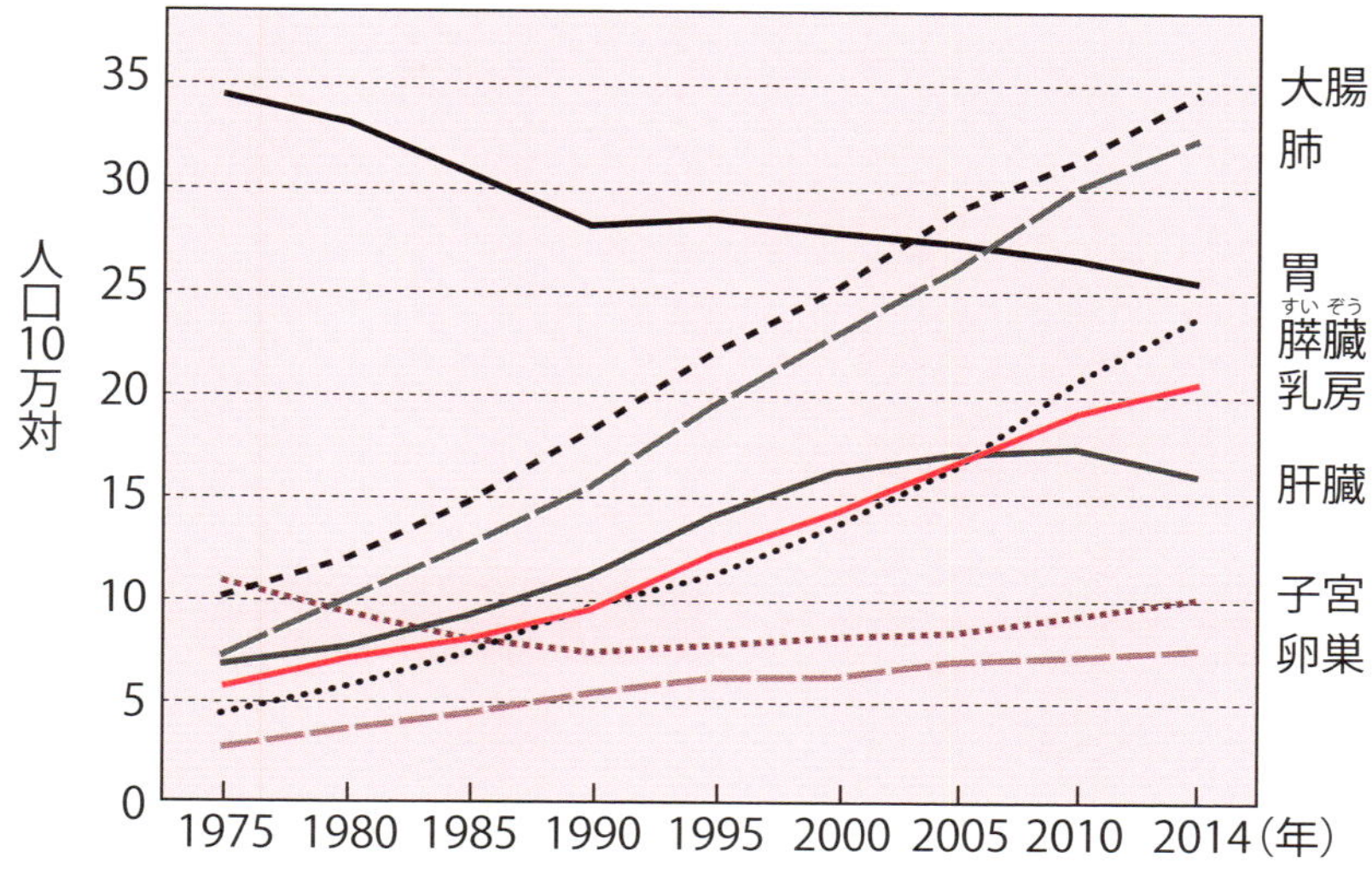

発症年齢のピークは40〜49歳

●年齢別罹患率（2012年）

罹患率は30歳代から急上昇して40〜49歳でピークとなり、65歳以降は下がっていく。

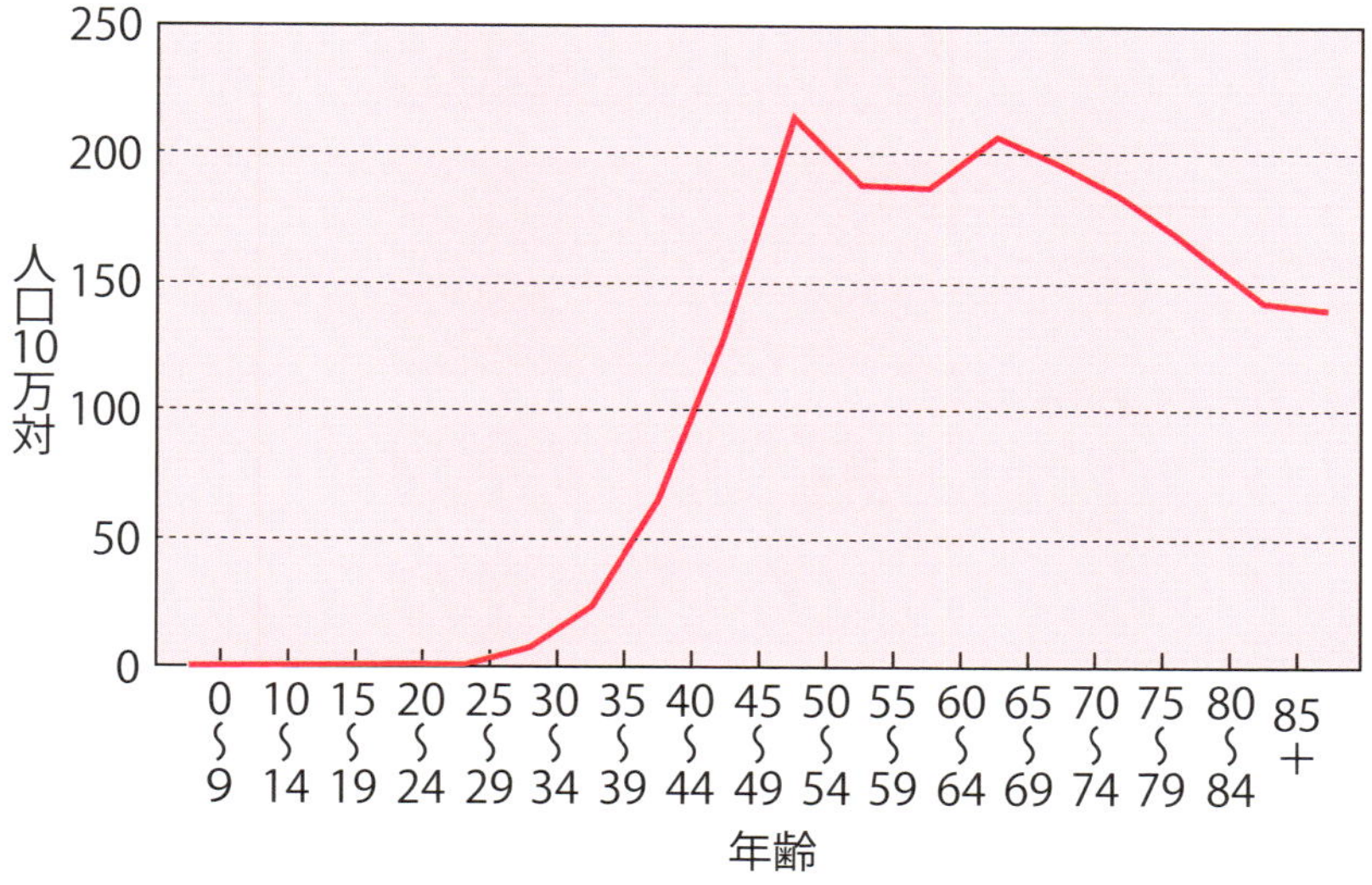

「国立がん研究センターがん情報サービス」最新がん統計のデータより作成

は、30歳代ごろから増えはじめ、40歳代後半〜60歳代前半ごろに最もかかる危険性が高くなります。20〜30歳代で発症する若年性乳がんの女性も乳がん全体の6〜7%みられます。

全体の0・5%程度とごくまれですが、男性が乳がんを発症することもあります。

自分で気づける しこりやひきつれで 自己発見が可能

検診で発見されるがんもありますが、現在、乳がんがみつかる最も多いきっかけは自己発見です。「全国乳がん患者登録調査報告2014年次症例」によると、自己発見率は54・8%で、半数以上の人が気になる症状に気づくことで乳がん発見に至っています。

自分で気づく症状としては、乳房のしこり、乳房に現れるエクボのような皮膚のひきつれ、乳頭からの分泌液、乳房の痛みなどがあります。普段から、入浴の際などに乳房を見たり触ったりして、状態を知ってお

乳がんの自己チェック

見てチェック①

鏡の前で腕を上げ、乳房の形の変化やくぼみ、ひきつれがないかどうかを調べる。横向きやわきの下もチェックする

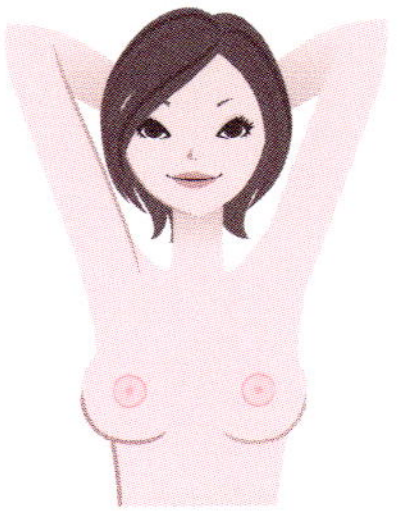

見てチェック②

腰に手を当て、乳房の形の変化やくぼみ、ひきつれがないかどうかをチェックする

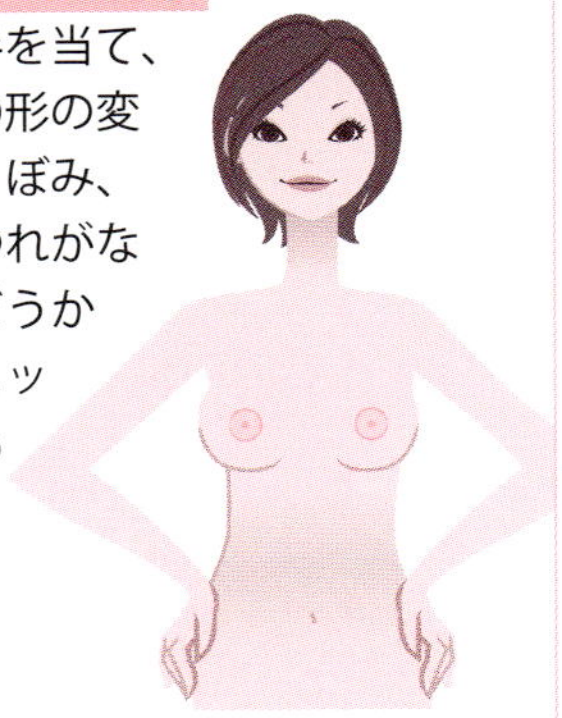

触ってチェック①

わきの下から乳房にかけて、しこりや違和感がないかどうかをチェックする

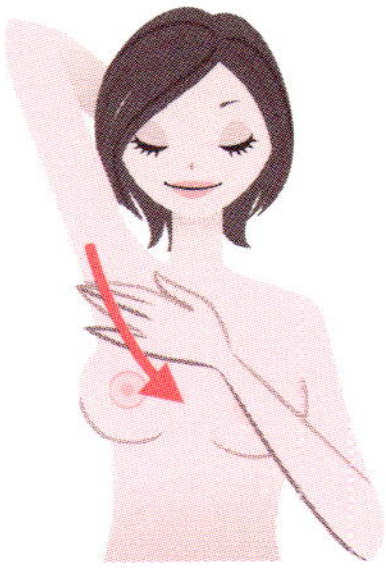

触ってチェック②

乳房をすくい上げるようにしてチェックする

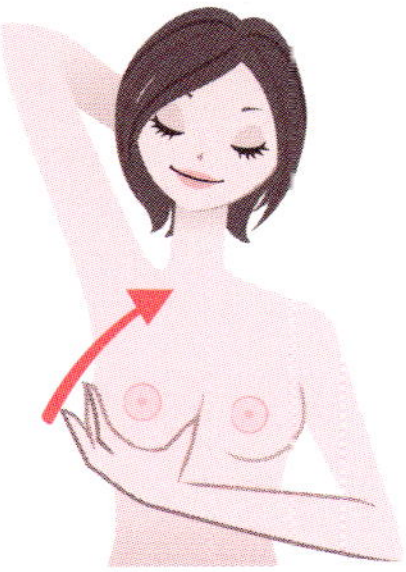

触ってチェック③

あお向けに寝て調べる側の背中にクッションか丸めたタオルなどを敷く。乳頭を強くつまんで異常な分泌物がないかどうかをチェックする

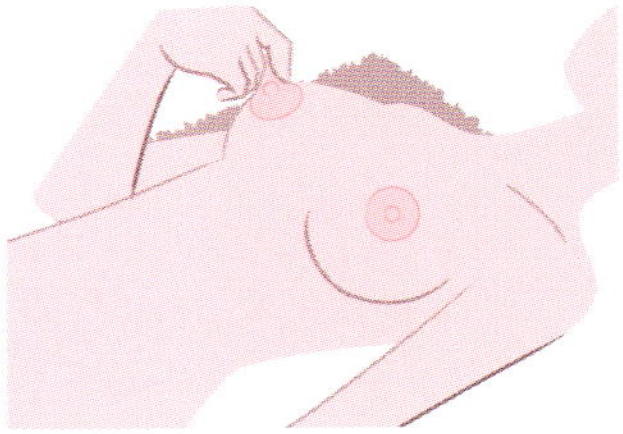

触ってチェック④

あお向けに寝た状態で乳房の外側から4本の指をすべらせ、しこりやくぼみがないかどうかをまんべんなくチェックする

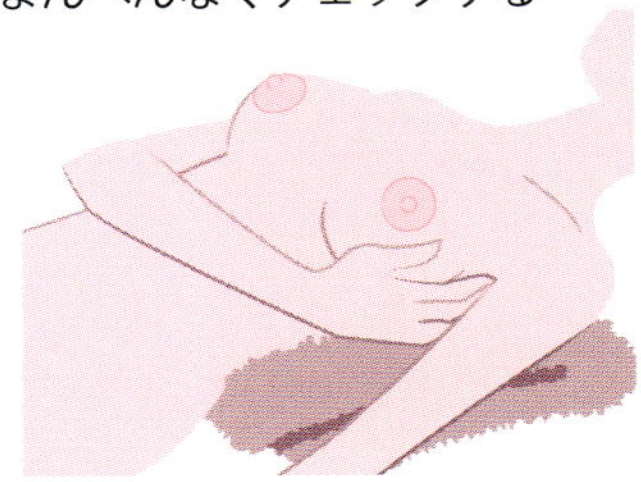

くと、なんらかの変化に気づくことができるようになります。月1回程度は自己チェックをする習慣が大切です。

●早期の受診が有用

自分でなんらかの変化に気づいたら定期的な検診を待つことなく、すぐに医療機関を受診するようにしましょう。乳がんは早期発見と、がんの状態、性質に合わせた適切な治療が非常に重要だからです。

マンモグラフィ検査や超音波（エコー）検査をはじめとする検診の具体的な方法や特徴など、詳しいことはのちに述べますが、40歳を過ぎたら、2年に1度は検診（マンモグラフィ）を受けることが推奨されています。遺伝的な体質によって乳がんにかかりやすいと考えられる人は、そうでない人よりもリスクが高く、40歳になる前に検診を受け始めることが勧められています（第2章115ページ参照）。

以前に比べると、自覚症状がない段階での定期的な検診による発見が増えつつありますが、残念ながら、日本の女性の検診率はまだ低く、欧米が70～80％であるのに対し、40数％にとどまっています。日本でも定期検診の受診率の向上が望まれています。

体質や生活習慣など遺伝要因、環境要因の影響で発症

乳がんにかかる女性が増えている背景には、肥満や食生活といった生活習慣の変化、妊娠・出産や授乳といった女性特有のライフスタイルの傾向、女性ホルモンの体内の濃度などいろいろな要因が考えられており、それぞれについて研究が行われています。

それらの研究から、乳がん発生の危険性を高める要因として、肥満（閉経後）、出産経験がない、授乳経験がない、初産の年齢が高い、初経の年齢が早い、閉経の年齢が遅い、ホルモン補充療法（閉経後）、アルコール飲料の摂取、喫煙（受動喫煙を含む）などの影響が明らかになっています。

乳がんには、その発生や増殖に女性ホルモンであるエストロゲンが深くかかわっているタイプ（ホルモン受容体陽性／32ページ参照）があることが明らかになっています。これまでは一般に、乳がん発症のリスクは、出産の回数が多いほど減少（少ないほど増加）する、初産の年齢が低いほど減少（年齢が高いほど増加）する、ただし、30歳以上で初産を迎えた女性は、出産経験のない女性より発症リスクが高くなるとされていました。

一方、乳がんのホルモン受容体の陰性・陽性別に行われた研究によると、発症に対して、出産回数や初産年齢の影響を受けるのは、ホルモン受容体陽性の乳がんだけであって、陰性のタイプでは、それらの要因が乳がん発症を左右することはないとの結果もあります。

●遺伝性乳がんへの対応

乳がんを発症した人全体の約5～10％は遺伝性であると考えられてい

ます。関連が明らかになっている遺伝子（変異）も発見されており、遺伝子検査（保険適用外）で確かめられる場合もあります。

ただし、家系に発症している人が多いからといってそうした人すべてが発症しやすい体質であるとも限らず、また、家系に発症した人がいないからといって遺伝的な体質ではないともいえません。さらに、発症しやすい遺伝子をもっているからといって、その人が100％乳がんを発症するわけでもありません。

遺伝性の乳がんである可能性、遺伝子検査によってわかることやその限界、遺伝性である場合のその後の対応、家族への影響などについて、医師やカウンセラーなど専門のスタッフによるカウンセリングを受けることが大切です。

遺伝性乳がんについては、のちに取り上げます（第2章113ページ参照）。

●女性の生き方とかかわる

このように乳がんは、遺伝的要因のみならず、食生活をはじめとする生活習慣や、妊娠・出産などの環境要因が複雑にかかわりながら発症すると考えられます。若い年代から自己チェックを始め、リスクが高まる40歳代になってからは定期検診を受けることが、乳がんの早期発見を可能にします。

その原因によらず、乳がんが発見されると、その後の治療が生活や生き方に大きな影響を与える可能性があります。乳がんは女性の生き方と深くかかわっている病気ともいえ、女性の生き方にかかわる病気だからこそ、乳がんについての正しい知識を得て、理解を深めておくことが大切です。

乳がん検診受診率の国際比較

日本の乳がん検診受診率は、OECD（経済協力開発機構）の加盟諸国と比較した場合、かなり低い位置にある。日本では2年に1回の検診が推奨されているため、日本の受診率は2012～2013年の2年間の受診者数合計をもとに算出されている。

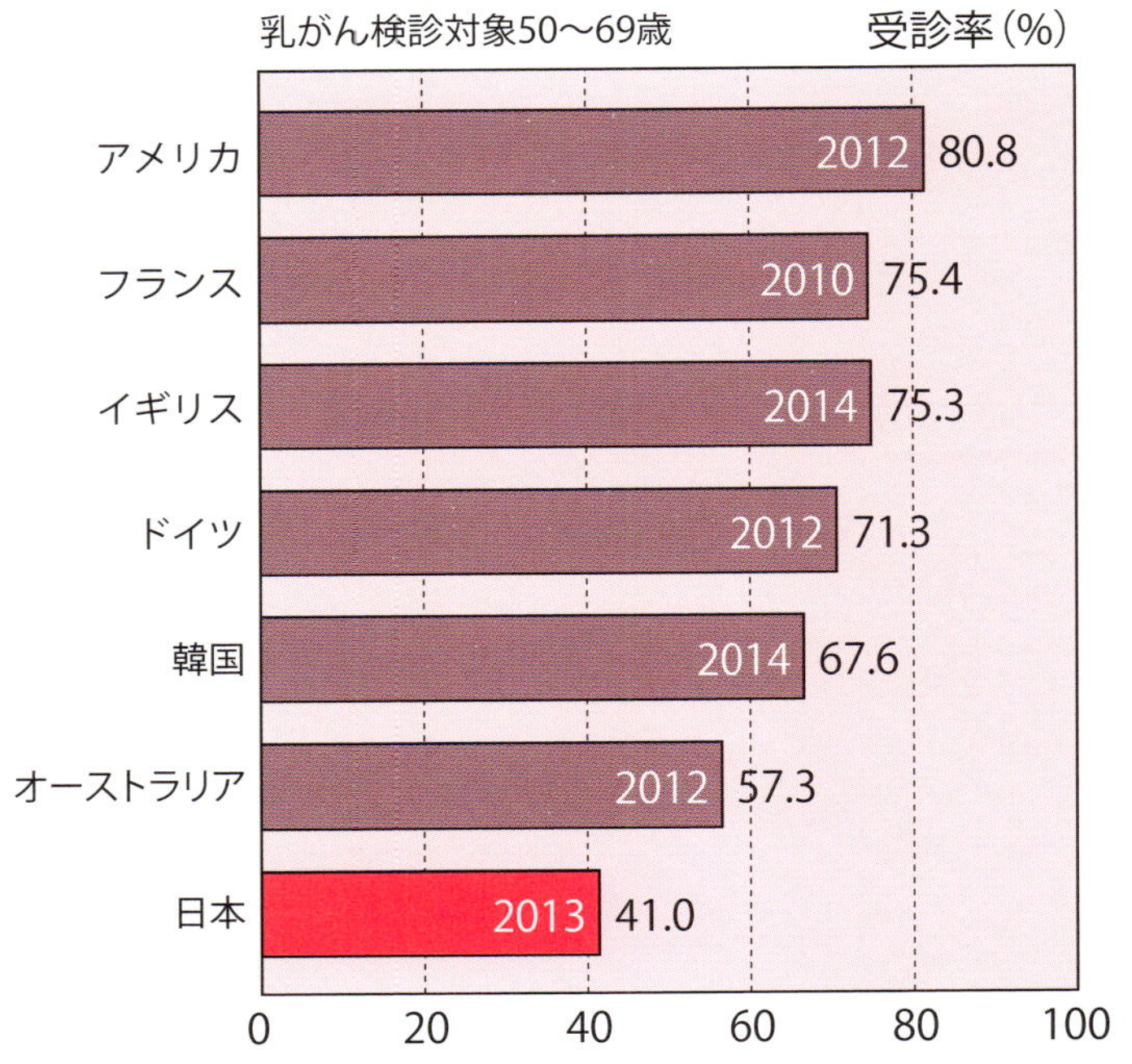

「がんの統計'15」がん研究振興財団より（資料はOECD Health Statistics 2015）

乳がん検診の有用性を考える

マンモグラフィによる乳がん検診は、乳がん死亡率を減らすうえでの有効性が科学的に認められている唯一の検診方法であり、多くの先進諸国で推奨され、高い受診率となっています。その結果、欧米では乳がんの発生率が増加しているにもかかわらず、死亡率は減少し続けています。

一方、日本の乳がん患者数は10年前と比べ約2倍に増加しており、今後も増加が予想されていますが、40歳以上のマンモグラフィや乳房超音波による乳がん検診の受診率は20％程度で、この結果、乳がん死亡率も増加し続けています。

●わかってきた マンモグラフィ検診の限界

乳がん発生率は欧米諸国では年齢とともに上昇するのに対し、日本では40～50歳代の女性に特に多くみられるのが特徴です。その年代のマンモグラフィ画像は乳腺濃度が高いことが多く、乳がんが正常乳腺の影に隠れて検出できないケースが問題視されています。

さらに、治療しなくても生命予後に影響がない乳がんを発見して治療する過剰診断についても、受診者の不利益が指摘されています。また、死亡率減少効果を疑問視する海外からの報告もなされています。

これらを受けて、「乳癌《がん》診療ガイドライン2015年版」ではマンモグラフィ検診の見直しを行い、50歳以上に対するマンモグラフィ検診の推奨グレードをAからBに下げています。日本では40歳代後半に罹患率のピークがあるため、40歳代マンモグラフィ検診は比較的有用性が高いと思われますが、高濃度乳腺の割合が高いことから生じる見落としや、偽陽性、要精密検査という判定による精神的不安や、生検による侵襲《しんしゅう》などの不利益が存在します。

これまでのマンモグラフィの弱点を補うトモシンセシスや超音波併用検診、さらに検査施行者の技量による精度のばらつきを解消する乳房超音波検査専用自動ブレストスキャナなどの新しい検査方法も開発され（第2章82～85ページ参照）、今後、検診での採用が期待されています。

●今後の検診スタイル

これからの検診は個別のリスク（乳腺密度、乳がん家族歴）に基づいて検診の推奨、方法を改定していく〝リスク別の個別化検診〟の形態をとる必要があります。そのためにも自分のリスクについて知ることは重要です。医療側が検診の利益と不利益についての十分な情報提供を行い、それらを考慮したうえで個々に最適と思われる検診方法が選択できるオーダーメイド化は、すでに一部の任意型検診で施行されていますが、対策型検診として普及するには、費用や精度管理などの克服しなければならない課題があるのが現状です。

（菊池真理／放射線診断科）

「遺伝的ハイリスク女性に対するMRI検診」が第2章115ページにあります。

乳がんの検査と診断

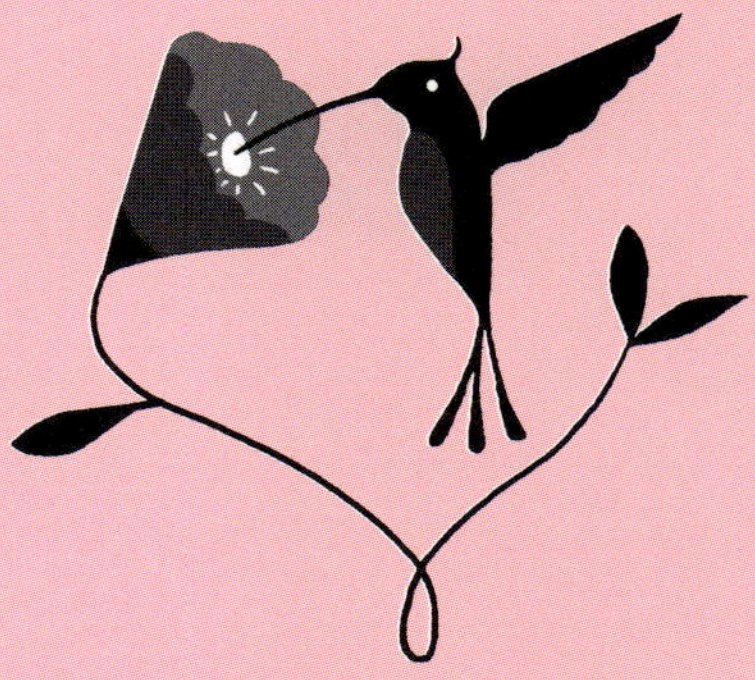

集団検診から精密検査へ

●集団検診にはマンモグラフィを使用

乳がんは自己発見が可能な数少ないがんの一つであり、20歳を過ぎたら、毎月1回の自己検診を続ける重要性が指摘されています。

日本では、40歳以上の女性に対して、2年に1回の乳がん検診が推奨されています。現在、集団を対象とした検診方法として行われているのは、視触診（しこりや皮膚の異常を確認）と、マンモグラフィ検査（乳房X線検査）、または超音波（エコー）検査との組み合わせです。

しかし、残念ながらマンモグラフィ検査、超音波検査にも限界があり、検査をすりぬけてのちにみつかる乳がんがあるのも事実です。検診で異常がなくても自己チェックは怠らないようにします。異常がない状態が続いても定期検診と自己チェックを継続することが大切です。

そして、乳がん検診を受けること以上に最も重要なのは、乳房になんらかの異常があればすぐに医療機関を受診し、必要な検査を受けることです。

●精密検査は各検査を組み合わせて行う

自己チェックで異常に気づいたり、定期検診で乳がんが疑われたりした場合、医療機関を受診して、みつかったしこりや病変を確認し、それががんであるかないかを確定する検査、

定期的な検診が大切

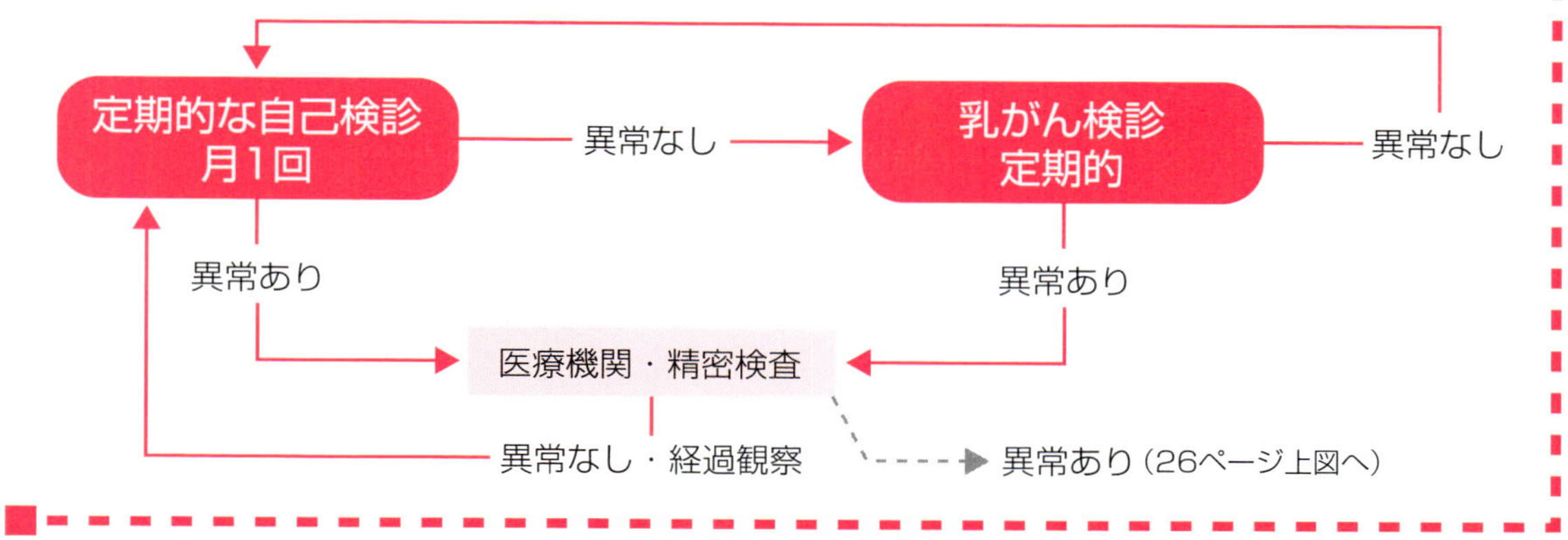

がんであることが確定したら、そのがんの性質を特定する検査、広がりや再発、転移を調べる検査などを受けることになります。

具体的には、まず、問診、視触診、マンモグラフィ検査、超音波検査が行われ、さらに必要に応じて、MRIやCT、骨シンチグラフィ、PETなどの画像検査、各種の腫瘍マーカー検査、細胞診、組織診などの病理検査が行われ、正確な診断が下されます。

がんであることを確定し、性質を明らかにする検査

・問診

問診では、しこりや痛み、乳頭からの分泌液、皮膚のひきつれなどの自覚症状がないか、あるとしたら、その異常はいつごろ、どの部分に、どのようにおこったか、などについて情報を整理します。そのほか、これまでかかったことのある病気（主に婦人科領域の病気やほかの部位のがんなど）、経口避妊薬やホルモン補充療法などの使用、月経の状況（初経年齢、月経周期、閉経年齢など）、妊娠や出産、授乳の経験、血縁者の乳がんを含めたがんの病歴などについて聞きます。

・視触診

乳房の形状や皮膚の色調に左右差はないか、皮膚になんらかの変化が現れていないか、乳頭の位置や向きに変化、陥没《かんぼつ》などはないか、分泌物や湿疹《しっしん》、むくみ、腫《は》れなどはないかといった点に注意し、乳房をつぶさに観察します。

触診では、実際に乳房に触って、しこりが触れる場所、大きさ、硬さ、形状、個数、よく動くか、境い目がはっきりしているかなどを確認し、首やわきの下のリンパ節が腫れていないか、押してみて痛さを感じるかなどもあわせて調べます。

・マンモグラフィ検査

マンモグラフィは乳房専用のX線撮影装置で、視触診では気づけない大きさの病変や石灰化（乳房の一部

にカルシウムが沈着したもの）などをみつけることができます。

圧迫板という2枚の透明な板の間に、わきの下のリンパ節を含め乳房を引っぱり出して強く押さえ、できるだけ薄くしたうえで撮影します。

圧迫による痛みを伴いますが、乳房を薄くすることによって、被ばく量を減らして撮影ができ、鮮明な画像を得ることが可能です。

マンモグラフィの画像では、病変は白く映し出されます。ただし、乳腺も同様に白く映し出されてしまうので、乳腺の発達がさかんな30～40歳代くらいまでの若い女性や、乳腺の密度が高い状態（高濃度乳房、マンモグラフィで白く見える部分が多い状態）の女性では、がんを区別してみつけることが難しい場合があります。

X線を用いるので、妊娠中や授乳中の女性では検査の必要性などを十分に検討することが重要です。

・超音波（エコー）検査

人の耳では聞くことのできないほどの高周波（超音波）を利用した検査法で、超音波を発生する器具（プローブ）を乳房に当てて動かしながら、モニター画面の画像をチェックします。病変の存在や広がり、大きさなどを自由な角度でリアルタイムに映し出して、確認することができます。

超音波では、病変はほとんどが黒く見え、白く見える乳腺とは区別しやすく、マンモグラフィでは確認が難しい若い世代や乳腺の密度が高い

早期がんの発見に役立つマンモグラフィ検査

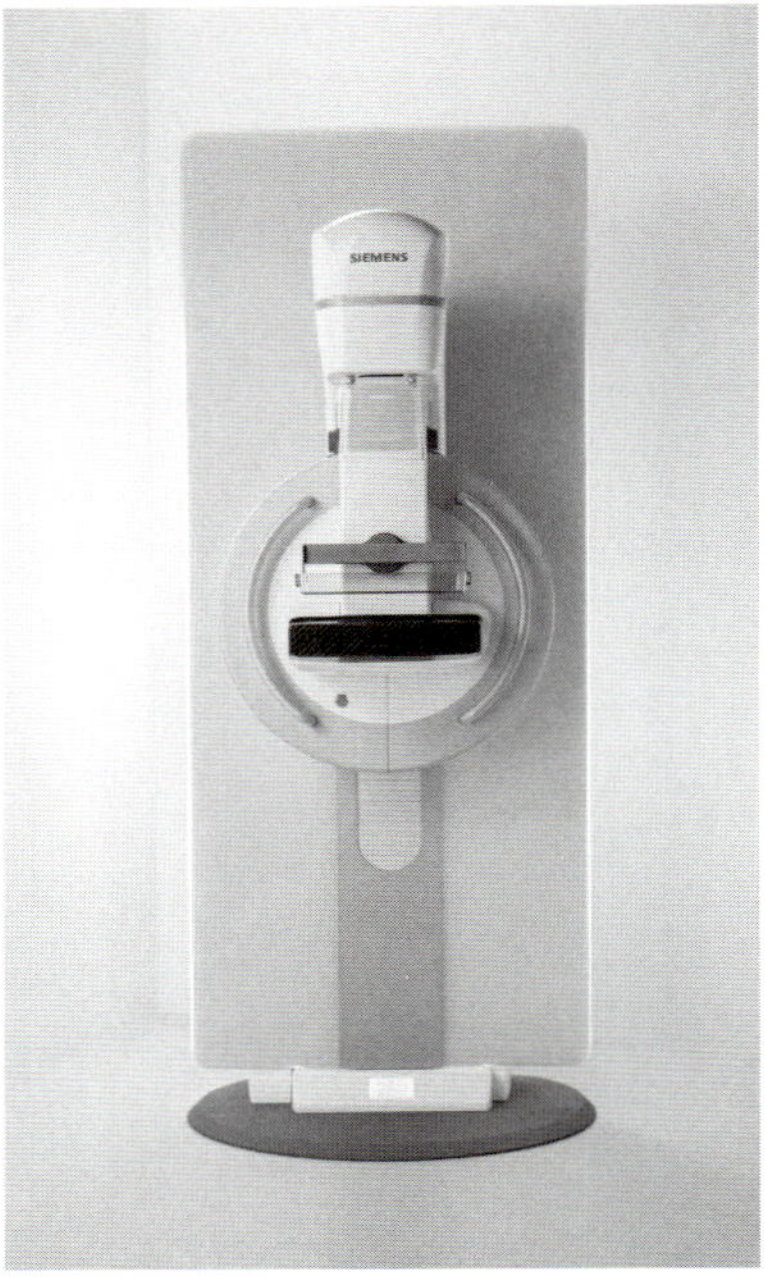

マンモグラフィ装置
写真提供：シーメンスヘルスケア（株）

2枚の透明な板（圧迫板）で上下・左右から乳房を強く押さえてX線撮影する。乳房からわきの下の部分までを撮り、所要時間は衣類の着脱を含めて15～20分かかる。

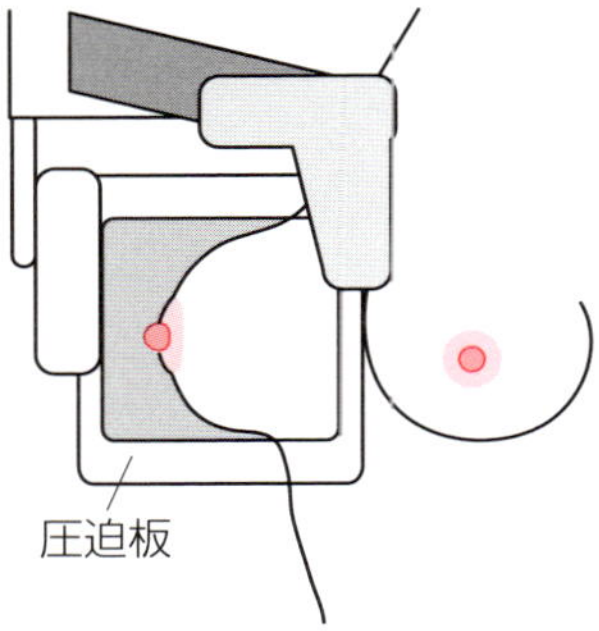

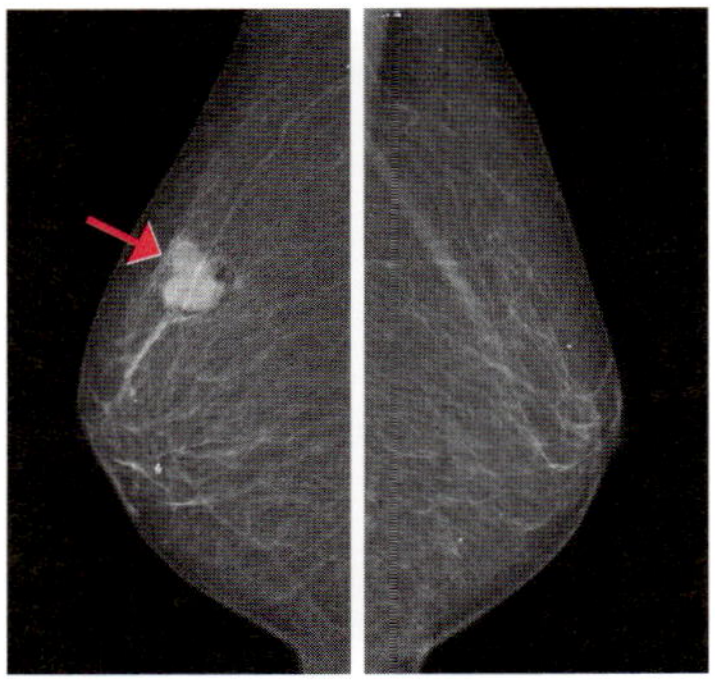

右乳房上方の矢印で指している白い部分が乳がん
写真提供：国立がん研究センター中央病院

女性により適しています。

妊娠している女性にも安心して使用できます。

マンモグラフィ検査、超音波検査の一方だけでは見落とされてしまう乳がんがあるため、精密検査では、両方の検査をあわせて行います。

超音波（エコー）検査をあわせて行う

●超音波検査

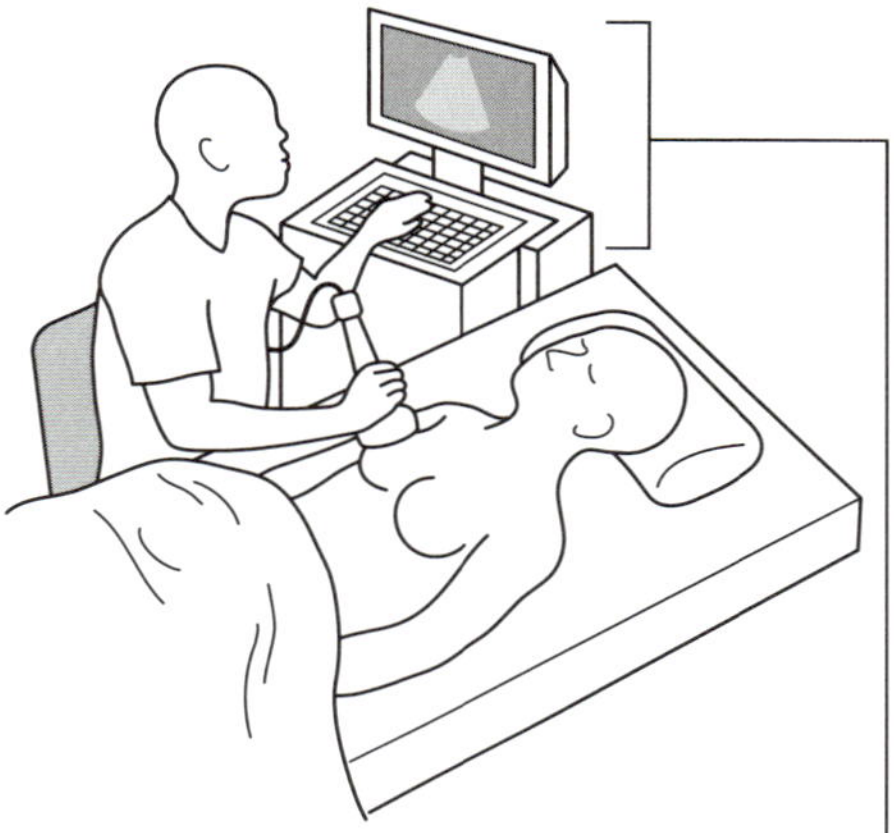

超音波を出す器具を乳房に当て、動かしながら映し出された画像をチェックする。マンモグラフィ検査と違いＸ線を使わないので何回でも検査でき、若い人や妊婦、マンモグラフィの圧迫に耐えられない人などに適している。

●超音波画像

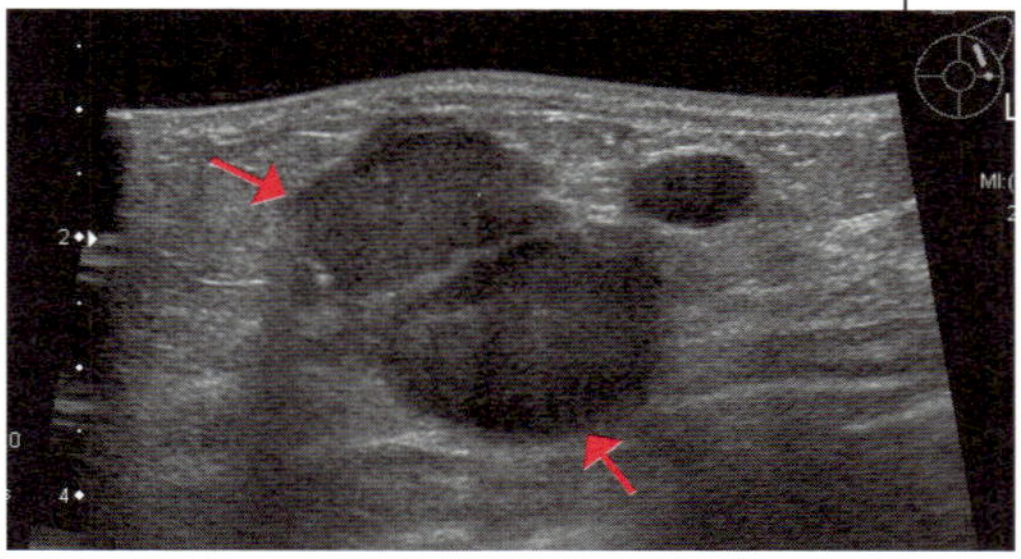

赤い矢印で指している、黒く映った部分ががん

超音波が臓器に当たって返ってくる反響を画像で表示する。多くのがんは黒く映る。

写真提供：国立がん研究センター中央病院

●病理検査（細胞診・組織診）による確定診断とがんの性質の把握

これまでの検査によって病変があることが確認され、がんが強く疑われる場合、良性か悪性かの判断が難しい場合には、病変の一部を採って顕微鏡で調べる細胞診や組織診（組織は、さまざまな種類の細胞の集まり）といった病理検査によって、がんの確定診断を行います。

加えて、乳がんではがんの性質を細かく調べて、個々の患者さんのがんの性質に合わせた治療法の選択が行われています。このようながんの性質は、がん組織に含まれるたんぱく質や遺伝子などを測定することで調べ、それらはバイオマーカーと呼ばれます（詳しくは32ページを参照）。

細胞診（穿刺《せんし》吸引細胞診）では、がんであることは確認できますが（まれに、確定が難しいこともある）、採取できる細胞の量がとても少ないため、患者さんごとのがんの性質を特定し、治療方針を決めるために必要となる情報まで調べることはできません。一方、組織診（針生検）では、十分な採取量が得られるので、より正確な診断が可能になり、より詳しくがんの性質を特定することができます。

確定診断と治療法選択のための検査の流れ

異常あり

↓

医療機関受診

精密検査
・問診
・視触診
・マンモグラフィ検査
・超音波（エコー）検査

乳がんの強い疑い

↓

病理検査
・細胞診
・組織診

確定診断

↓

がんの性質、進行度を調べる検査
・組織診
・CT検査
・MRI検査
・骨シンチグラフィ
・PET検査

↓

患者さんごとに最適な治療法の選択

・細胞診

細胞診には、穿刺吸引細胞診と呼ばれる検査法や、乳頭から分泌液がある場合にそれを採取して行う分泌液細胞診などがあります。

穿刺吸引細胞診は、超音波の画像でがんが疑われる病変の位置を確認しながら、皮膚の上から病変に細い針を刺し、注射器で吸引した細胞を染色して顕微鏡で調べる方法です。麻酔を使用しないので、痛みは少しありますが、体への負担は小さく簡便な検査方法です。ただし、がんでないのにがんと診断されたり、がんであるのにがんではないと診断されたりすることがごくまれにあると報告されています。

・組織診

組織診は、採取した病変の組織を顕微鏡で観察し、がんであることを確実に診断する検査で、生検と呼ばれ、がんの性質を調べることもできます。生検には、針を用いて組織を採取する針生検《はりせいけん》と、皮膚を切開して外科的に組織を採取する外科的生検があります。

針生検では、細胞診よりも太い針が用いられるので、痛みを抑えるために一般に局所麻酔を使用します。器具の種類によってコア針生検（ばねの力を利用して組織を採取する）と吸引式乳房組織生検（吸引力を利

穿刺吸引細胞診

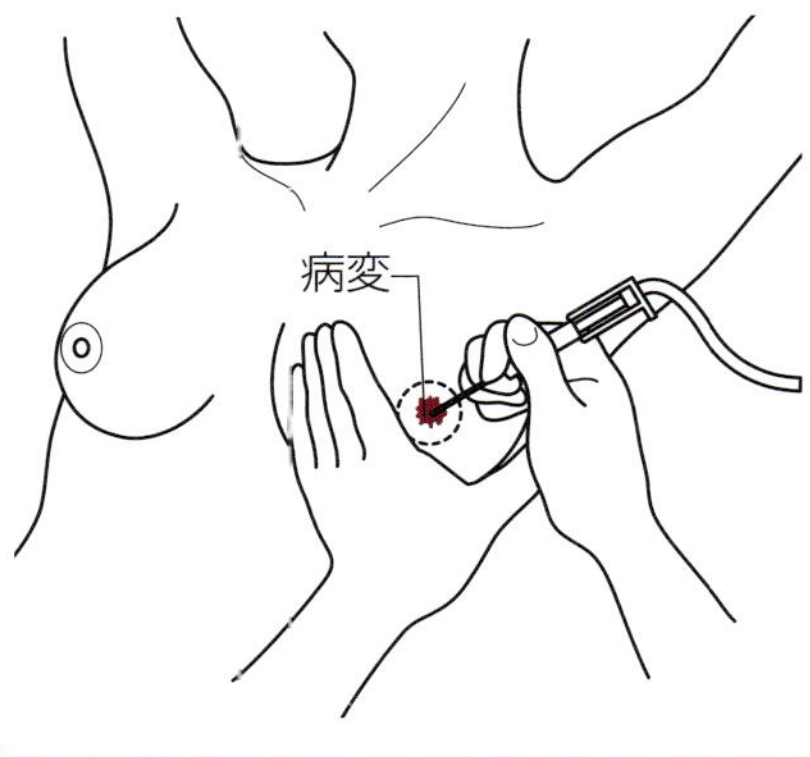

乳房に超音波を当て、モニターに映る画像を見ながらがんの位置を確認し、注射針を病変部分に刺して（穿《せん》刺《し》）、細胞を吸い取る。

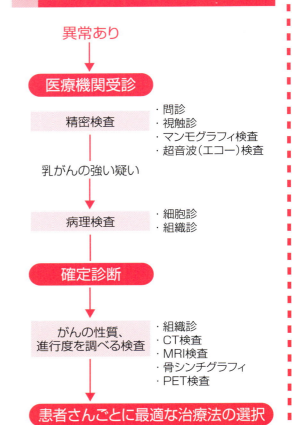

吸引式乳房組織生検（マンモトーム生検）の器具と方法

マンモトーム生検は、マンモグラフィで病変（石灰化部分）を撮影して位置を確認、専用の針（プローブ）を刺して組織を採取する。細胞診に比べやや太い針を刺すので局所麻酔をかけるが、30～60分ほどで終わり、傷口もほとんど残らない。

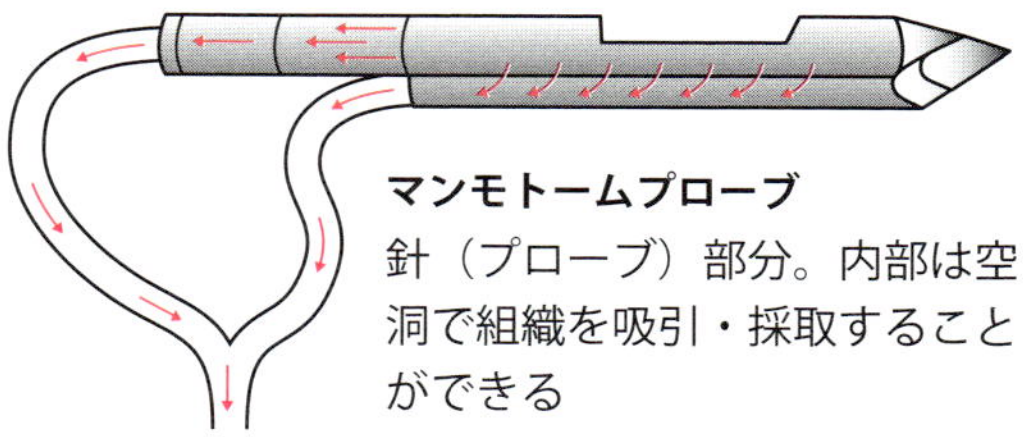

マンモトームプローブ
針（プローブ）部分。内部は空洞で組織を吸引・採取することができる

①局所麻酔後皮膚を５～６㎜程度切開し、３㎜ほどのプローブを病変部分に刺す

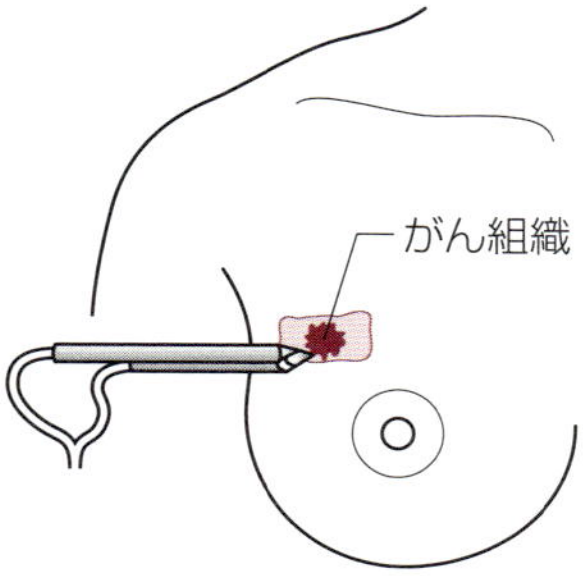

③組織を回収する

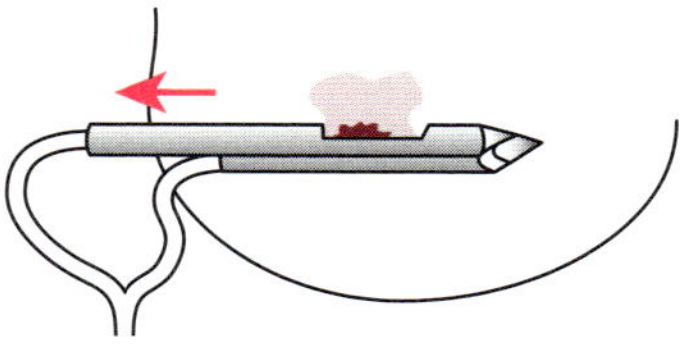

②組織を一部吸引する

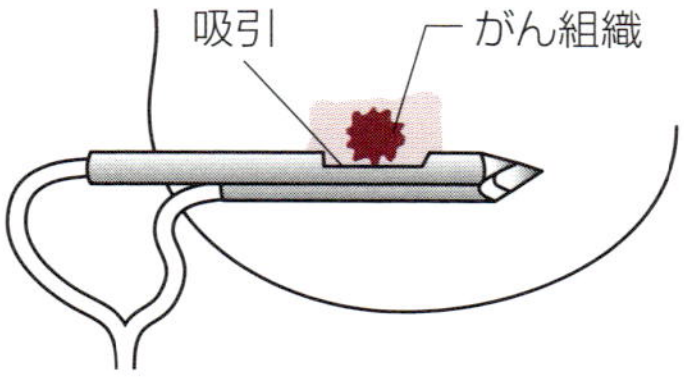

④傷口を10分程度押さえ、テープを貼って終了

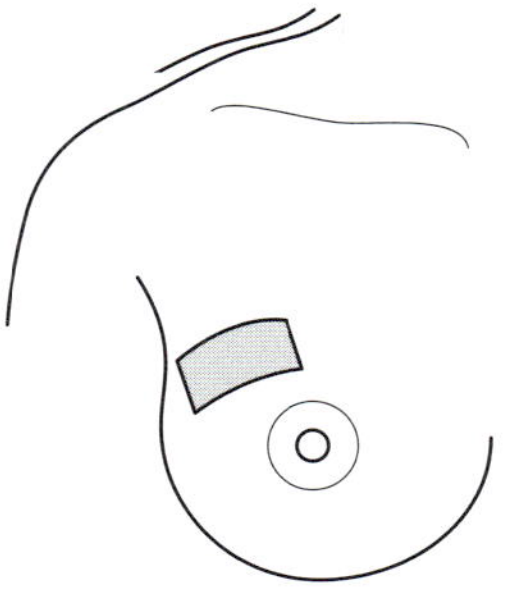

用して組織を採取する。器具の名前をとってマンモトーム生検、バコラ生検と呼ばれることもある）に分かれます。通常、一度のコア針生検によって採取できる組織は針1本分であり、これで判断がつかない場合は、一度に複数の採取が可能な吸引式の生検を行い、それでもなお正確な診断が難しい場合は外科的生検が必要になることもあります。

　がんの確定診断とともに、組織診の大きな役割の一つが、がんの性質を把握することです。採取した組織（手術で摘出したがんを用いる場合もある）の分析によって、今後の経過の予測（再発の可能性など）や治療方針の決定（主に薬物療法の効果など）に欠かせない、さまざまな情報を明らかにします。

大きさや広がりを確認、進行度（病期）を決定する検査

　がんと確定されたのちには、治療方針を検討するのに大きな目安とされる病期（ステージ）を決定する検

査が行われます。病期は、がんの大きさと広がり、リンパ節への転移があるか、ほかの臓器への転移があるかによって判定されます（0期～Ⅳ期）。判定に必要な情報を得るための検査が、CT検査、MRI検査、骨シンチグラフィ、PET検査などです。なお、これらの検査はがんを確定する目的でも使用される場合があります。

・CT検査、MRI検査

X線を用いて、体を一定の幅で輪切りにした状態の画像を得るのがCT検査です。最近では、らせん状に回転しながら撮影するヘリカルCTと呼ばれる撮影法が行われることもあります。三次元の画像によって、通常の検診ではみつかりにくい小さな病変の発見が可能になります。

磁場の中で電磁波を当てることにより、体内の構造などを画像化するのがMRI検査です。体のあらゆる角度からの断面を画像化できます。

CT検査、MRI検査ともに、造影剤を使用することでがんの広がり具合をより詳しく確認することができます。また、手術を行う際の切除範囲を決めたり、がんの大きさの変化を確認して薬物療法の効果を判定したりする場合にも用いられることがあります。

いずれも横になったままで行える検査であり、大きな負担はありません。ただし、造影剤を用いる場合にはアレルギーをおこす可能性があるため、注意が必要です。

・骨シンチグラフィ

骨への転移を調べる検査です。がん細胞に取り込まれやすい放射性物質を注射したうえで、シンチカメラで撮影します。この物質が取り込まれた部分は黒く映し出され、転移の有無が確認できます。

・PET検査

PET検査は、全身のどこかに転移がおこっていないかどうかを調べる検査です。

この検査は、がん細胞が増殖することによって、正常の細胞よりも5～8倍という多量のブドウ糖を取り込む性質を利用したものです。ブドウ糖に非常に似ているFDGという物質を体内に注射し、どの部分がより多くその物質を取り込んでいるかの分布状態が画像化されます。

骨シンチグラフィ

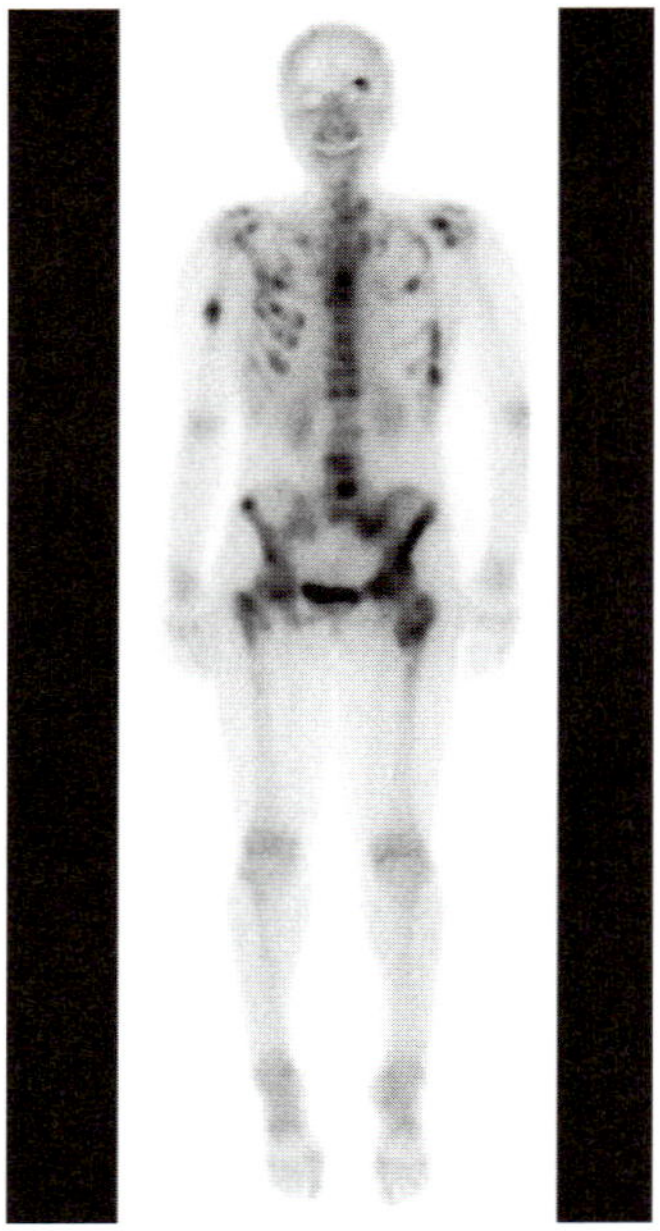

がん細胞に取り込まれる性質をもつアイソトープ（放射性同位元素）を利用した撮影法で、骨に転移していないかを調べる。黒く映った部分ががん。

写真提供：国立がん研究センター中央病院

診断の確定と治療方針の検討

手術で切り取った組織により確実な病理診断が完了

乳がんが疑われ、治療法を選択するまでにさまざまな検査が行われ、細胞片や組織片によって病理検査も行われますが、正確な病理診断は、手術で切除された組織を観察することによって確定されます。

そこで初めて、病期や転移、がんの性格などを含め、患者さん自身のがんの全体像が明らかになります。

実際には、乳管や小葉《しょうよう》の外まで浸《しん》潤《じゅん》しているかどうか（浸潤の有無）、腫瘍《しゅよう》の大きさ、がんの組織型、がん細胞の悪性度（グレード1～3）、がん細胞の増殖能力（Ki67というたんぱく質が現れる割合など）、リンパ節への転移の有無や個数、がんの周囲の血管やリンパ管にがん細胞がみられるかどうか（脈管侵襲《みゃっかんしんしゅう》の有無）、がんの増殖に影響を与えているとされるホルモン（エストロゲンとプロゲステロン）受容体の有無や、HER2（ヒト上皮《じょうひ》成長因子受容体2型）というたんぱく質の発現状況などを調べます。

施設によっては、乳がん細胞の遺伝子検査が行われることもあります。

非浸潤がんと浸潤がん

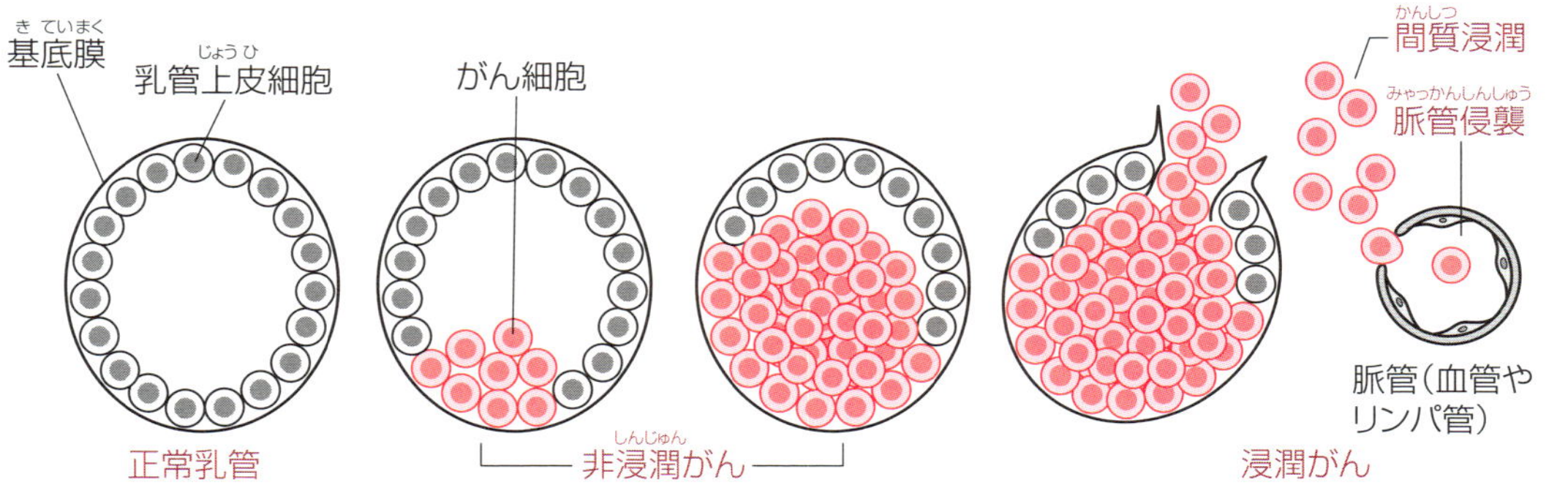

よりきめ細かく、再発の危険性などを調べることができるとされますが、日本では保険診療にはなっておらず、非常に高額な検査となります。

●生物学的特性による分類

近年では、乳がんの生物学的な特性を調べて分類し、その性質に合わせて、より個別化した治療方針を検討するようになっています。

厳密には、遺伝子検査に基づく分類ですが、一般の臨床では病理組織標本を使ってがん細胞のたんぱく質を測定する簡便な方法で、ホルモン受容体の有無（ホルモン受容体が陽性か陰性か）、HER2たんぱくの発現状態（HER2が陽性か陰性か）、Ki67の値（高いか低いか）を測定し、それを組み合わせることで簡易に分類する方法がとられています。

この分類によって、患者さんごとの抗がん薬の効果が予測され、使用する薬の種類などが検討されます。

生物学的特性とその分類について、詳しくは32ページを参照してください。

病期による治療方針の目安

乳がんの進行度は、大きくは乳管・小葉の内側だけにとどまっている非浸潤がん、基底膜《きていまく》を破って乳管の外にしみ出した浸潤がんに分けられます。

非浸潤がんは0期と分類され、Ⅰ期以降（〜Ⅳ期）は浸潤がんとなります。浸潤がんのうち、Ⅰ期は早期がん、Ⅲ期以降は進行がんと呼ばれます。

病期に即した大まかな治療法の目安は次のようになります。

0期（非浸潤がん）

適切な治療を行えば、再発や転移の可能性がかなり低いと考えられています。手術によって、必要な範囲を切除し、術後に放射線療法を行います。ほとんどは術後薬物療法が必要とされず、患者さんのがんのタイプによってホルモン療法を行うことがあります。

Ⅰ〜ⅢA期

・比較的小さな病変の場合

外科手術と、必要に応じて術後の放射線療法が行われます。さらにセンチネルリンパ節生検（44ページ参照）を実施して転移が認められる場合、手術前にリンパ節転移が明らかだった場合は、わきの下のリンパ節郭清《かくせい》が行われます。

・比較的大きな病変の場合

乳房切除術を選択する場合と、手術前に薬物療法を行う場合があります。術前薬物療法によって病変が小さくなると、乳房部分切除術が可能になる場合もあります。

手術後には放射線療法を行います。病変の大小にかかわらず、手術後には薬物療法を行います。患者さんのがん細胞の生物学的特性を参考にして、用いる薬物を検討します。

ⅢB〜ⅢC期

ほとんどの場合、薬物療法が選択されます。

薬物療法によって乳房の病変やり

浸潤がんの病期（ステージ）

がんの広がり／転移		T0（しこりが見えない）	T1（しこりの最大径が2㎝以下）	T2（2㎝＜しこりの最大径≦5㎝）	T3（5㎝＜しこりの最大径）	T4（しこりの大きさによらず、胸壁あるいは皮膚に浸潤）
リンパ節転移の有無	N0（転移なし）		Ⅰ期	ⅡA期	ⅡB期	ⅢB期
	N1（わきの下のリンパ節転移あり）	ⅡA期	ⅡA期	ⅡB期	ⅢA期	ⅢB期
	N2（わきの下あるいは胸骨の内側に転移あり）	ⅢA期	ⅢA期	ⅢA期	ⅢA期	ⅢB期
	N3（わきの下、胸骨の内側のリンパ節あるいは鎖骨の上下のリンパ節に転移あり）	ⅢC期	ⅢC期	ⅢC期	ⅢC期	ⅢC期
M1（しこりやリンパ節の状態にかかわらず、遠隔臓器に転移あり）		Ⅳ期（転移がん）				

乳がんの進行度を示す病期（ステージ）分類

□:手術可能ながん　□:局所進行がん

TNM分類は、〈T：がんの大きさと広がり〉〈N：リンパ節転移〉〈M：遠隔転移〉を示す。非浸潤がんはTisと表記される。TNM分類では、0期はしこりが微小でマンモグラフィ検査で疑いがある段階の非浸潤がん、Ⅰ期以降はしこりがある程度大きくなった浸潤がんで、大きさや転移の状態によってⅠ期～Ⅳ期に分けられる。

日本乳癌学会「臨床・病理乳癌取扱い規約　第17版」（金原出版㈱2012年発行）より改変

ンパ節の腫《は》れが小さくなった場合には、放射線療法や外科手術などの局所療法を加える可能性もあります。

Ⅳ期

病状に合わせた薬物療法を行い、

進行度が進むにつれて疼痛《とうつう》管理を中心とした支持療法が主体となっていきます。

バイオマーカーによるサブタイプ分類

乳がんでは、ホルモン受容体（エストロゲン受容体、プロゲステロン受容体）、HER2（ヒト上皮成長因子受容体2型）たんぱくやHER2遺伝子、Ki67など、がんの状態を客観的に測定する指標となるバイオマーカーを調べ、その結果をもとに薬物療法の方針が決定されます。

乳がんは、さまざまな性質をもつ多様な腫瘍の集まりです。ここ十数年で、遺伝子の発現の仕方や活性度を調べることにより、乳がん細胞は性質の異なるいくつかのグループ（内因性サブタイプ）に分類されることが明らかになりました。

また、遺伝子検査よりも簡易にできる病理組織検査によって、ホルモン受容体、HER2、Ki67といったバイオマーカーを調べることにより、便宜的にサブタイプを分類するようにもなりました。これらのバイオマーカーは治療方針を決める際に、極めて重要な指標となります。

●ホルモン受容体

乳がん細胞に、エストロゲン受容体とプロゲステロン受容体のどちらかが現れていれば、ホルモン受容体陽性乳がんです。エストロゲンがホルモン受容体と結合すると、がん細胞の増殖が刺激されることから、ホルモン受容体陽性乳がんでは、エストロゲンをブロックするホルモン療法が行われます。乳がんのおよそ7～8割がホルモン受容体陽性です。乳がん細胞がホルモン受容体をもっているかどうかをみるには、乳がん組織を用いて免疫組織化学染色法という病理検査を行います。

●HER2たんぱく

HER2たんぱくには細胞の増殖調節などの信号を細胞内に伝える役割があり、細胞の表面（細胞膜）に存在しています。過剰に存在すると細胞増殖をコントロールできなくなります。乳がんの2割弱では、HER2たんぱくが過剰に現れています（過剰発現）。またこのような乳がんでは、HER2たんぱくのもととなるHER2遺伝子の数も増えています（HER2遺伝子増幅）。

HER2たんぱくの過剰発現あるいはHER2遺伝子の増幅のあるHER2陽性の乳がんは、再発・転移の危険性が増します。一方では、分子標的薬のトラスツズマブ（商品名ハーセプチン）をはじめとする抗HER2療法の効果が期待でき、その治療対象となります。そのためHER2についての検査は、現在の乳がん診療において特に重要です。

実際には、乳がん組織を対象にHER2たんぱくの過剰発現を調べる免疫組織化学染色法、またはHER2遺伝子の増幅を調べるISH（in situ hybridization）法で検査します。ISH法には、FISH法やDISH法などがありますが、遺伝子増幅をみている点で変わりはありません。

はじめに免疫組織化学染色法で検査し、判断の難しい場合、ISH法によるHER2遺伝子検査を追加するのが一般的です。

●Ki67

Ki67は細胞増殖の指標となるたんぱくです。乳がんにおいてもKi67陽性細胞の割合が高い場合は、増殖する能力が高く、悪性度が高いことが知られています。乳がんの組織を用いて免疫組織化学染色法により判定可能なため、最近では多くの施設で検査が行われ、治療方針の決定のための参考にされています。

ただし、Ki67検査は、病理組織標本の状態によって影響を受けやすく、また陽性細胞の数え方や陽性率の基準値などが一般化されていないなど問題点も多いため、現在も検討が進められています。

（吉田正行／病理科）

乳がんのバイオマーカーによるサブタイプ分類

乳がんのサブタイプ分類		対象となる治療薬		
内因性サブタイプ	免疫組織化学染色法による代替サブタイプ	ホルモン療法	化学療法	抗HER2療法
ルミナルA	ルミナルA-like エストロゲン受容体陽性、HER2陰性 Ki67低値、プロゲステロン受容体高値	☆	(☆)	
ルミナルB	ルミナルB-like (HER2陰性) エストロゲン受容体陽性、HER2陰性 Ki67高値またはプロゲステロン受容体低値	☆	☆	
ルミナルB	ルミナルB-like (HER2陽性) エストロゲン受容体陽性 HER2過剰発現・増幅あり Ki67・プロゲステロン受容体低～高値	☆	☆	☆
HER2過剰発現型	HER2陽性 HER2過剰発現・増幅あり エストロゲン・プロゲステロン受容体陰性		☆	☆
基底細胞様型	トリプルネガティブ エストロゲン・プロゲステロン受容体陰性 HER2陰性		☆	

免疫組織化学染色法

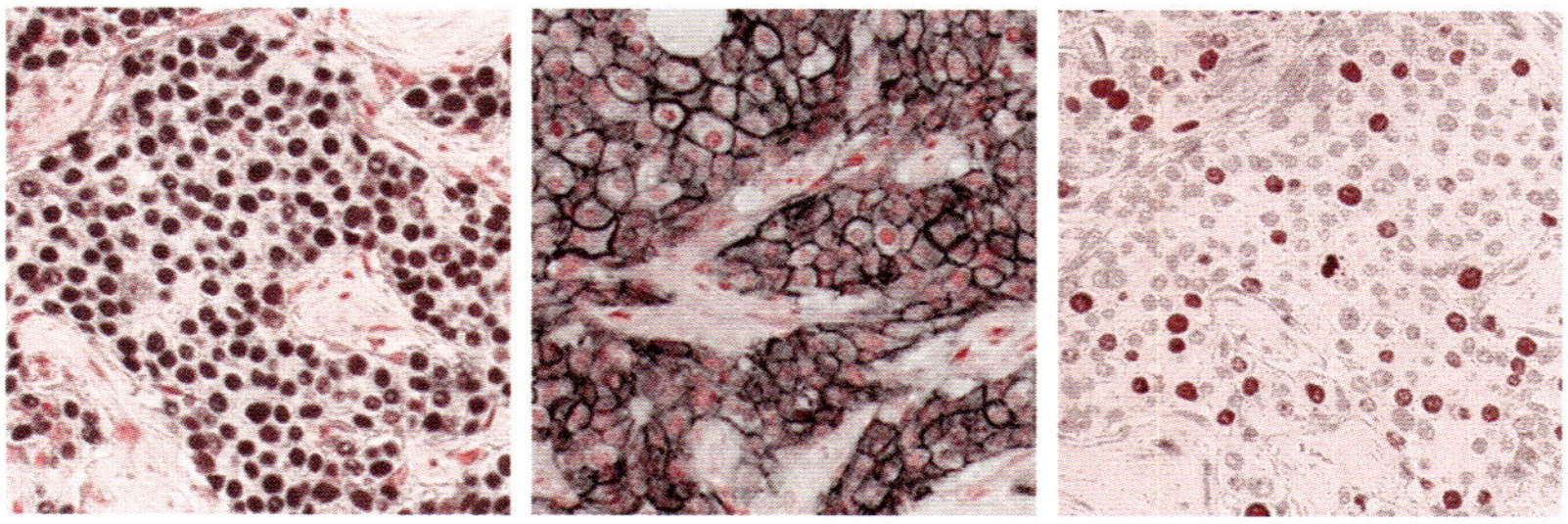

エストロゲン受容体：陽性　陰性　核に染まる
HER2たんぱく：陽性　陰性　細胞膜に染まる
Ki67：陽性　陰性　核に染まる

FISH法

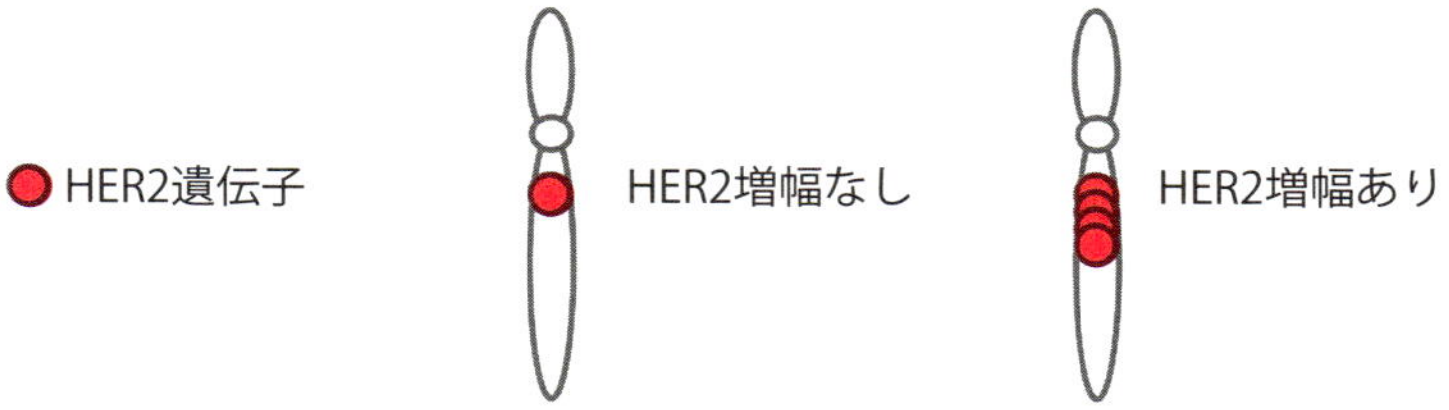

乳がんの治療はこのように行われます

局所療法＋全身療法で治療の選択肢を検討

乳がんと診断され、最初に受ける治療を初期治療といいます。乳がんの初期治療には、手術、放射線療法などの、しこりのある部分を取り除いたり、攻撃したりする局所療法と、肉眼では見えないけれど全身に散らばっているかもしれないがんの芽を根絶するために行う、薬による全身療法（殺細胞性《さつさいぼうせい》抗がん薬による化学療法、ホルモン療法、分子標的薬治療などの薬物療法）があります。

かなり進行している場合や、特殊なタイプの乳がんを除いて、基本となるのは手術ですが、通常、それに加え、いくつかの治療法を組み合わせ、患者さんにとって最も適切と考えられる順序で行われます。病期ごとに、目安となる標準的な治療法は、すべての患者さんがどこの医療機関で、どんな医師にかかっても同じように受けることができるように乳がんの診療ガイドラインとして示されています。

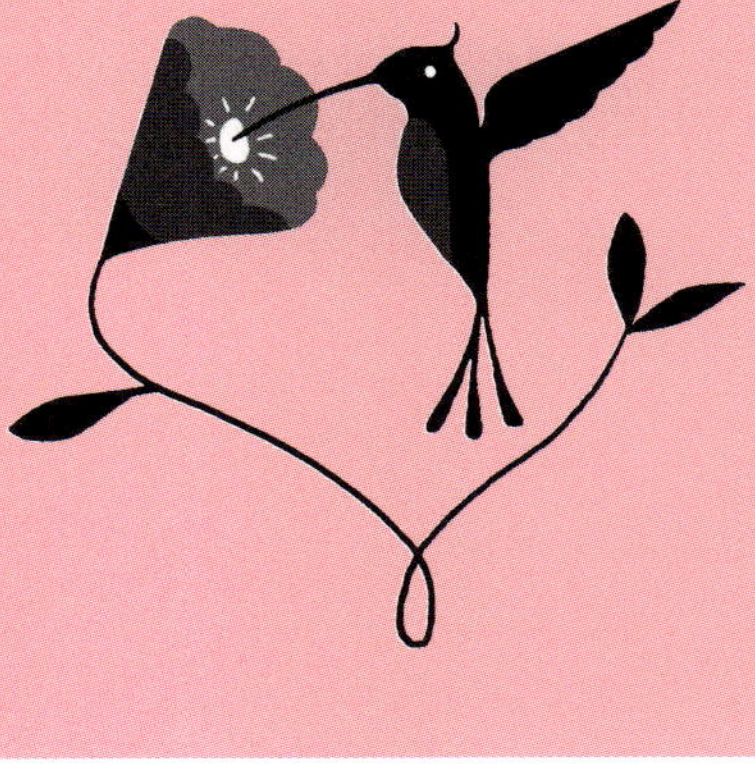

ただし、実際の治療にあたっては、患者さん一人ひとりに対し、さまざまな条件を加味して、医師と患者さんがともに治療方針、治療法を検討し、決定していくことが重要とされています。

検討に際して医学的には、予後（再発の確率や薬物療法の効果の予測など）をはじめとする、患者さんのがんの性質や特徴、病期、病状、年齢、持病や全身状態を考慮します。しかし、実際に治療を行っていくうえでは、治療費のほか、家族構成、仕事や働き方といった社会的・経済的な側面も大切です。さらにどのような人生観をもっているか（生きていくことにおいて何に価値を置くかなど）は人によってさまざまです。

そのなかで、近年、注目されているのが、患者さんやその家族の体や心のつらさをやわらげる緩和ケア（WHOの定義／37ページ参照）の役割です。患者さんが自分の状況や価値観を、医師をはじめとする医療スタッフに伝え、共有することは治療法の検討に不可欠です。早期から緩和ケアの考え方を導入し、医療者全員で支えることで、患者さんやその家族はより豊かな人生を送ることができ、患者さん自身にとって最適な治療を目指すことができます。

病期・がんの性質別にみる治療法の選択

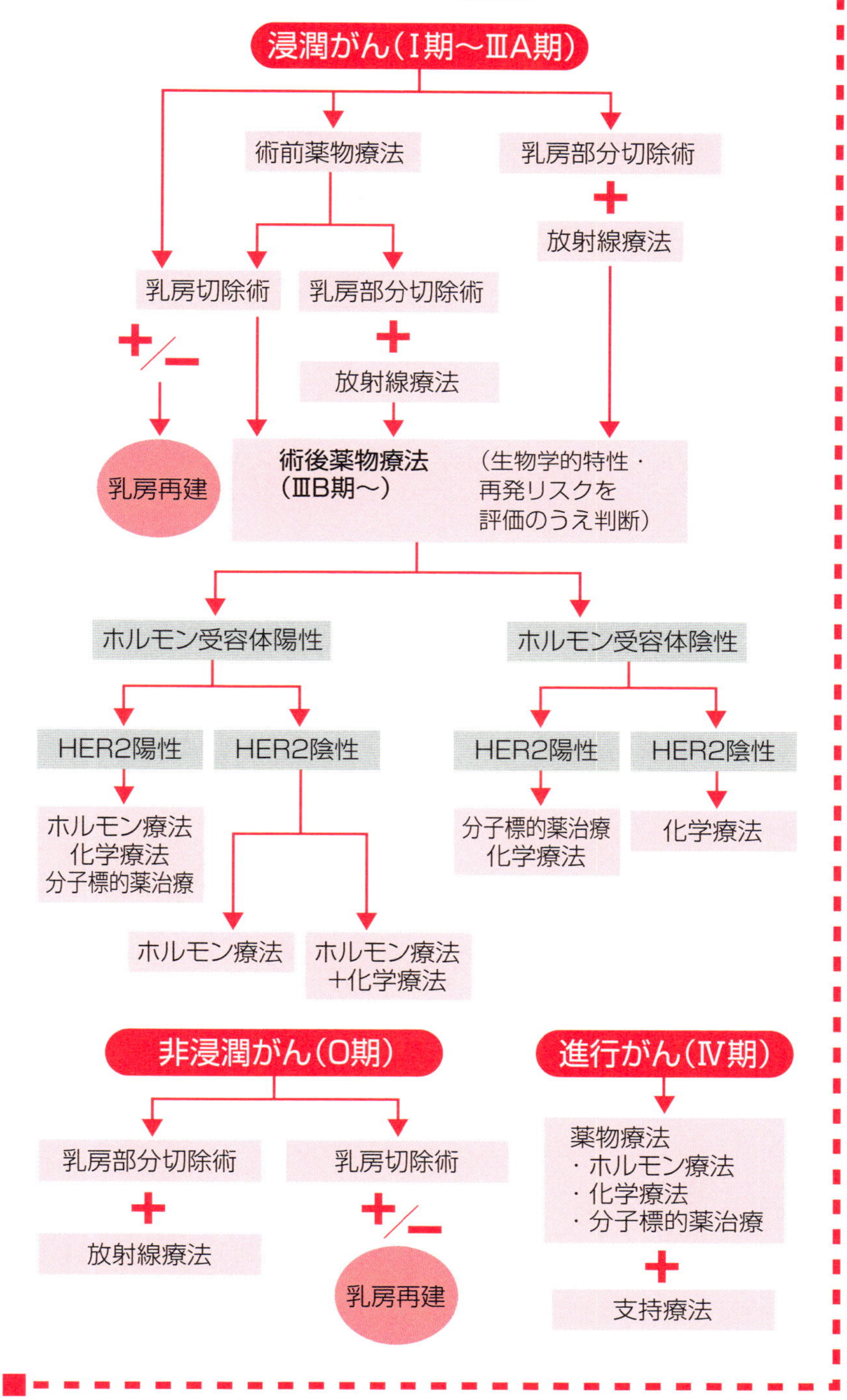

診断時からの緩和ケア

●診断時から患者さんの心身の苦痛をサポート

がんと告げられ、適切な治療方針を検討するまでには、まず、告げられた事実を受け入れる、当面何をすればよいか整理する、家族や知人、勤務先などに事情を説明するなど、次々に対処しなければならないことがおこります。患者さんによっては、痛みや息苦しさなど身体的に気になる症状が現れている場合もあります。

このように、がんと診断されると同時に患者さんを襲う多くの苦痛の数々を一緒に解決し、その人らしい生活を送りながら、納得した治療を選択し、進めていくためのサポートを、かかわる医療者全員で担っていこうというのが現在の緩和ケアの考え方です。

専門的な緩和ケアの出番＝末期のケアといった一般の認識はいまだ根強いのですが、緩和ケアチームのかかわりも、決して病状が進んでしまってからばかりではありません。がんと診断された時点から、チームと担当医や看護師は連携をとり、患者さんを傍らで見守り、患者さんあるいは医療スタッフが必要とするときには、いつでも専門的なケアが提供できるように備えています。国際的にも医療に携わる者たちは、診断時から始まる緩和ケアの実践を目指しています（次ページＷＨＯの定義参照）。

●多くのスペシャリストが協力して担う

がんに伴うあらゆる苦痛とひとくちにいっても、患者さんごとにさまざまな悩みがみられます。実際に乳がんの治療でいえば、乳房切除によるボディイメージの変化、薬物療法に伴う吐き気や脱毛、皮膚や爪《つめ》の変化、倦怠《けんたい》感、むくみや痛みといった身体的な症状をはじめ、治療を適切に選ぶことができたか、あるいは治療効果への不安、パートナーや子どもとの関係、しびれなどで仕事や家事を思うようにできないことへの焦燥感や罪悪感、治療費の悩みなど医療だけではなく、社会的、経済的な問題なども少なくありません。

患者さん一人ひとりは、患者という顔だけではなく、個人の名前をもち、いろいろな役割をもつ女性であり、当然ながら悩みは一様ではない

のです。そこで、緩和ケアにおいては、それぞれの問題について、その分野の専門家がかかわることができるように、患者さんに橋渡しすることが重要です。

たとえば、当院の緩和ケアチームでは緩和医療科医師、精神腫瘍科医師などのほか、看護師（がん性疼痛《とうつう》の認定ナース含む）、薬剤師、心理療法士、HPS（ホスピタルプレイスタッフ／39ページ参照）、鍼灸《しんきゅう》師などがおり、幅広い職種がかかわれるようになっています。そのほか、患者さんと最もかかわりの深い乳腺《にゅうせん》外科や腫瘍《しゅよう》内科の担当医師、病棟や外来の担当看護師や、必要に応じて栄養士やリハビリテーション専門職（PT：理学療法士、OT：作業療法士、ST：言語聴覚士など）、歯科医などが、ともにカンファレンス（専門職がチームで一人ひとりの患者さんに対する支援方法を検討する会）をもちながら、患者さんにとって最善の対応策を模索しています。

そのほか、当院では、アピアランス支援センター（がん治療に伴う外見の悩みに対処／135、142ページ参照）、相談支援センター（135ページ参照）との連携も行っています。施設によって、組織や常駐スタッフに違いがあるかもしれませんが、求めるケアの本質には変わりはありません。

●痛みの管理は生活の質と密接にかかわる

このように緩和ケアの内容は多岐にわたりますが、その基本の一つと考えられるものに痛みのコントロールがあります。医療用麻薬（オピオイド鎮痛薬）の使用法など、痛みを積極的に取り除く一連の方法が普及し、一般の医師が行うようになったことは、非常に大きな変化です。適正な方法によって、がんの痛みは8～9割は管理できるとされています。

痛みはがんにかかったほとんどの

■WHO（世界保健機関）による緩和ケアの定義（2002年）

緩和ケアとは、生命を脅かす疾患による問題に直面している患者とその家族に対して、痛みやその他の身体的問題、心理社会的問題、スピリチュアルな問題を早期に発見し、的確なアセスメント（評価）と対処（治療・処置）を行うことによって、苦しみを予防し、やわらげることで、クオリティー・オブ・ライフ（QOL：生活の質）を改善するアプローチである。

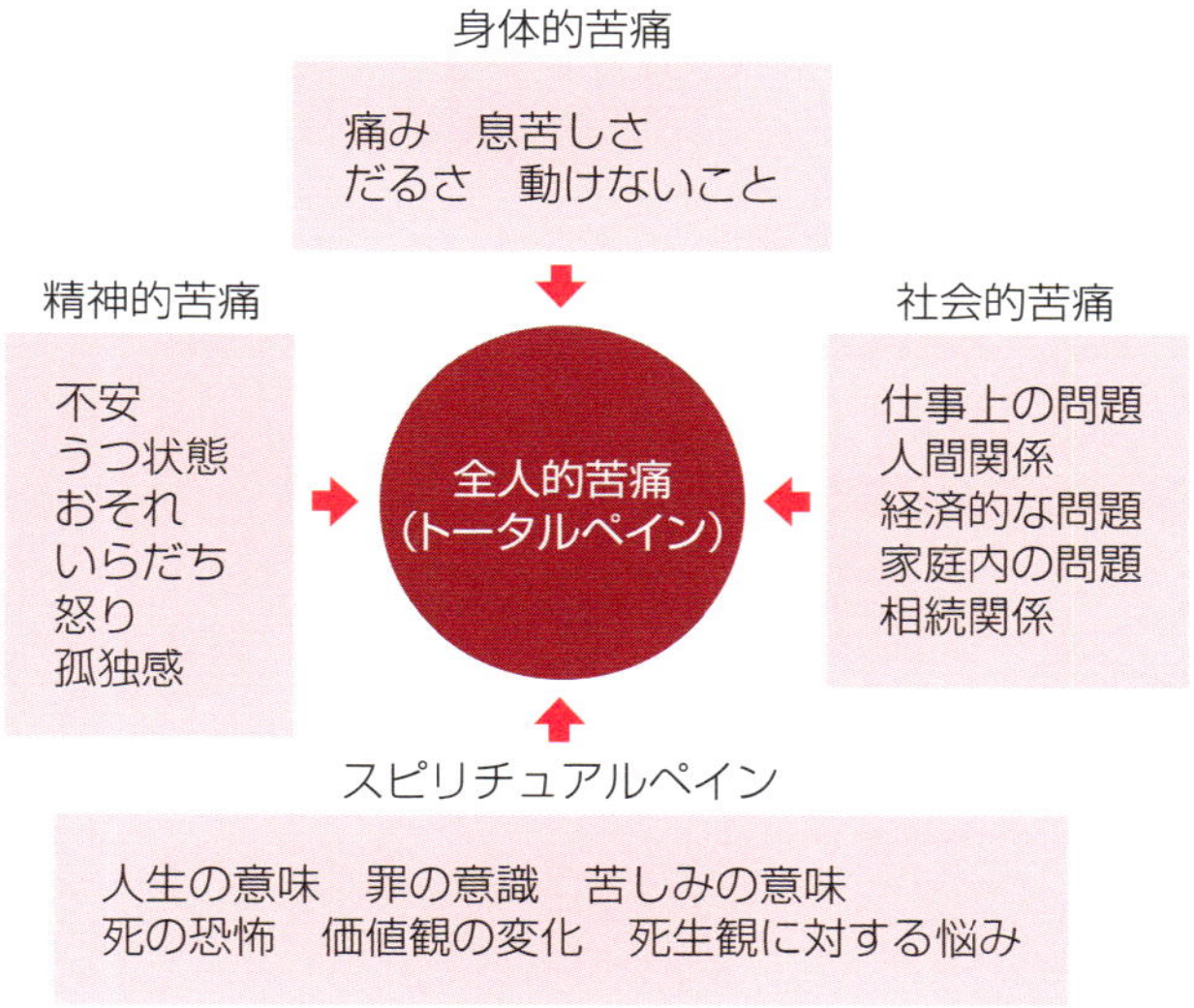

「国立がん研究センターがん情報サービス」資料より

患者さんが、いずれかの時期に遭遇する症状です。手術を受けた患者さんのなかには、治療経過がよく、治癒と判断されてからも、手術部位の痛みがとれず、長期にわたり慢性疼痛に悩まされる方もいます。

　緩和ケアは末期のケアといった誤解と同様に、痛みに関しても、患者さんとその家族にはいまだ大きな誤解があるようです。その誤解のために、痛みを我慢して対処が遅れたり、不安やうつ傾向などの精神的な症状を引きおこしたりして、生活の質が低下してしまうこともあります。

　患者さんや家族が抱きやすい痛みに対する誤解としては、以下のようなものがあります。

◎痛みはできるだけ我慢するもの、痛みを訴える患者は好まれない。
◎医師に痛みを伝えるのは申し訳ない、気分を損ねるかもしれない。
◎痛み止め（医療用麻薬）は最後の手段、あるいは一度使うと中毒になってしまう。
◎痛み止め（医療用麻薬）を早めに使うと、徐々に効かなくなる。
◎痛みがあるのは病気が進行しているため？　怖くて正直にいえない。

　これらはすべて間違った思い込みであり、医学的な根拠はありません。痛みは治療の効果や日常生活を妨げる要因であり、決して我慢すべきものではありません。そして、痛みは、患者さんが伝えてくれないと、周囲の人間は把握することができないのです。痛みの強弱にかかわらず、痛みがあるときにはそれをできるだけ具体的に伝えることが大切です（次ページ表参照）。

●率直に話せる気兼ねのない関係づくりを

　緩和ケア、痛みの管理に対する誤解を払拭《ふっしょく》していくためには、医療者の課題は大きく、努力が必要です。患者さん自身が「緩和ケア」を受けることは当然であり、治療とは不可分であることをよく理解し、困っていること、悩んでいることは、我慢をせずに、声に出していける環境を整えていくことが望まれます。

　患者さんにはまず、話しやすく、心を許せるスタッフをみつけ、気持ちを素直に伝えられる相手をつくってほしいと思いますが、同時に、われわれ医療者が心を開き、想像力を働かせ、患者さんたちの発するシグナルに気づける感性を養うことが求められます。

　どんな病期であっても緩和ケアの出番はありますが、病状が進行するにつれて、患者さんとの信頼関係が問われる場面が出てくることがあります。生存率、奏効《そうこう》率（＊）といった数字に敏感になり、自分と比較する人などもみられます。ただし、数字はあくまでも平均値であって、個別の患者さんにそのまま当てはめられるものではありません。だからこそ、悩ましく、不安や恐怖のもととなってしまいかねません。

　そこに寄り添えるかどうかは、私たち緩和医療に携わる者に課せられた大きな責任です。信頼関係を築くことができていれば、病気の進行にかかわらず、その人らしい時間の過ごし方をともにみつけていくことができるのです。

＊奏効率：治療後のがん縮小の割合

子どもが小さいから、臨床試験段階の治療であってもできる手だてはすべて尽くしたい、副作用がつらいので抗がん薬をいつまでも続けるつもりはないが、来年の桜の時期まではがんばりたい、痛みや症状をできるだけ抑えて穏やかに静かに過ごしたい…。

緩和医療、緩和ケアはあくまでも患者さんらしく生きるためのサポートであり、それを受けることは、がんを生きることになった患者さんにとって平等に与えられる一つの権利といえるのかもしれません。

（里見絵理子／緩和医療科）

■緩和ケアチームにかかわるさまざまな専門職（国立がん研究センター中央病院の場合）

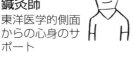

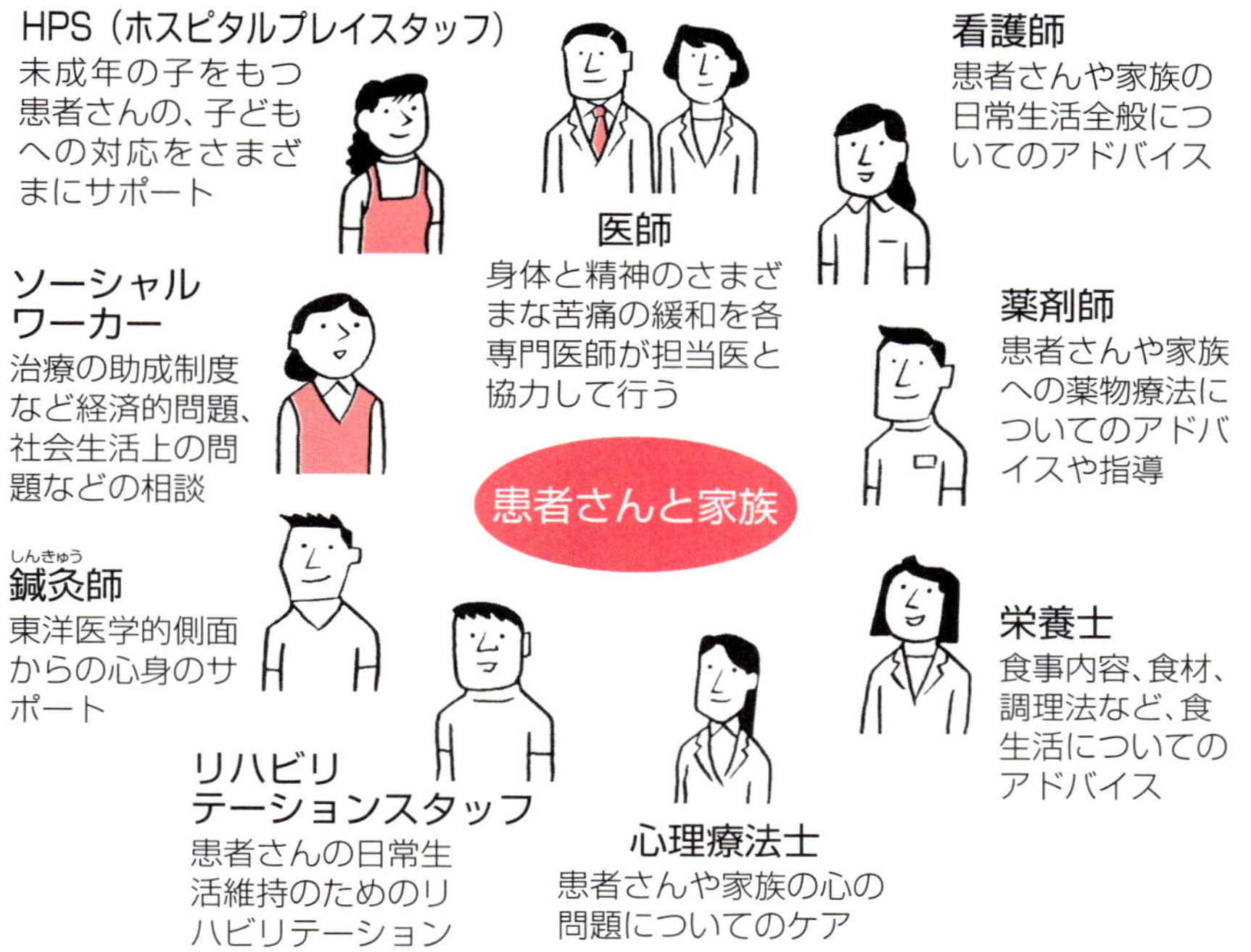

HPS（ホスピタルプレイスタッフ）
未成年の子をもつ患者さんの、子どもへの対応をさまざまにサポート
医師
身体と精神のさまざまな苦痛の緩和を各専門医師が担当医と協力して行う
看護師
患者さんや家族の日常生活全般についてのアドバイス
ソーシャルワーカー
治療の助成制度など経済的問題、社会生活上の問題などの相談
薬剤師
患者さんや家族への薬物療法についてのアドバイスや指導
患者さんと家族
鍼灸《しんきゅう》師
東洋医学的側面からの心身のサポート
栄養士
食事内容、食材、調理法など、食生活についてのアドバイス
リハビリテーションスタッフ
患者さんの日常生活維持のためのリハビリテーション
心理療法士
患者さんや家族の心の問題についてのケア

■痛みを伝えるときに大切な点

時期	痛みは1日中あるか、どんなときに痛いのか、たいていはよいけれどときどき急に痛くなるのか、など
場所	どこが痛いのか、1カ所か広い範囲なのか、痛む場所はいつも同じなのか、など
感じ方	鋭い痛みか鈍い痛みか、ビリビリ、ジンジン、ズキズキ、しびれた感じ、ヒリヒリ、キリキリ、締めつけられる感じ、など
日常生活への影響	トイレやお風呂のときつらい、眠れない、食べられない、体が動かせなくて困る、座っているのもつらい、何も手につかない、など
痛みの程度	イメージできる最も強い痛みを「10点」、まったく痛みのない状態を「0点」とすると、今回の痛みは何点ぐらいか、など。痛みの治療を受けるとき、日々痛みの変化を記録しておくと役に立つことがある
痛み止めの効果	効果が途中で切れる、全体に少しやわらいだ、ほとんど効果を感じない、など

「国立がん研究センターがん情報サービス」資料より

乳がんの手術療法

乳がん進行の考え方の変遷により手術の考え方も変化

現在、日本で標準的だと考えられている手術法は、病変を中心に過不足なく乳房の一部を取り除く乳房部分切除術（乳房温存術）と、大胸筋《だいきょうきん》と小胸筋《しょうきょうきん》は残し病変のある側の乳房をすべて取り切る乳房切除術（全摘術）の二つの手術です。

以前は、乳がんは乳房内から徐々に乳房周囲に広がり、周囲のリンパ節に転移し、その後リンパ液や血液の流れにのって全身に広がっていくと考えられていました。そのため、乳房周辺の組織やリンパ節をできるだけ広い範囲で切除する手術が再発予防のための効果が高いとされ、乳房のほかに大胸筋や小胸筋、わきの下のリンパ節から鎖骨《さこつ》下のリンパ節までを切除する手術法（ハルステッド手術）や、それに加えて鎖骨上のリンパ節や胸骨のわきのリンパ節までを切除する手術法(拡大乳房手術)が広く行われていました。

その後、乳がんの進み具合についていろいろな考察がなされ、いくつかの臨床研究の結果から、現在では、乳がんは初期の段階から、目には見えないものの一部はすでに全身に広がっているという考え方が一般的になっています。そこで、大きく切除すればするほど乳がんの治癒や再発予防に対して効果的とはいえず、必

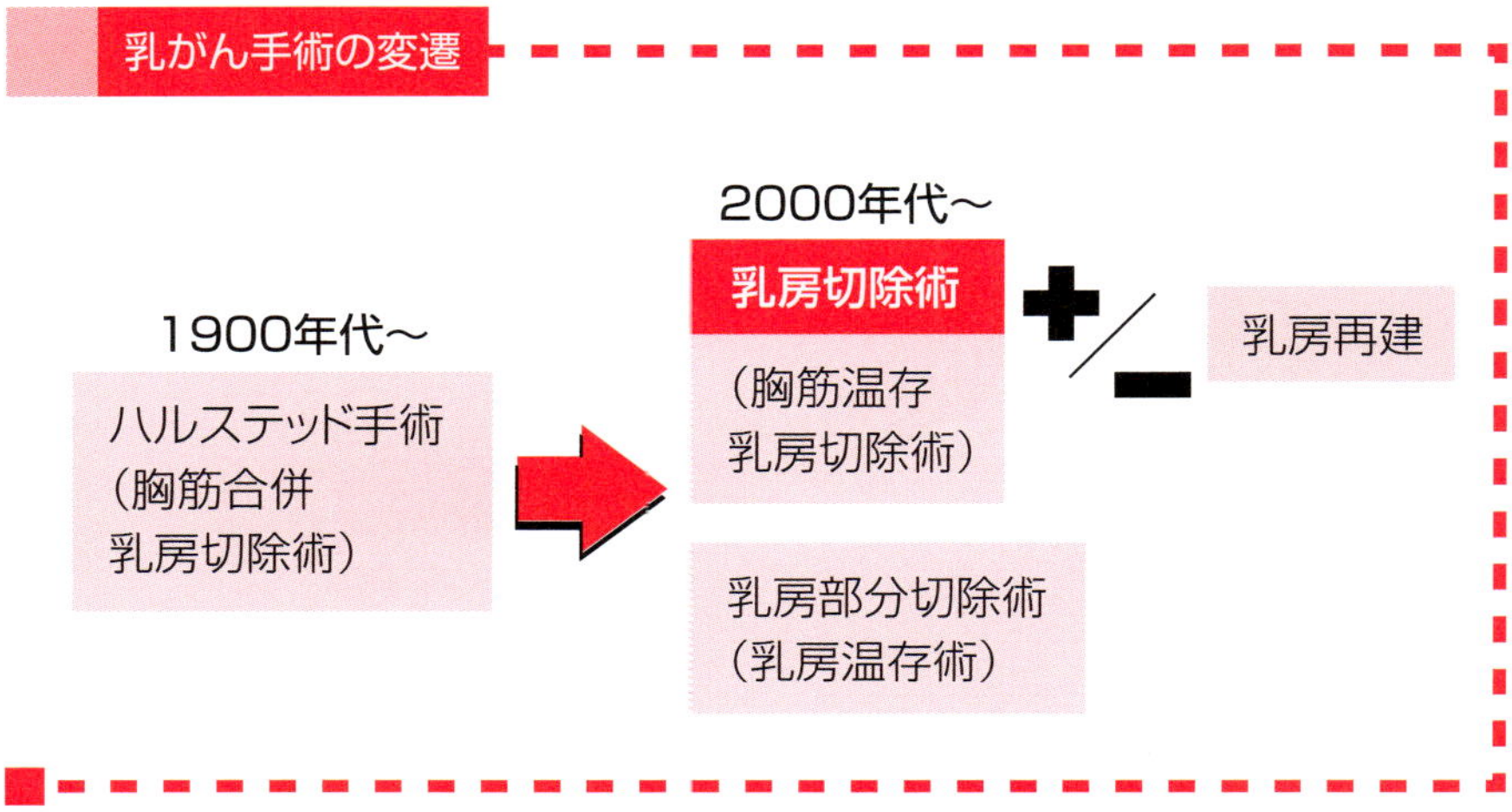

乳房部分切除術（乳房温存術）

●乳房扇状部分切除術

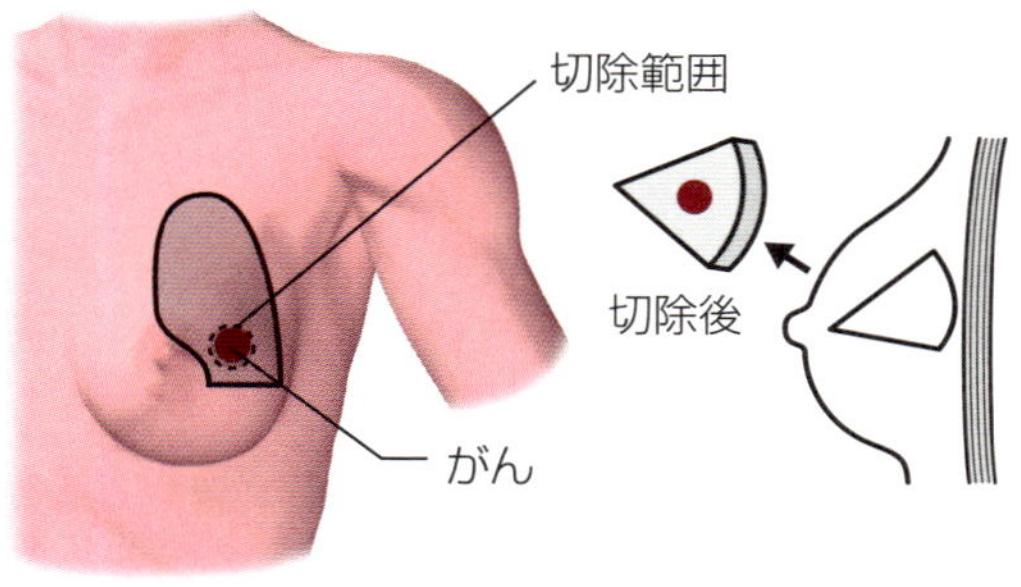

●乳房円状部分切除術

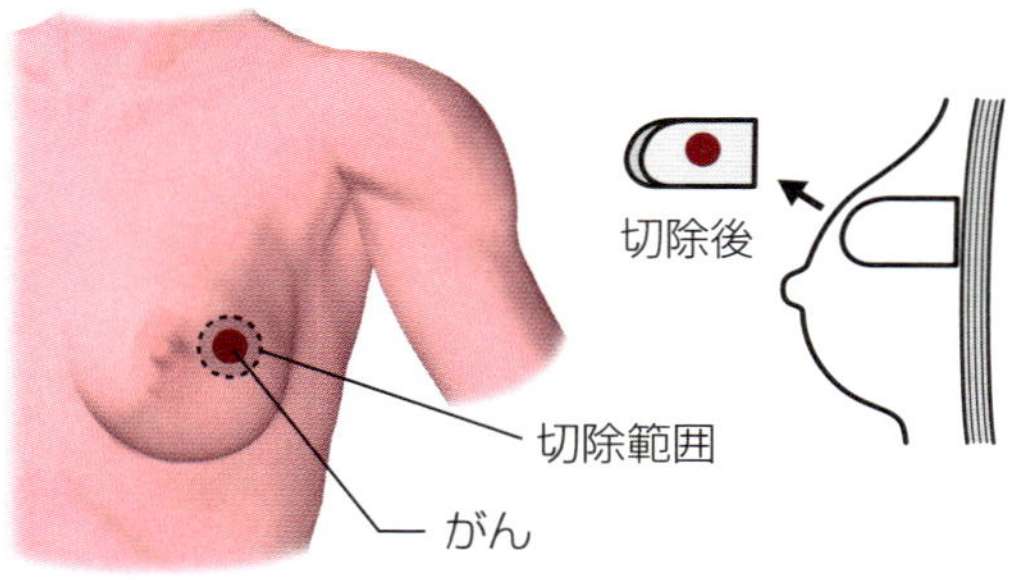

●腫瘤《しゅりゅう》摘出術

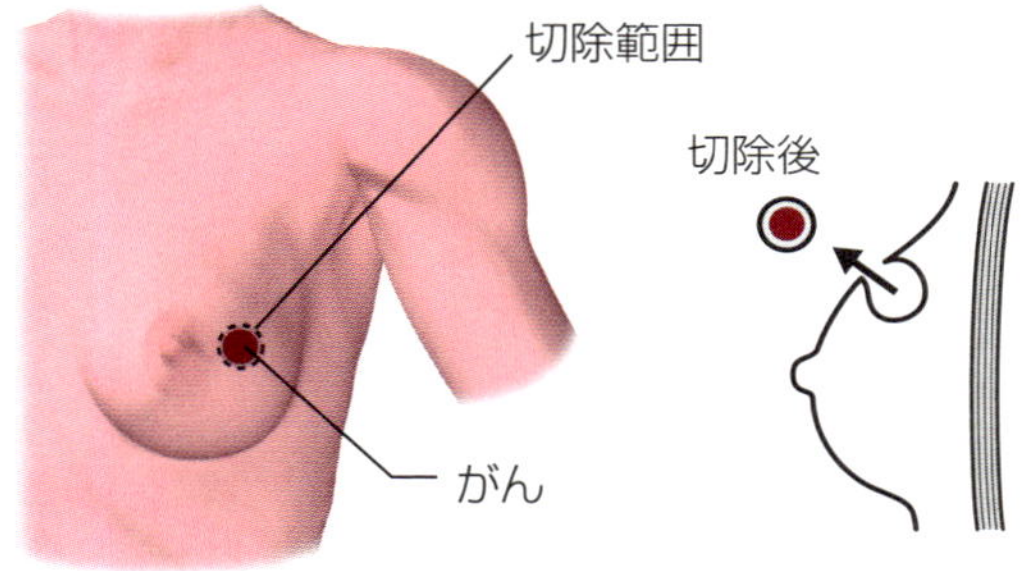

乳房部分切除術には次のような方法がある。

乳房扇状部分切除術は、がんを中心に周辺組織を扇状に切る方法。

乳房円状部分切除術は、がんを中心に周辺組織を円状に切る方法。

腫瘤摘出術はがんを中心に周囲１㎝ほどをくり抜くように切る方法。

いずれの方法をとるかは、がんの大きさや場所、患者さんの乳房の形などから総合的に判断される。

がんの広がりを調べる断端検査

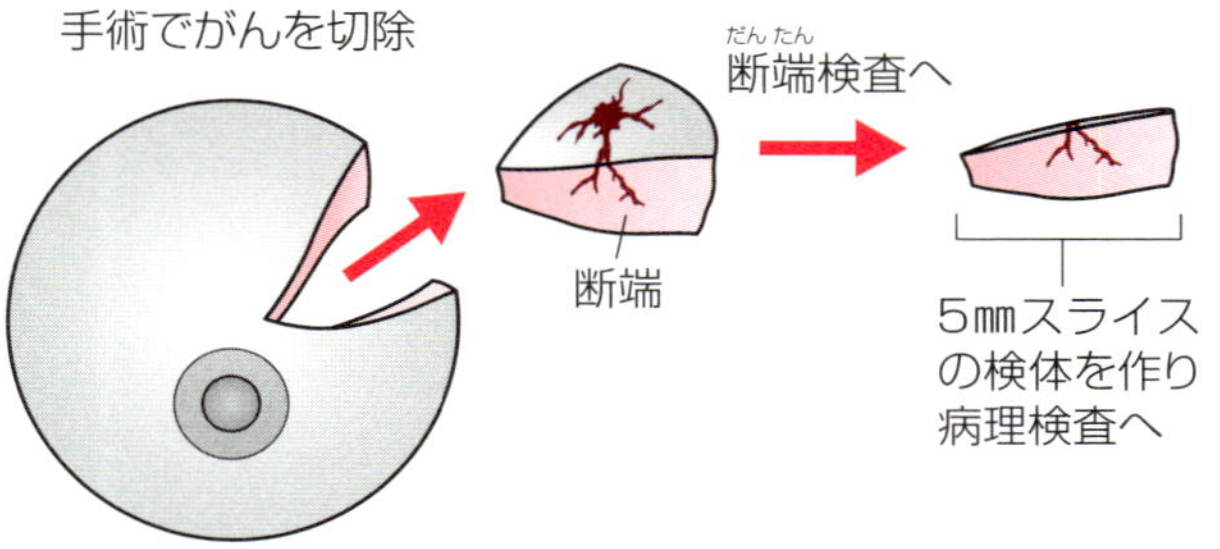

要な範囲を過不足なく切除する手術が適切であると考えられるようになりました。
　一方、すでに全身に広がっているかもしれない可能性への対処は重要であり、切除した組織の切り口（断《だん》端《たん》）を検査してがんを完全に取り切っているかどうかを確認し、予測します。その結果によっては、部分切

現在主に行われている乳房切除術（全摘術）

●ペイティ法

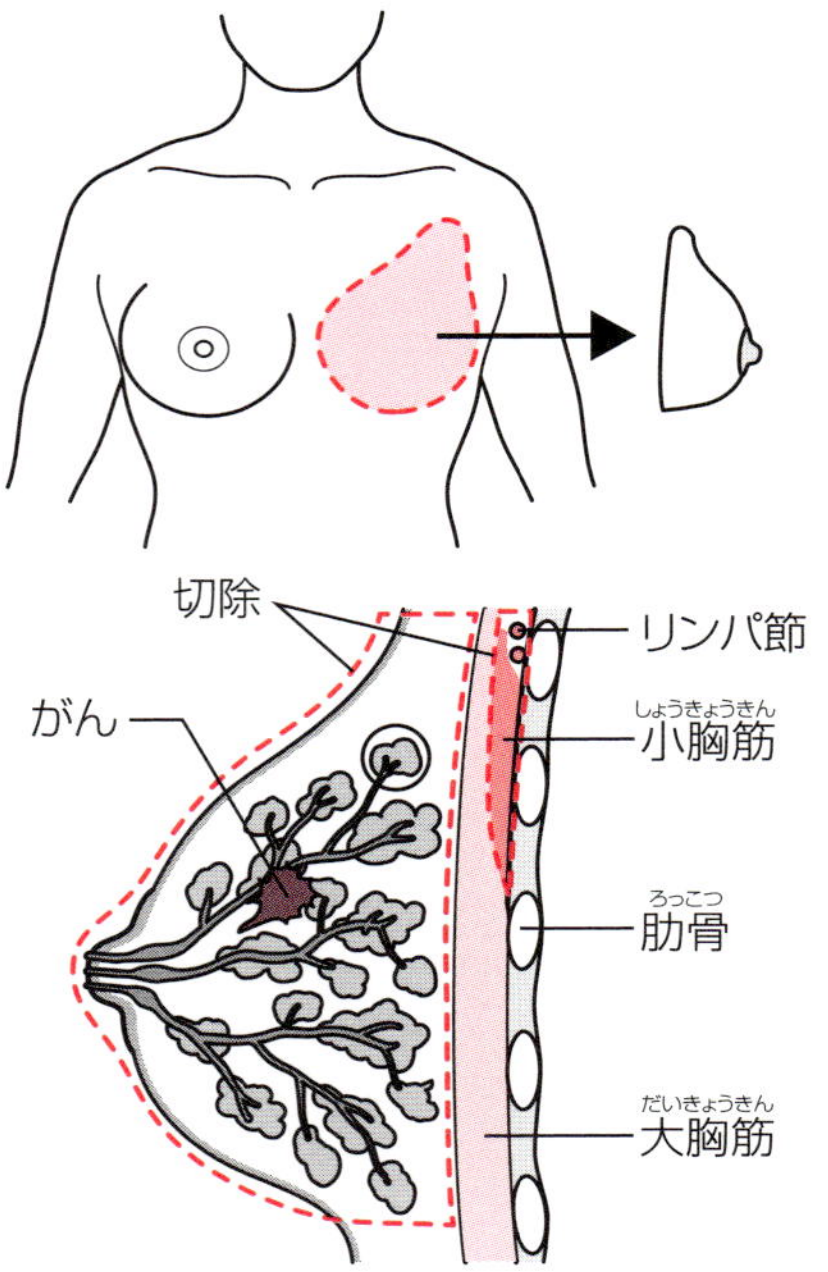

大胸筋は残し、小胸筋と乳房とわきの下のリンパ節を切除する

●オーチンクロス法

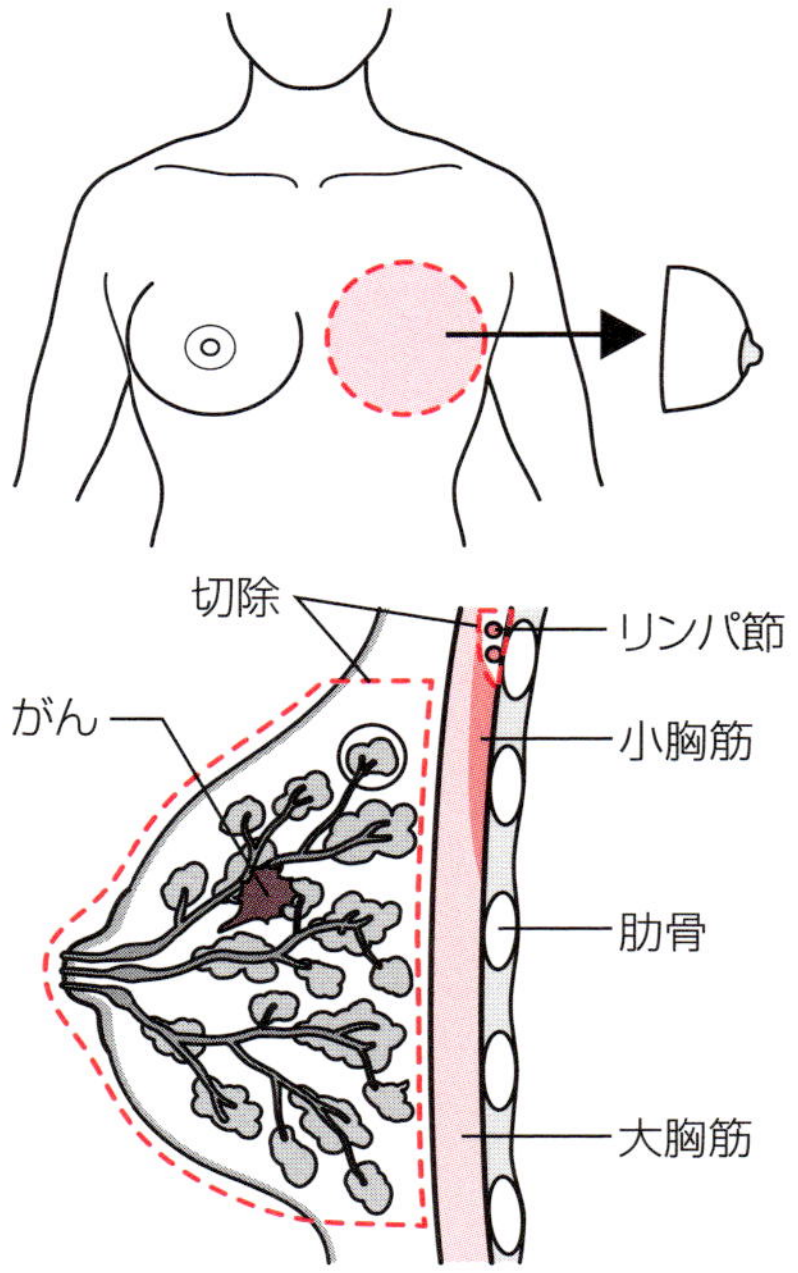

大胸筋と小胸筋は残し、乳房とわきの下のリンパ節を切除する

除術から切除術に変更（あるいは再手術）になったり、全身療法が追加されたりします。

乳房部分切除術は、通常、手術後に乳房内の再発を防ぐために放射線療法が組み合わせて行われます（乳房温存療法）。

部分切除（温存）か全摘か

手術範囲の変化により、以前のように胸が大きくえぐれた手術あとが残ることはなくなってきていますが、乳房の全摘はもちろん、乳房にメスを入れること、一部であっても切除することに対し、大きな抵抗をもち、できるだけ小さい範囲で済む方法を望む女性は少なくありません。

一方で、乳房再建の技術の向上もあり、むしろ全摘して見た目が整った整容性の高い乳房再建を求め、温存にこだわらない女性も現れはじめています。乳房温存療法の目的は、あくまでも乳房内での再発を予防したうえで、整容性についても納得できる乳房の形を保つことです。

がんの状態、乳房の大きさなどにより手術法を選択

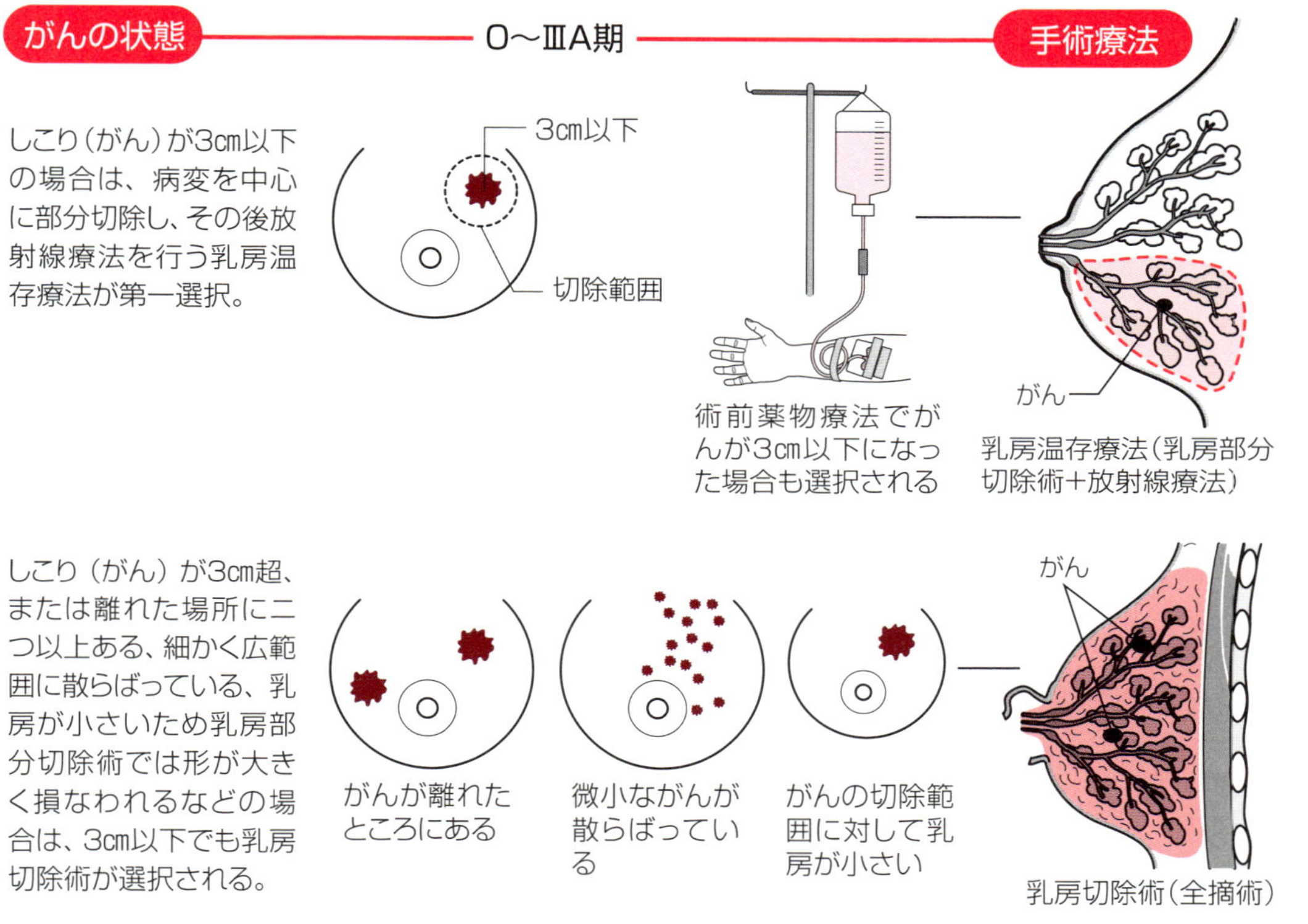
がんの状態
0～ⅢA期
手術療法
しこり（がん）が3cm以下の場合は、病変を中心に部分切除し、その後放射線療法を行う乳房温存療法が第一選択。
3cm以下
切除範囲
術前薬物療法でがんが3cm以下になった場合も選択される
がん
乳房温存療法（乳房部分切除術＋放射線療法）
しこり（がん）が3cm超、または離れた場所に二つ以上ある、細かく広範囲に散らばっている、乳房が小さいため乳房部分切除術では形が大きく損なわれるなどの場合は、3cm以下でも乳房切除術が選択される。
がんが離れたところにある
微小ながんが散らばっている
がんの切除範囲に対して乳房が小さい
がん
乳房切除術（全摘術）

●がんの大きさ3cm以下が乳房温存の目安

手術法の選択の目安となるのは、がんの広がりや大きさです。乳房内にがんがとどまっていて、大きさが3cm以下であれば、乳房温存療法が第一選択となります。ただし、発見当初には3cm超であっても、手術前の薬物療法によってがんが縮小すれ

■乳房温存療法を選択できないケース

・二つ以上の病変が同じ側の乳房内の離れた場所にある
・病変が乳房内の広範囲に広がっている
・手術後の放射線療法が行えない 放射線照射のための体位が維持できない 妊娠中 過去に同じ側の乳房周囲に放射線療法を行ったことがある 膠原病《こうげんびょう》を合併している
・整容性が保たれない
・本人が希望しない

ば、温存療法を選択できる可能性があります。

しかし、乳房そのものの大きさには個人差があります。がんが3cm以下なので乳房温存療法を選択したとしても、乳房の整容性が損なわれる可能性もあります。また、一つひとつの病変は小さくても乳房内の広い範囲に散らばっているようながんもみられます。

一つの目安として3cmというがんの大きさが挙げられますが、あくまでも目安にすぎず、実際には患者さんの乳房の大きさとのバランス、がんができている場所など、それぞれの患者さんに応じて、手術法を検討することになります。

なお、前ページの表に挙げたように、病変の位置や患者さんの状況で、乳房温存療法を選択できない場合があります。

また、乳房切除術に続けて乳房再建を同時に行う場合には、皮膚を残して皮下の乳腺だけをくり抜く皮膚温存乳房切除術が選択されることがあります。標準的な方法ではありませんが、皮膚とともに乳頭を残す方法（乳頭温存乳房切除術）を行っている施設もあります（第2章88ページ参照）。

リンパ節郭清も縮小の方向へ

乳がんの外科治療において、乳房の切除範囲が小さくなるとともに、リンパ節の切除（リンパ節郭清《かくせい》）の範囲と再発の関連についても検討が重ねられています。

●センチネルリンパ節生検

現在は、手術前の検査で明らかにリンパ節転移が見られない場合には、がん細胞が腋窩《えきか》リンパ節に転移する前に最初に通過すると考えられてい

乳がんの所属リンパ節の位置と構造

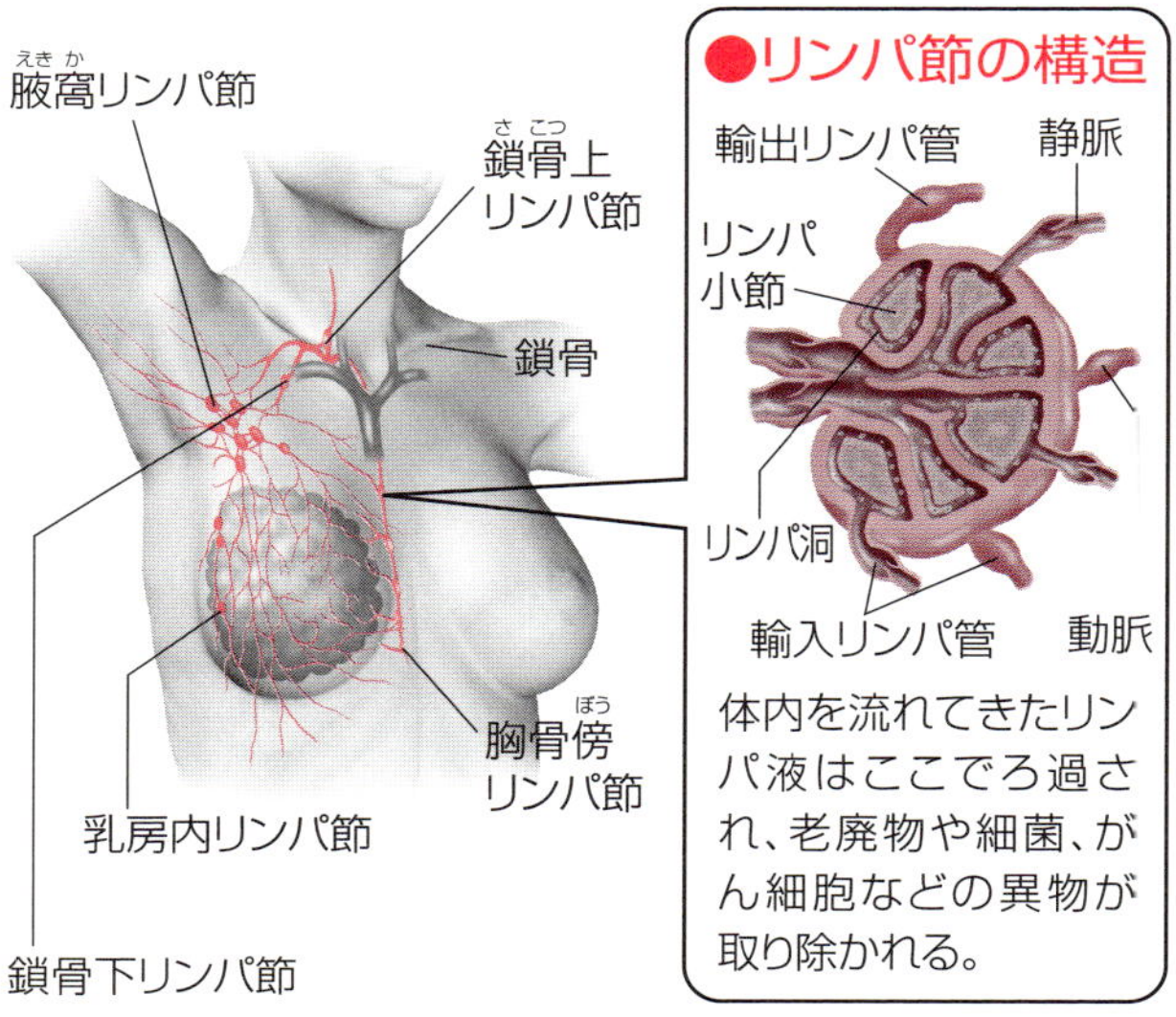

リンパ節は全身に網の目のように巡らされたリンパ腺《せん》の結節器官で、小豆のような形をしている。乳房の近くや、わきの下、鎖骨の上下、胸骨横肋骨下のリンパ節は、乳房のがん細胞から近い場所にあるため、転移しやすいと考えられている。
腋窩リンパ節の数は人によっても違い、数個〜十数個ほど。大きさも一定ではない。同じくセンチネルリンパ節（がんが最初に流れつく場所）の数も、１個の人もいれば、3、4個の人もいて、平均すると2.5個ぐらいになる。

るセンチネル（見張り番）リンパ節生検を行っています。手術中に、センチネルリンパ節を摘出し、がん細胞がみつかれば、わきの下のリンパ節を切除します（腋窩リンパ節郭清）。

　センチネルリンパ節生検が登場する以前は、ほとんどの患者さんに対して、腋窩リンパ節郭清が行われていました。

　もちろん、手術前にリンパ節転移が確認されている場合には、適切な範囲の切除が必要となります。

　リンパ節を切除する目的として、リンパ節転移の有無の確認と再発予防の二つが挙げられます。実際にリンパ節に転移があるかどうかは、手術で切除した部分を顕微鏡で調べなければなりません。しかし、そこで転移が確認されなければ、再発の可能性は非常に低く、予防のための切除は必要なかったことになります。

　リンパ節切除は、腕のむくみや痛み、動かしにくさなど患者さんにとってはとてもつらい合併症をもたらし、生活の質を低下させる課題でもありました。センチネルリンパ節の発見、その検査法の開発によって、不要なリンパ節郭清が減少したといえます。

　センチネルリンパ節生検による検査結果をもとに、どのような基準でリンパ節郭清をするかしないかについては、新しい知見が報告されはじめています（第2章90ページ参照）。

センチネルリンパ節生検

●センチネルリンパ節

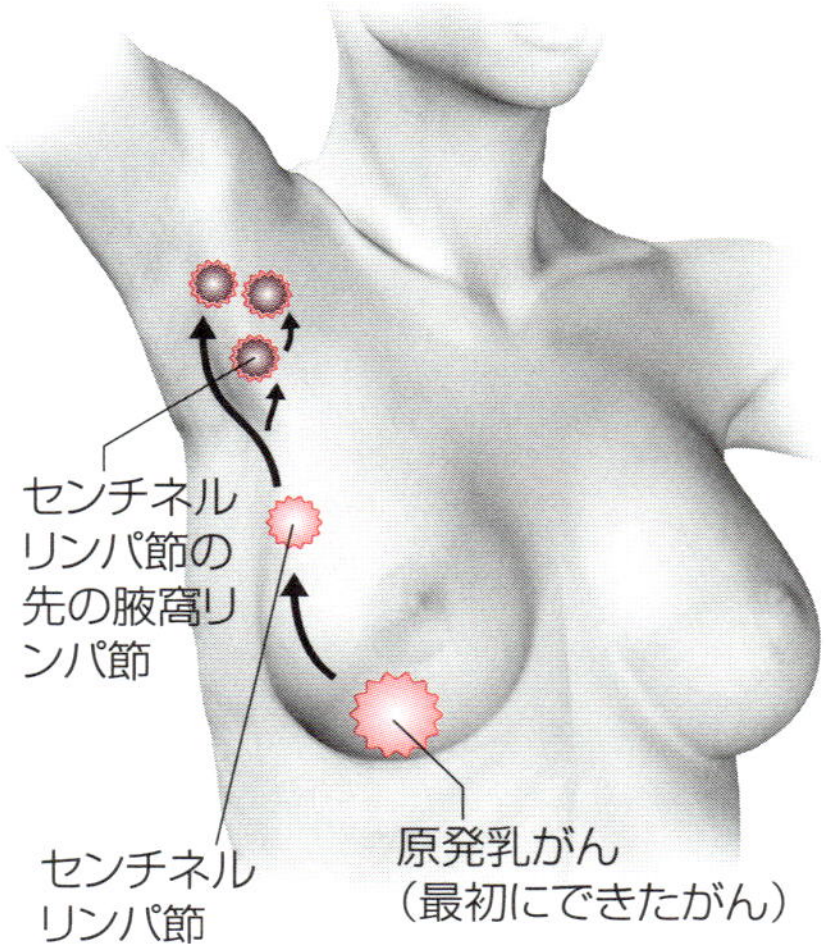

●センチネルリンパ節を取り出す

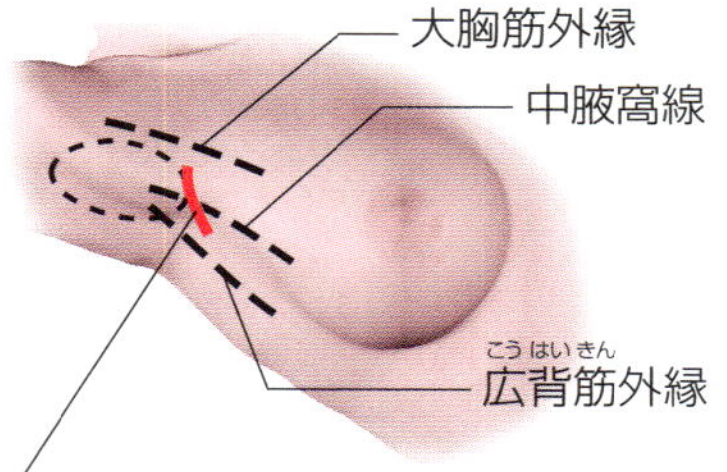
わきの下を2～2.5㎝切開し、ここからセンチネルリンパ節を取り出す。

摘出したセンチネルリンパ節を二つに分け、一方は術中迅速病理診断を行い、もう一方は手術後の病理検査に回す。

●センチネルリンパ節生検のメリット

- がんのリンパ節転移の有無を確認できる
- 陰性（転移なし）ならリンパ節郭清を行う必要がない＊
- センチネルリンパ節生検のみでも生存率はリンパ節郭清とあまり変わらない

＊最近では、陽性（転移あり）でもセンチネルリンパ節に転移している個数が少ない場合や、転移の大きさが小さい（2㎜以下）場合は、リンパ節郭清を行う必要はないという考え方が出てきている。

乳房再建

●再建法は2種類 自分の組織を移植する方法と人工物を用いる方法

乳房切除術（全摘術）後に形成外科的な手術によって乳房を再建することができます。

乳房再建を行う時期は、乳がんの切除手術と同時に行う一次再建と、手術後一定期間をおいてから行う二次再建に分かれます。

再建法としては、自分の皮膚、皮下脂肪、筋肉に血管をつけたもの（このひとかたまりを皮弁《ひべん》といいます）をがん切除後の胸に移植する方法と、人工物を用いて再建する方法の2種類があります。

皮弁を採取する場所としては、下腹部（腹直筋《ふくちょくきん》皮弁）と背部（広背筋《こうはいきん》皮弁）が一般的で、なかでも腹直筋皮弁は多くの皮膚と皮下脂肪を採取できるため、最も多く用いられてきました。

●大きな乳房に適する 下腹部の皮膚・皮下組織を利用する方法

かつては片側の腹筋（腹直筋）をすべて採取する方法が一般的でしたが、この方法では腹部の障害（腹部の内臓が腹膜に包まれたまま突出してしまう腹壁瘢痕《ふくへきはんこん》ヘルニアや、下腹部がポコっと出っ張ってしまう腹壁弛緩《しかん》）が多く生じてしまいます。このため、近年では腹直筋を採取しない方法（深下腹壁動脈穿通枝《せんつうし》皮弁）や腹壁にまったく侵襲を加えない方法（浅下腹壁動脈皮弁）を行うのが一般的になってきています。

これらの方法では、一度皮弁を体から切り離し、顕微鏡を使って、移植する組織に栄養を送る栄養血管を胸部の血管とつなぎ合わせる（吻合《ふんごう》）ことにより皮弁を移植します。大きい乳房や下垂のある乳房の再建に適しています。

このように完全に切り離してしまった皮弁を遊離《ゆうり》皮弁といいます。

●血管吻合の必要がない 背部の皮膚と皮下脂肪を利用する方法

背部から採取する再建法は、広背筋皮弁を用いて行われます。広背筋皮弁は背中の皮膚・皮下脂肪を筋肉と一緒に移植する方法で、わきの下（腋窩部）を支点として栄養血管がつながったままの状態で移植できるため、移植する組織と移植先の胸部の血管をつなぎ合わせる血管吻合を行う必要はありません。

このように完全に切り離さずに移植する皮弁を有茎《ゆうけい》皮弁といいます。

広背筋をほぼすべて採取すること

自分の組織を移植する乳房再建

●下腹部からの移植

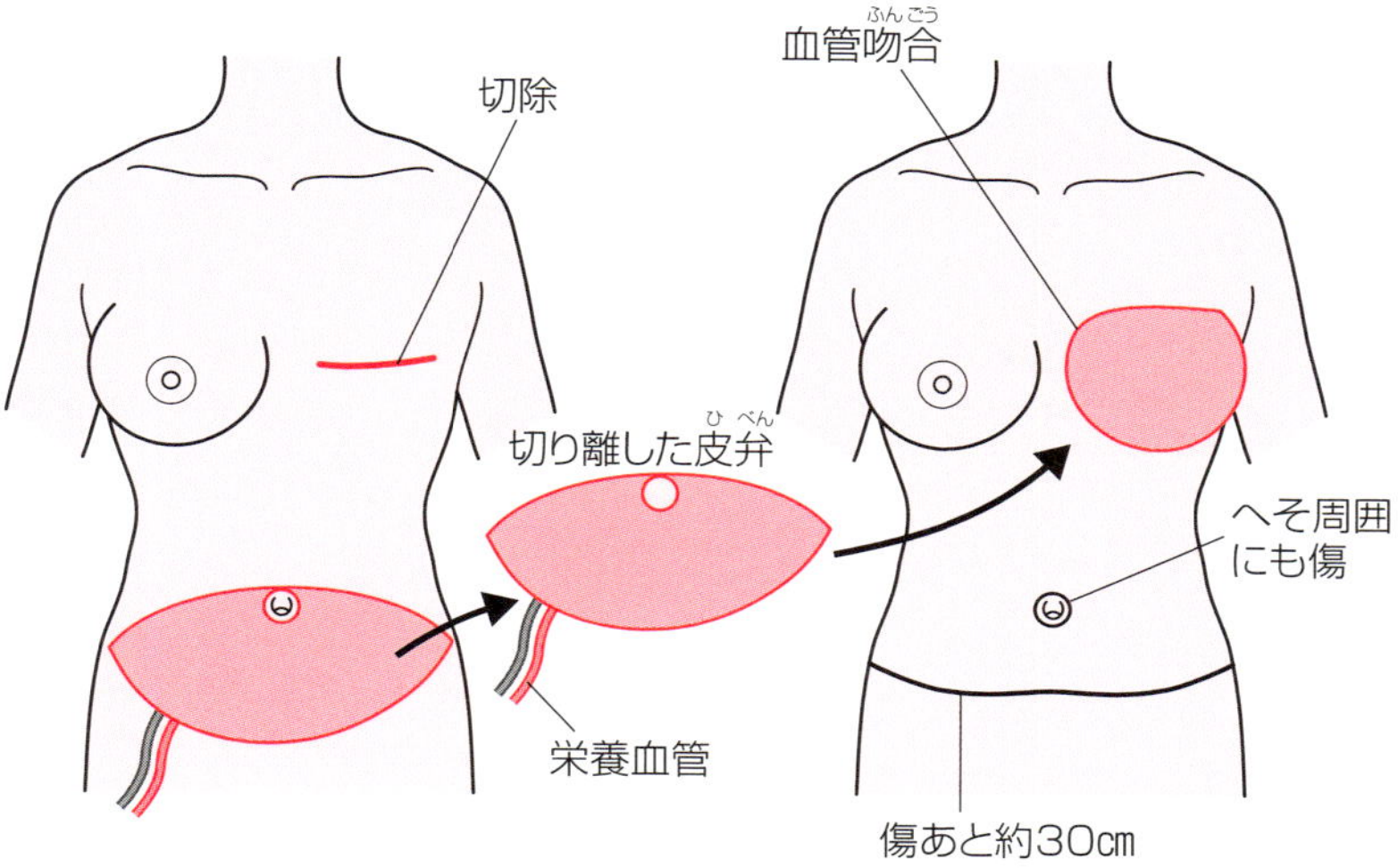

下腹部の皮膚と皮下脂肪を体から切り離し、顕微鏡を使って栄養血管を胸部の血管とつなぎ合わせる

遊離《ゆうり》皮弁形成術

筋肉は取らずに栄養血管をつけたまま組織を切り離し、乳房に移動して血管をつなぐ。

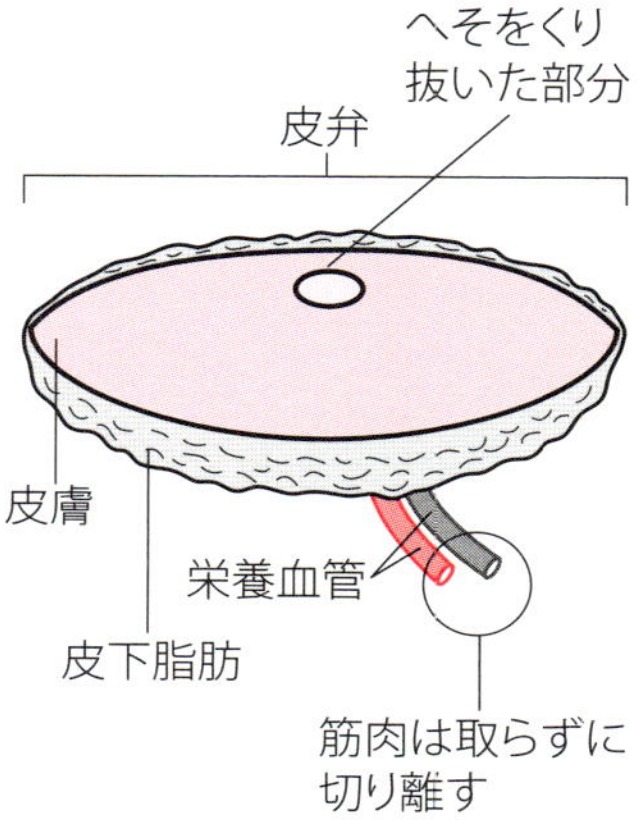

●背中からの移植

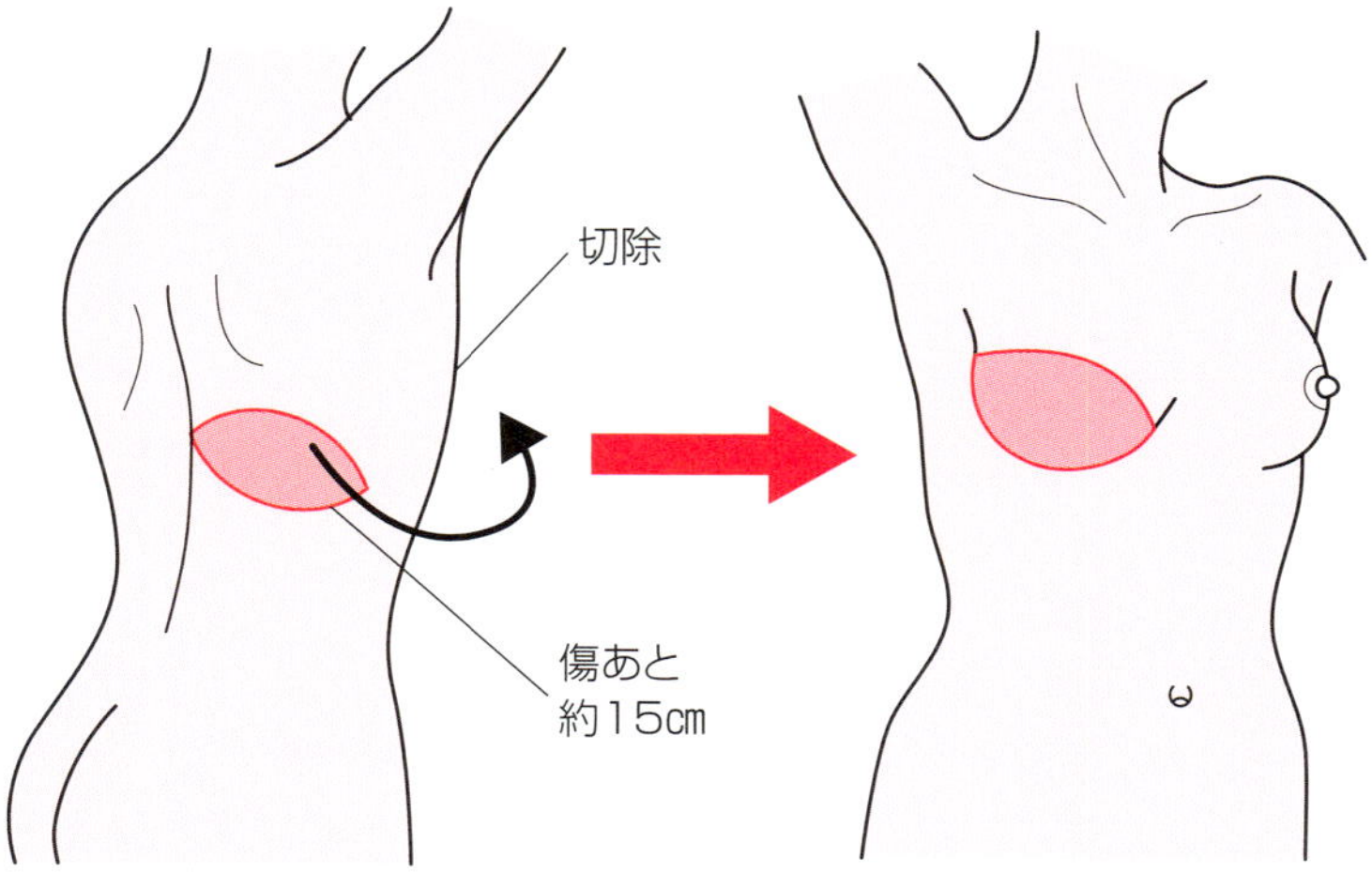

背中の皮膚・皮下脂肪・筋肉を、栄養血管がつながったままの状態で、わきの下（腋窩部）を支点として乳房に移動させる

有茎《ゆうけい》皮弁形成術

皮膚、脂肪、筋肉を血管につなげたまま、乳房部分に反転させる。

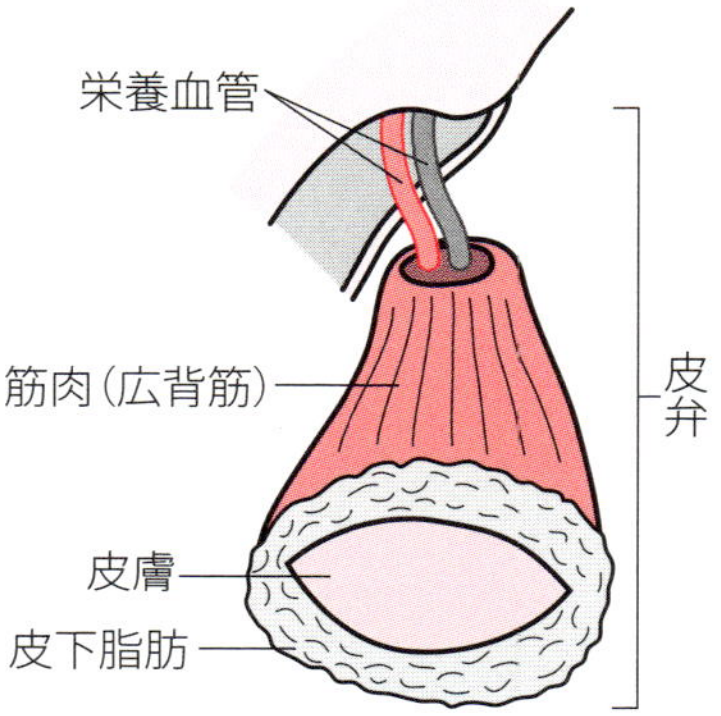

になりますが、日常生活に支障をきたすことはほとんどありません。ただし、採取できる組織量は下腹部に比べると少ないことが多く、比較的小さい乳房の再建に適しています。

最近では、これら以外に、より傷の目立ちにくい臀部《でんぶ》や太ももの内側（大腿《だいたい》内側）などから皮弁を採取する方法も報告されています。

自分の皮膚や皮下脂肪による皮弁を用いた再建の利点としては、長期的に安定した乳房が再建できることと、一度の手術で再建が完了することが挙げられます。欠点としては、腹部や背部に大きな傷あとが残ってしまうことと、手術が長時間（6〜10時間程度）になることです。

●人工物による再建は新たな傷はないが、複数回の手術が必要

人工物を用いた乳房の再建は、シリコンインプラントを用いて行われます。ただし、全摘後の多くの患者さんは、胸部の皮膚に余裕がなく、いきなりインプラントを挿入できないので、その前にエキスパンダー（組織拡張器）を皮膚の下に挿入して皮膚を拡張する必要があります。

多くの場合、乳房全摘の手術時にエキスパンダーを挿入することになります。その後、数週間に一度程度外来で挿入したエキスパンダーに生理食塩水を注入して徐々に拡張し、皮膚を伸ばしていきます。十分に拡張できたら（術後半年〜1年）、再度手術を行い、エキスパンダーをインプラントに入れ替えます。

インプラントの内容物はソフトコヒーシブシリコンと呼ばれる粘度の高いジェル状のシリコンで、外に漏れ出しにくくなっています。形状はアナトミカル型とラウンド型があります。アナトミカル型は涙型、しずく型などとも呼ばれ、下方に厚みをもたせ、傾斜のついたシルエットを再現できます。ラウンド型は丸いお椀型です。表面は、凹凸加工が施されたザラザラのテクスチャードタイプと、凹凸加工のないなめらかなスムースタイプがあります。

入れ替えるときに、腹部や大腿部から脂肪吸引を行い、インプラントのまわりの皮膚下へ吸引した脂肪を注入することで、整容的により良好な結果を得ることができます。

人工物を用いた再建の利点としては、胸部以外に大きな傷をつけずに再建が行えることが挙げられます。

一方、欠点は、再建の完了までに複数回の手術を要することです。

また、インプラントは人工物なので、感染や破損のリスクがあり、ほかにもインプラント周囲が硬くなったり、ひきつれたりすること（カプセル拘縮《こうしゅく》）があります。このような場合にはインプラントの抜去や入れ替えが必要になります。

人工物の再建では一部製品が健康保険適用になっていて、国立がん研究センター中央病院を含む認定施設で保険診療が実施されています。

再建術を希望する場合には、それぞれの方法のメリット・デメリットをよく理解して臨むために、切除術を行う前から担当医とともに十分に検討することが勧められます。

（宮本慎平・形成外科）

エキスパンダーとインプラント使用による乳房再建

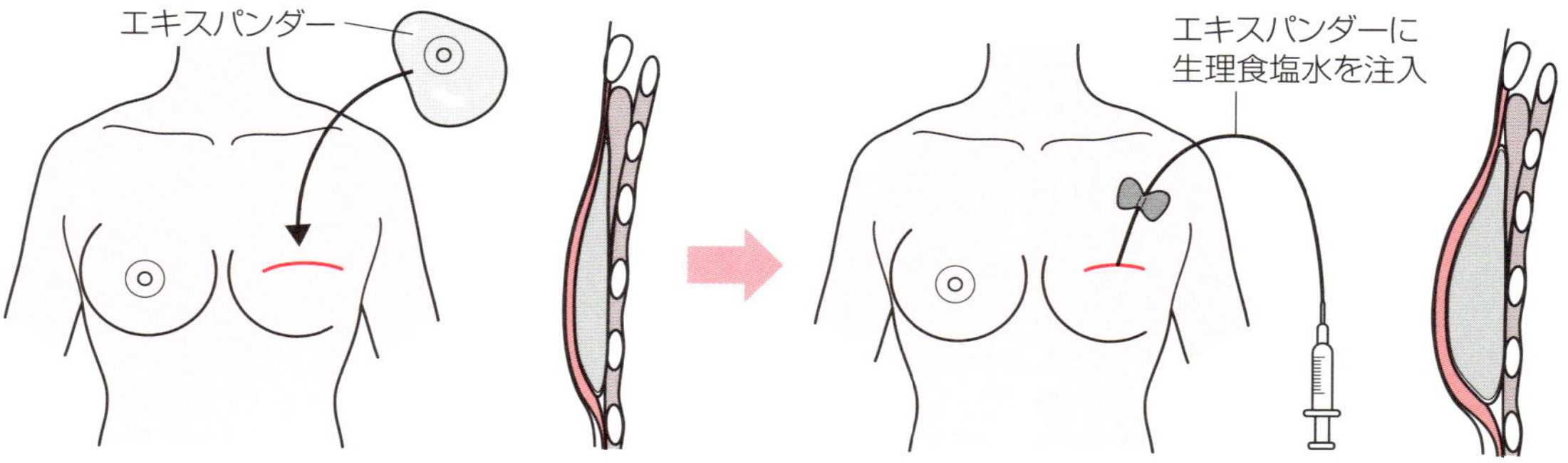

エキスパンダーは、皮膚を適度な状態まで広げるために用いる風船状の袋で、注射器を使って生理食塩水を入れながらふくらませていく。皮膚が十分に拡張したらシリコン入りのインプラントに交換する。

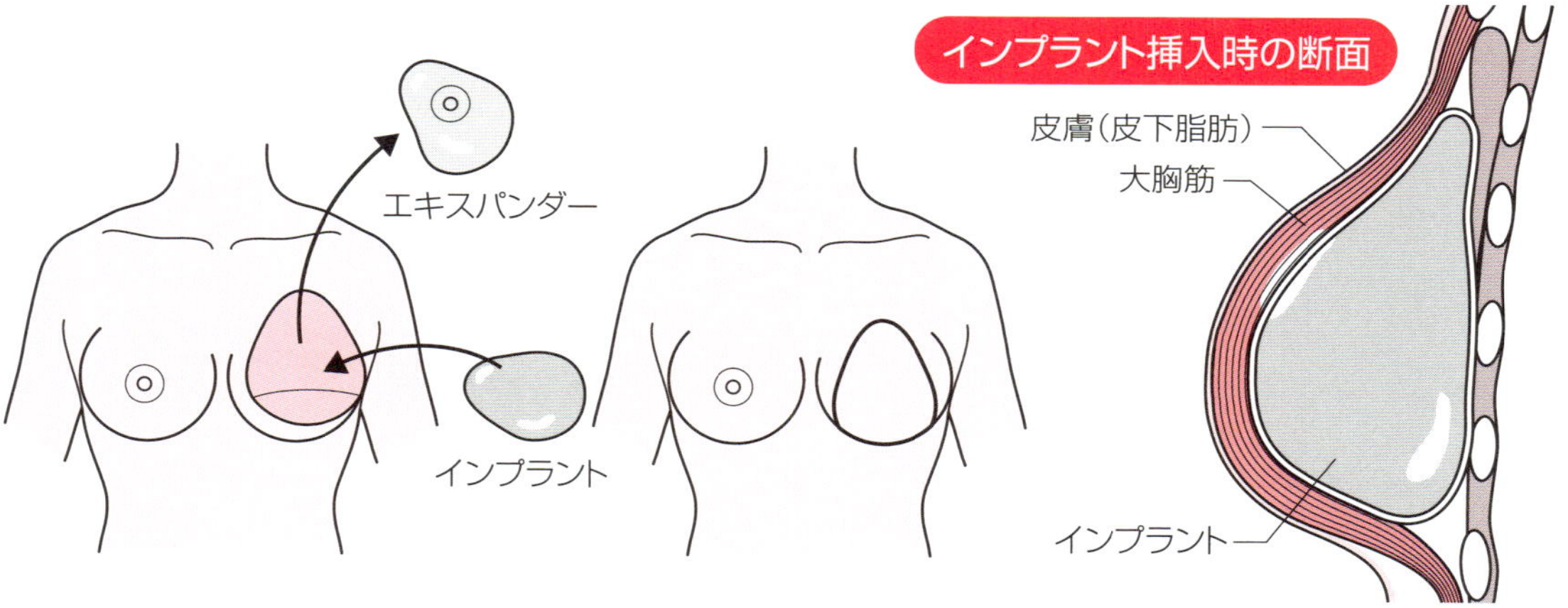

●エキスパンダー

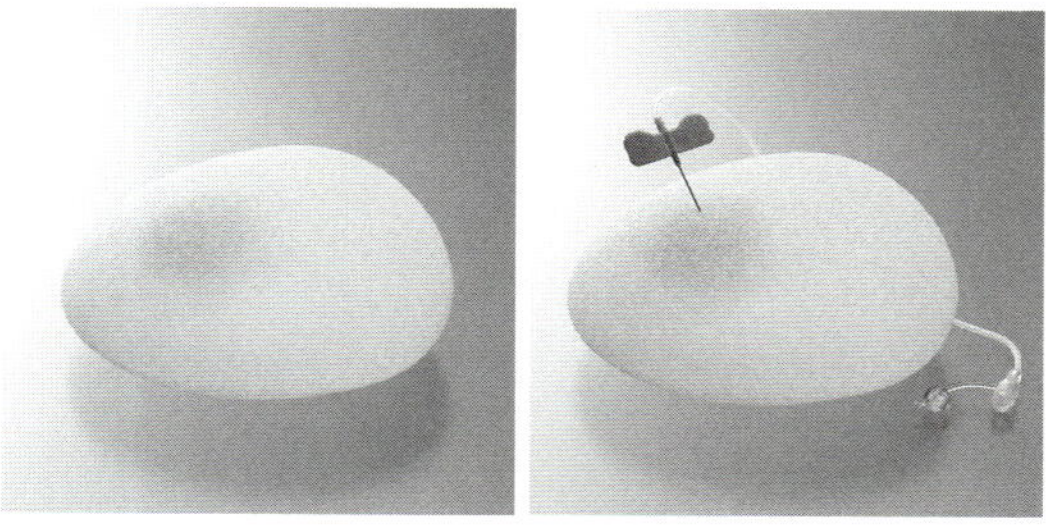

アナトミカル（しずく）型のエキスパンダー。本体と一体になった注入口から生理食塩水を入れ徐々に皮膚を拡張する

※国立がん研究センター中央病院で使用されている保険適用製品。

●インプラント

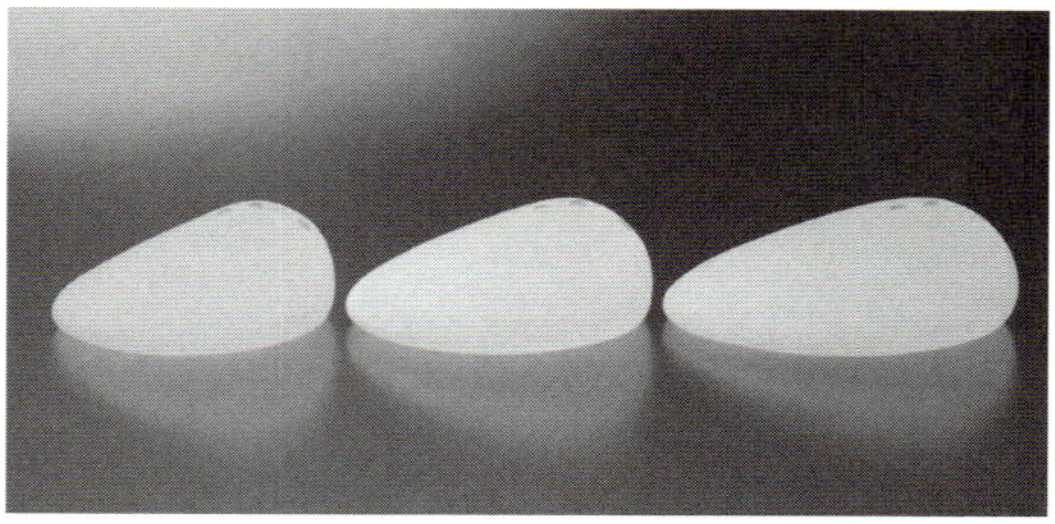

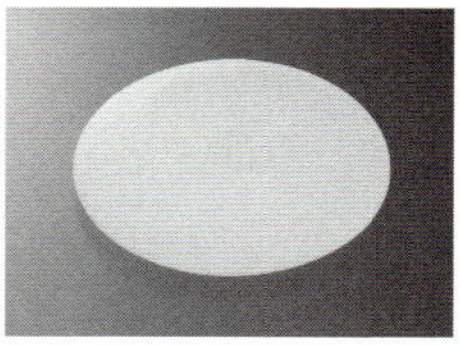

上がアナトミカル型、右がラウンド型のインプラント。中身はコヒーシブシリコン、テクスチャードタイプ

写真提供：アラガン・ジャパン（株）

乳がんの放射線療法

局所の再発予防を目的として用いられる

乳がんに対する放射線療法の目的は、主に初期治療として行われる局所の再発予防と、再発・転移の際の症状緩和の二つです。

局所の再発予防については、手術後に、がんを切除した乳房内やその周辺（局所）からの再発を防ぐことを目的に行われます。

乳房部分切除術（乳房温存術）の場合、手術後の放射線療法は必須で、手術＋放射線療法が1セットとなり、乳房温存療法として位置づけられています。放射線療法を組み合わせることで再発率が低下することは海外の多くの臨床試験によって確認されています。

ただし、再発を完全に防ぐことはできず、特に手術の際に切除した病変の切り口（断端）にがん細胞が認められた患者さんや、わきの下のリンパ節（腋窩リンパ節）に転移が確認された患者さん、比較的年齢の若い患者さんでは、再発の可能性が高くなるとされています。

一方、乳房切除術（全摘術）を行った患者さんでは、乳房を切除した側の胸壁やリンパ節（鎖骨の上の部分）からの再発の可能性が高い場合、薬物療法だけでなく、さらに放射線療法を組み合わせる治療法が標準的に行われるようになっています。

再発の可能性が高いとされるのは、わきの下のリンパ節への転移が4個以上だった場合、病変の大きさが5cm超だった場合などです。

放射線療法の実際の進め方

●乳房温存療法の場合

放射線療法は放射線のもつ高いエネルギーを利用し、がん細胞の遺伝子にダメージを与えることで増殖を抑え、がんを攻撃する方法です。放射線を照射した範囲だけに効果を示すのですが、がん細胞に対するより影響は少ないものの、照射範囲内の正常な細胞へのダメージを避けることができません。副作用を最小限に抑え、最大の効果を得るには、放射線を照射する範囲を厳密に決める必要があります。

乳房部分切除術の場合には、温存

乳房部分切除術後の放射線照射効果

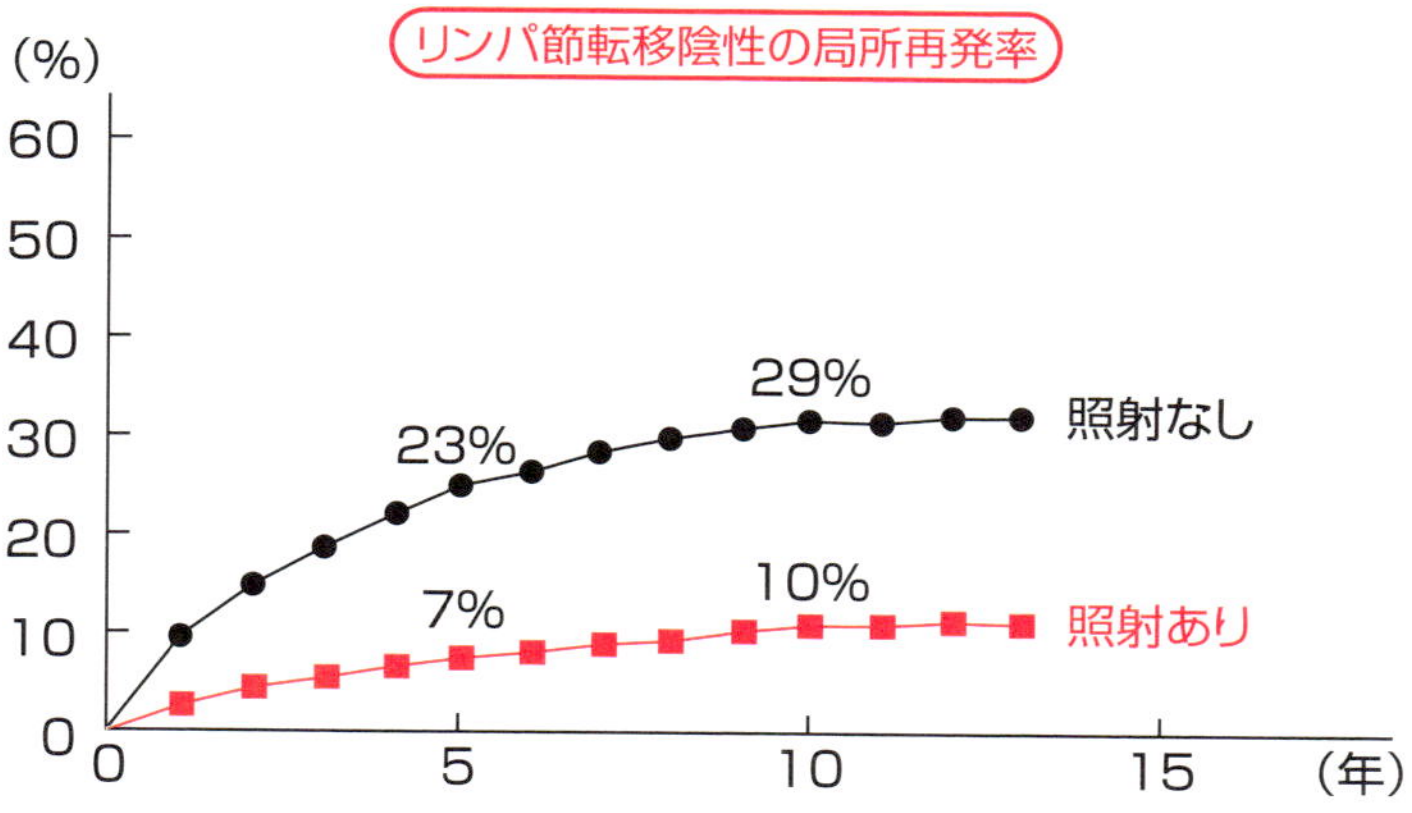

リンパ節転移陰性で乳房部分切除術を行った6097人に対し、放射線療法をした群としなかった群の10年後の局所再発率を比べた。照射した群はしなかった群の約3分の1となった。

EBCTCG Lancet 2005; 366:2087-2106より作成

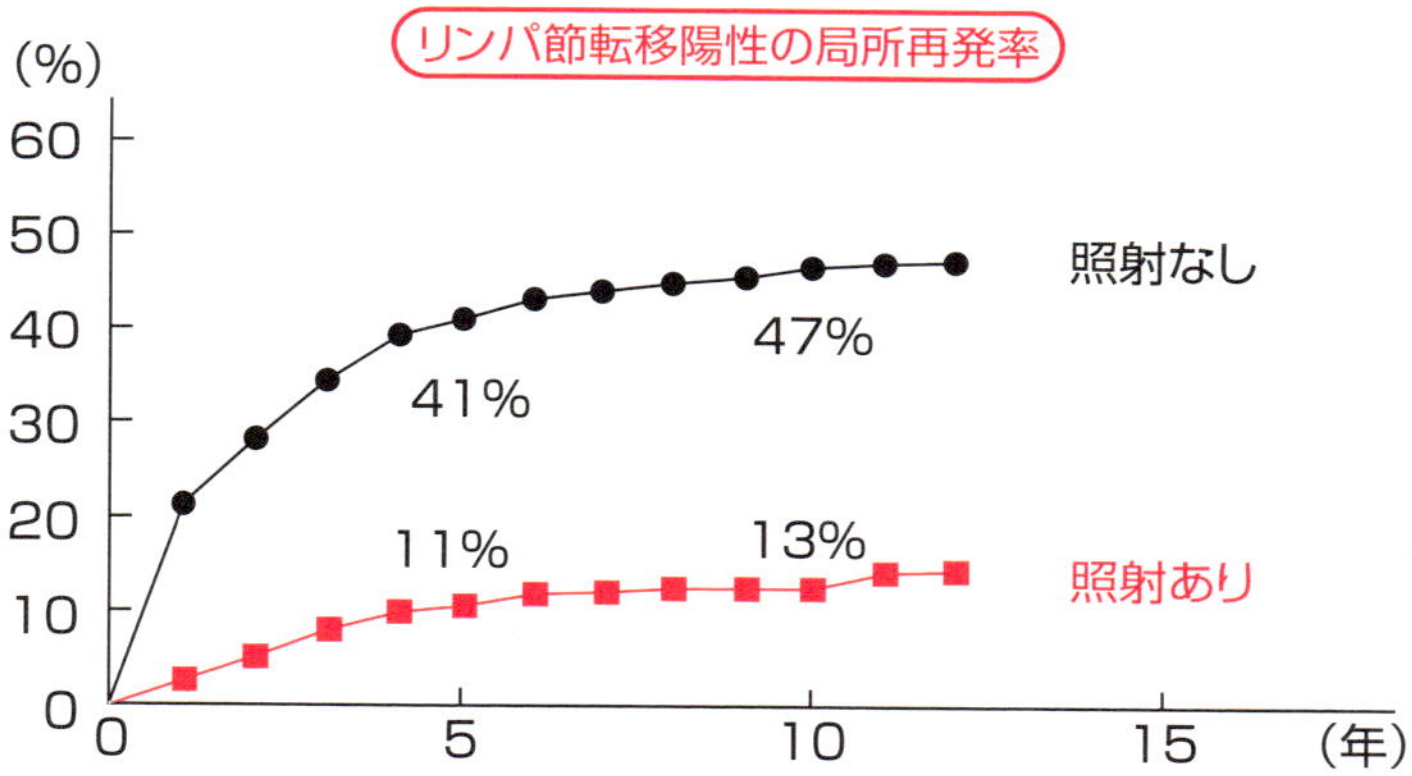

リンパ節転移陽性で乳房部分切除術を行った1214人に対し、放射線療法をした群としなかった群の10年後の局所再発率を比べた。照射した群はしなかった群の約4分の1となった。

EBCTCG Lancet 2005; 366:2087-2106より作成

した乳房全体に照射する方法が勧められています。乳房全体とひとくちにいいますが、実際には、専門の医師とスタッフが詳細な検討を重ね、患者さんごとに決定されます。

日本で効果的と推奨されている放射線量は、現在、およそ45～50グレイで、これを週5回（土日を除く平日）、約5週間で終了する方法が行われています。

手術後に化学療法が予定されていない患者さんでは、手術の傷が落ち着いたらできる限り早めに開始することが勧められています（目安は術後20週以内）。

手術後に化学療法を加える患者さんでは、化学療法を先に行うのが一般的です。化学療法薬による治療を終え、副作用がおさまった時点で放射線療法を開始します。

●必要に応じて範囲を追加 放射線療法を行わない選択も

こうした標準的・一般的な進め方のほか、患者さんの状態によっては追加や省略が検討されることもあり

放射線照射の実際

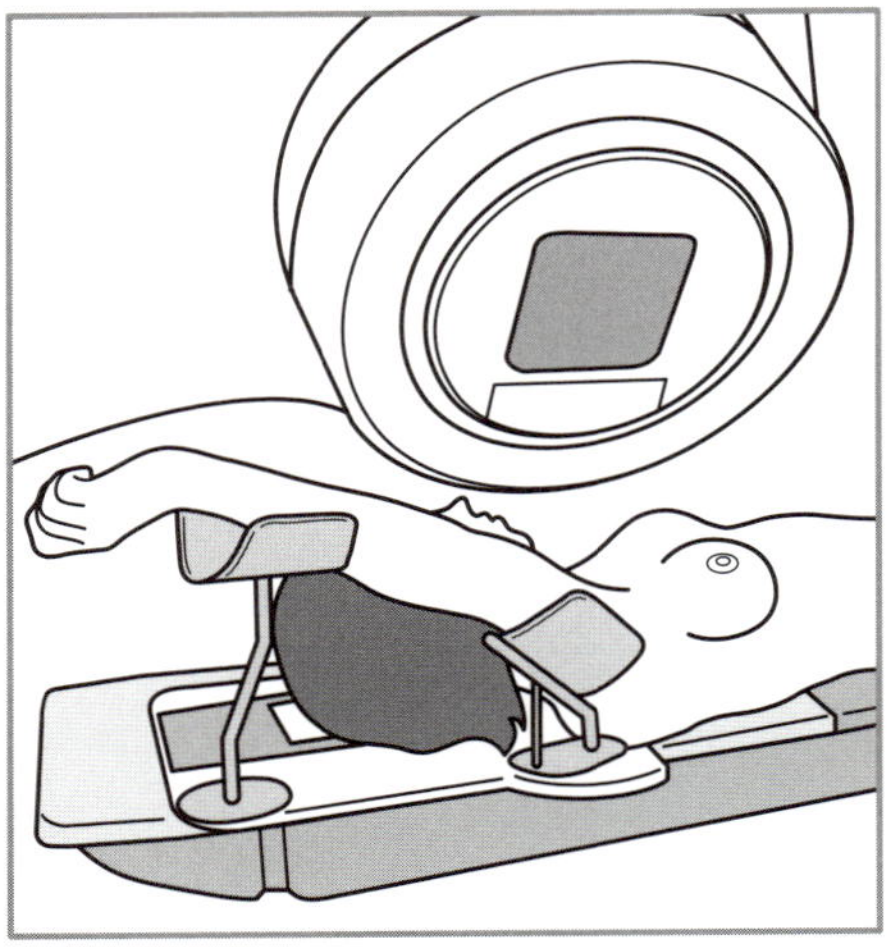

患者さんは治療台にあお向けに横たわり治療部位のほうの腕を上げて支持台に固定される

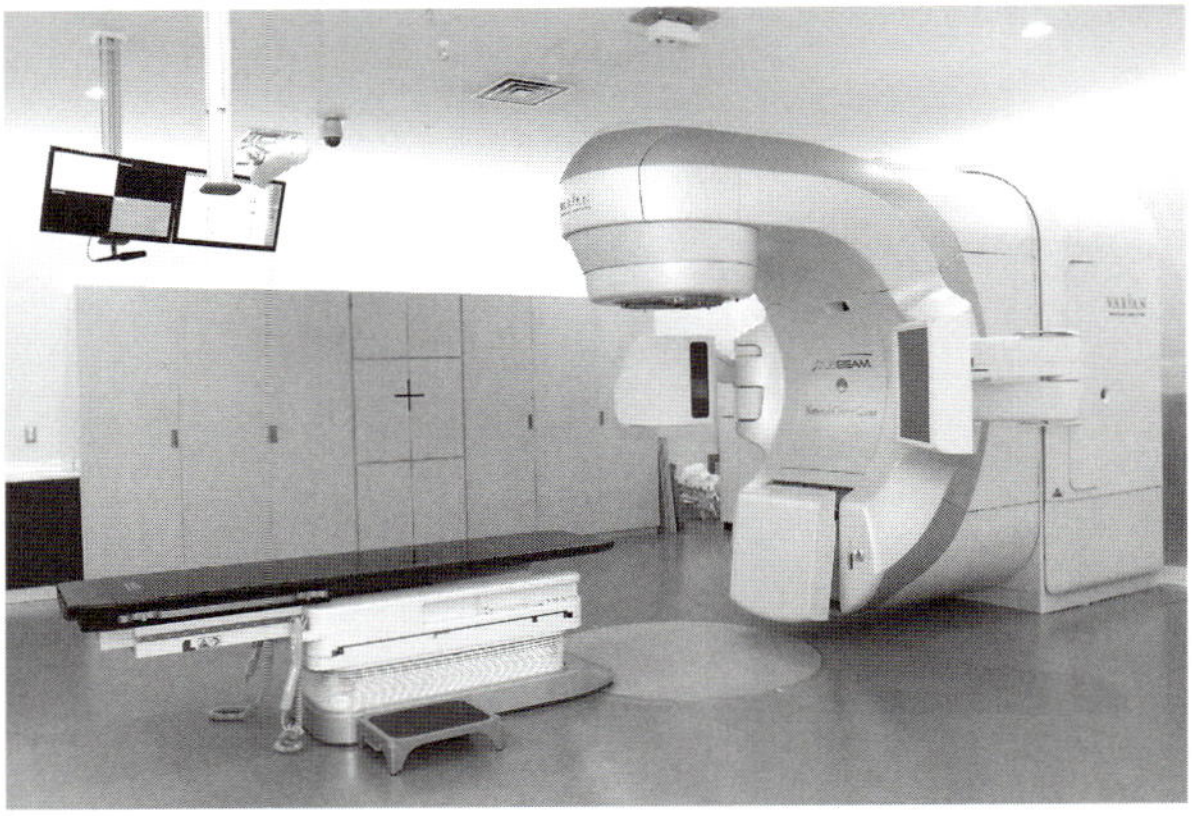

放射線治療装置

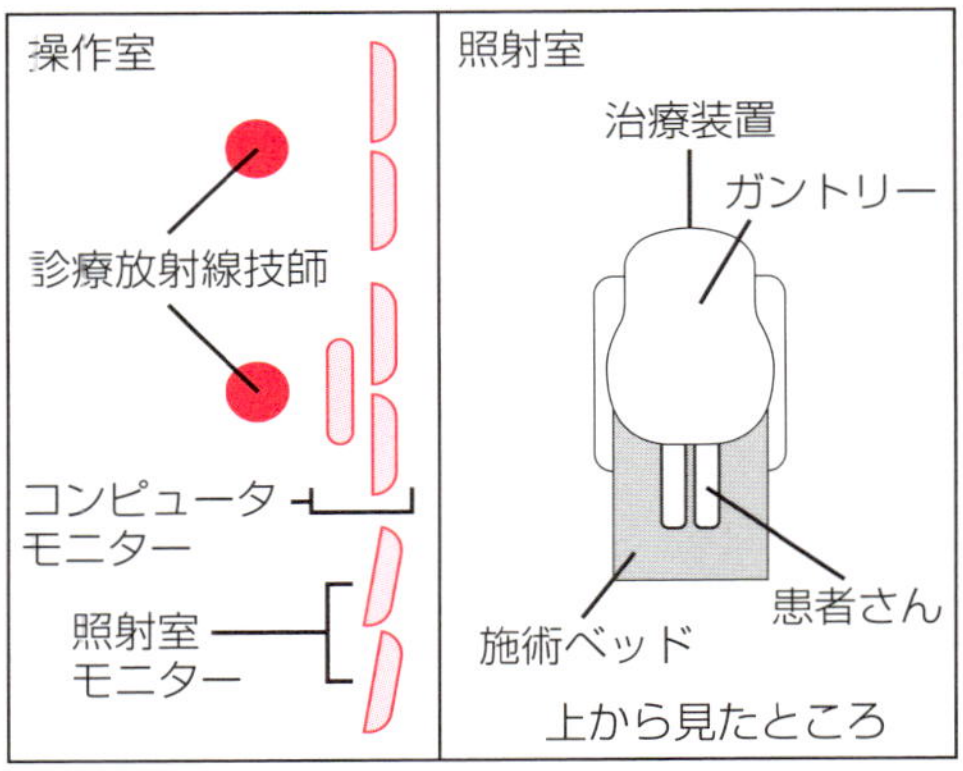

照射室で患者さんの体位を決定後、診療放射線技師は操作室に入り、照射を開始する。ガントリーが回転し、照射。照射中はモニターでチェックしている

ます。

　わきの下のリンパ節に4個以上の転移が認められた患者さんでは、鎖骨の上部（鎖骨上窩《じょうか》）への追加照射（ブースト照射）が勧められています。ただし、1～3個であっても、患者さんのがんの性質や体質から再発の可能性を考慮し、追加照射が行われることもあります。また、切除したがんの位置によっては、胸骨のわきのリンパ節への照射を検討する場合もあります。

　一方、70歳以上でホルモン療法の効果が高いと予測される患者さんが乳房部分切除術を受けたあとに、放射線療法を行った場合と、行わなかった場合の再発率を比較した、最近の臨床研究の結果が報告されています。放射線療法を行った患者さんのほうが再発率は低くなりましたが、行わなかった場合との差は非常に小さく、生存率には差がみられませんでした。こうした結果を踏まえ、比較的高齢の患者さんでは、がんのタイプによっては部分切除術後の放射線療法を行わないという選択もあり

えます。

　高齢や遠方の患者さんなどで、通常の期間・日数の通院は負担が大きい場合の新しい試みとして、1回当たりの照射量を上げ、照射回数を減らす（治療期間を短縮する）方法も研究されています。

　さらに再発の可能性の高い患者さん（断端陽性、50歳未満、わきの下のリンパ節転移があった）に対しては、予防効果を高めるために、追加照射が行われることもあります。この場合は、乳房全体ではなく、切除した病変があった位置のまわりに、照射範囲をかなり絞って放射線を照射します。照射量の目安は10～16グレイ（5～8回）となっています。

全乳房照射と追加照射

手術後の放射線照射は切除したがんの周辺部の再発予防のために行われる。

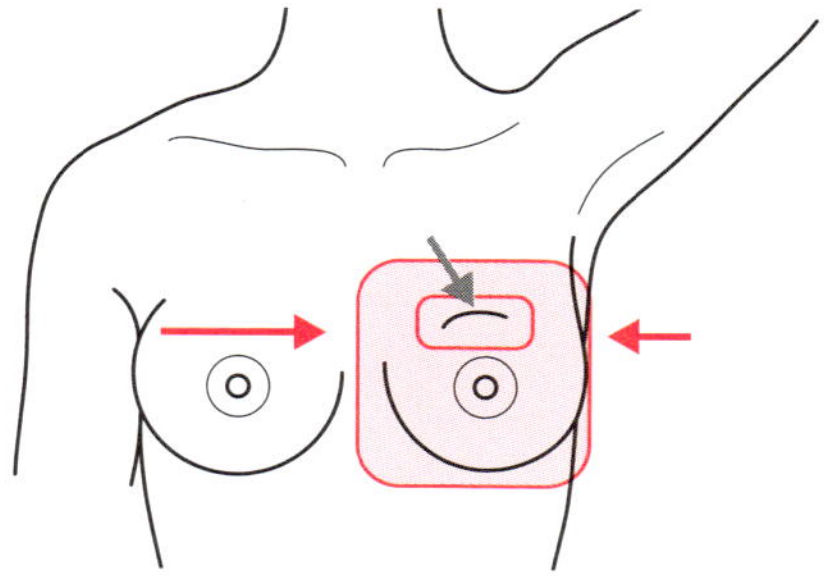

●乳房切除術（全摘術）の場合

　乳房を全摘した患者さんへの照射範囲は、切除した側の胸壁全体と鎖骨上部となっています。肺や心臓に非常に近い場所であるため、正常な臓器への影響をできる限り少なくするように注意深く照射計画が立てられます。

　放射線療法を開始するタイミングは乳房温存療法と同様、化学療法が終了したあと、副作用の影響がおさまってからとなります。全照射量は45～50グレイで、1回1・8～2・0グレイを約5週間（土日を除く週5日25回）の期間をかけて照射するのが標準的な方法です。

　乳房を全摘してもなお、病変を取り切れていない可能性がある患者さんでは、上記の胸壁＋鎖骨上部に加えて、病変のあった位置の周辺に追加照射を行うこともあります。

放射線療法の副作用は現れる時期によって症状が異なる

　放射線の影響は照射した部分だけに現れるので、副作用が現れる部分は限られ（手術を施した乳房周辺、胸壁、わきの下～鎖骨周辺など近接したリンパ節のある領域など）、症状も比較的軽いといえます。脱毛やめまい、吐き気、白血球の減少などの症状はほとんどみられません。軽い疲労感やだるさを感じる患者さんもいますが、深刻なものではなく、放射線療法は、日常生活や仕事などを続けながら通院での治療が十分可能な治療法です。

　放射線療法による副作用は、治療を行っている最中～治療を終えた直後に現れるもの（急性期副作用）と、治療を終えてしばらくしてから（数カ月～数年後）現れるもの（晩期副作用）に大きく分けられます。

急性期副作用としては、照射した範囲の皮膚が日焼けのような状態になる放射性皮膚炎が多くみられます。赤み、かゆみ、ひりひりする痛み、乾燥といった症状から、患者さん（特に照射する範囲が広くなる乳房切除術後の患者さんなど）によっては、水ぶくれや皮がむけるといった症状が現れることもあります。これらの症状は、治療が終われば間もなくおさまっていきます。

症状に応じて、軟膏《なんこう》など必要な薬での対応ができます。また、症状の軽減には保湿などのスキンケアが有効ですが、自分の判断だけで行わず、担当医と相談して注意点を理解したうえで適切な方法で対処することが大切です。

鎖骨付近への照射では、食道への影響があり、のどの違和感や飲み込みにくさを感じる場合もあります。

晩期副作用としては、皮膚が縮み硬くなる萎縮《いしゅく》がみられたり、乳腺が硬くなったり、腕のむくみ（リンパ浮腫）がみられたりします。

以前は、心筋梗塞《こうそく》などの心臓への影響が非常に心配されましたが、現在では、放射線照射技術の進歩に伴い、ほとんどみられません。

ただし、ごくまれではありますが、放射性肺臓炎の発症が報告されています。放射線療法が終わってから、咳《せき》や微熱などの症状が長引く場合には、早めに治療を受けた施設を受診することが勧められます。

■治療後の副作用

急性期副作用	照射範囲の皮膚が日焼けのような状態になる ・赤み、かゆみ、ひりひりする痛み ・水ぶくれ、皮がむける 鎖骨付近への照射で食道への影響が出る ・のどの違和感や飲み込みにくさ
晩期副作用	皮膚が縮み、硬くなる 乳腺が硬くなる 腕のむくみ

転移・再発後の症状緩和を目的とする照射 新しい試みも進む

放射線療法は、こうした初期治療としての治療法以外に、乳がんが骨に転移した場合に生ずる痛みを緩和する、脳に転移した場合に頭痛、嘔《おう》吐《と》、まひなどの症状を緩和するといった場合にも行われています。

さらに、患者さんへの負担を減らしかつ再発を予防し、生存率を高めるための、適切な総照射量、1回量、回数などの検討が重ねられ、数々の臨床研究が進んでいます。

三次元的に照射量を調整することができる方法（強度変調放射線治療）、照射範囲を病変周囲に絞り込んでこれまでよりも高い放射線量を照射する方法（加速乳房部分照射法・APBI／第2章94ページ参照）、病変の奥行や形状に沿って用いる線種が異なる粒子線治療（第2章92ページ参照）など、施設によっては厳密な計画に基づき、新たな試みが行われはじめています。

乳がんの薬物療法

微小ながんを根絶し、再発を予防する全身療法

乳がんの特徴として、目に見える病変以外にも、早期のうちに、すでに全身に非常に小さながん細胞がひそんでいる可能性の高いことが挙げられます。がんを切除したり、放射線を照射したりする局所の治療だけでは、全身に散らばっているがん細胞を十分に死滅させることができません。

そこで、再発の予防効果を高めるために、抗がん薬を用いた薬物療法が全身療法として重要な役割を果たします。

●用いる抗がん薬は3種類、患者さんごとに単独か組み合わせを検討

乳がんの薬物療法に用いる抗がん薬には、化学療法薬（従来の殺細胞性抗がん薬）、ホルモン療法薬、分子標的薬の3種類があります。それぞれの薬は、さらに特徴をもったいくつかのタイプの薬に分けられ、患者さんごとにきめ細かく使用する薬を検討します。

どの薬を用いるかを選択するには、病理検査で詳しく調べた患者さんのがん細胞の生物学的な特性が重要な条件となります。特にホルモン療法薬や分子標的薬は、ある種の物質をもっているかどうかといったがん細胞の性質によって、効果がある患者さんと効果が現れない患者さんとに

治療薬は3種類を単独または組み合わせて使う

化学療法薬
・ドキソルビシン
・エピルビシン
・シクロホスファミド
・カペシタビン
・ドセタキセル
・パクリタキセル
・ビノレルビン
・ゲムシタビン
など

ホルモン療法薬
・ゴセレリン
・リュープロレリン
・アナストロゾール
・エキセメスタン
・レトロゾール
・フルベストラント
・タモキシフェン
・トレミフェン
・メドロキシプロゲステロン
など

分子標的薬
・トラスツズマブ
・ラパチニブ
・トラスツズマブエムタンシン
・ペルツズマブ
・エベロリムス
など

はっきりと分かれるため、薬物療法の方針を決めるにあたっては、その性質を特定しておくことが不可欠です（32ページ参照）。

こうしたがん細胞そのものの生物学的な特性のほか、病期や病状、患者さんの年齢、月経の有無をはじめとした再発リスクを左右する要素、さらに患者さんの希望などをすべて照らし合わせながら検討し、薬が選択されます。

■乳がんの生物学的特性と対象となる治療薬

乳がんの生物学的特性			対象となる治療薬		
ホルモン受容体	HER2	Ki67	ホルモン療法薬	化学療法薬	分子標的薬
陽性	陰性	低値	●	▲	
陽性	陰性	高値	●	●	
陽性	陽性	低～高値	●	●	●
陰性	陽性			●	●
陰性	陰性			●	

●:推奨することが多い　▲:推奨する場合もある

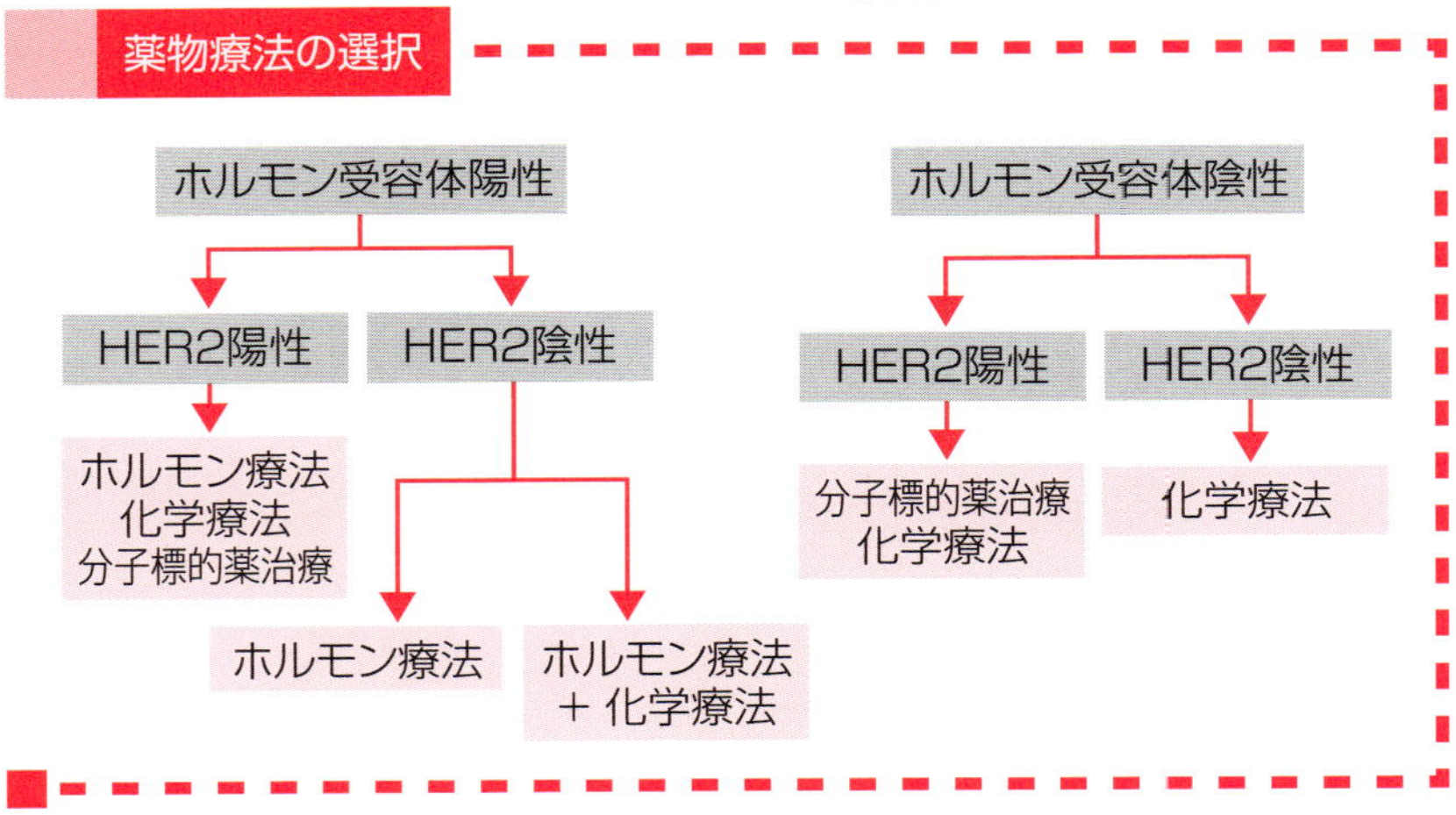

薬物療法の3形態

薬物療法は手術後に再発予防を目的として行われますが、病変が大きくてそのままでは手術ができない、あるいは乳房部分切除術を希望する患者さんに、病変を小さくすることなどを目的に、術前に行う場合もあります。術前、術後のどちらで薬物療法を開始しても、再発率や生存率は変わらないということがわかっています。

乳がんの薬物療法は、主に次のように行われます。

- 全身に存在しているかもしれないごく小さながん細胞（微小転移）を根絶し、再発や転移を防ぐ術後薬物療法
- 病変の大きさを縮小し、希望する手術法を選択できるように手術前に行う術前薬物療法
- 乳がんがみつかった時点で、すでにほかの臓器に転移している場合や、初期治療後の再発・転移に対する薬物療法

術後薬物療法

1 化学療法

手術によって目に見える範囲のがんを取り除いたうえで、なお、再発の可能性が高いと考えられる患者さんに対して、化学療法薬による治療が勧められます。わきの下のリンパ節（腋窩リンパ節）の転移の有無、病変の数や大きさのほか、がん細胞の生物学的な特性などを検討し、再発のリスクを判断します。

乳がんを生物学的な特性によって分類する条件の一つに、ホルモン受容体陽性、陰性という指標があり、陽性の場合は、ホルモン療法薬の治療効果が期待できます。

術後の化学療法が必要と考えられるのは、大まかにはホルモン受容体陽性でもホルモン療法の効果を十分に期待しづらい一部の型、ホルモン受容体陰性のいずれかにあてはまる患者さんです。

ホルモン受容体陽性の場合であっても、上の表のような患者さんに対しては、化学療法薬による治療の検討を提案します。

■ホルモン受容体陽性でも化学療法を検討

・リンパ節の転移が4個以上
・がん細胞の悪性度がグレード3（悪性度は組織や細胞の形態から診断される。1～3で示され、3が最も悪性度が高い）
・Ki67の値が高い
・エストロゲン受容体、プロゲステロン受容体が陽性であっても、その細胞の割合が10％未満
・病変の大きさ（病理学的腫瘍径）が5㎝超

2 ホルモン療法

乳がんには、女性ホルモン（エストロゲン）をエサとして増殖するものとそうでないものがあります。そのどちらであるかは、がん細胞にホルモン受容体が存在する（陽性）かしない（陰性）かで決まり、患者さんのがん細胞がホルモン受容体陽性である場合に、ホルモン療法薬の効果が期待されます。

受容体とは、エストロゲンを取り込む、つまりエサを受け取る口のようなものです。この口が多ければ多いほどエサをたくさん取り込めるので、がん細胞の増殖が活性化されることになります。口の数＝受容体をもったがん細胞の数が多ければ多いほど、ホルモン療法薬の反応が高まり効果が期待できます。

エストロゲンとホルモン（エストロゲン）受容体

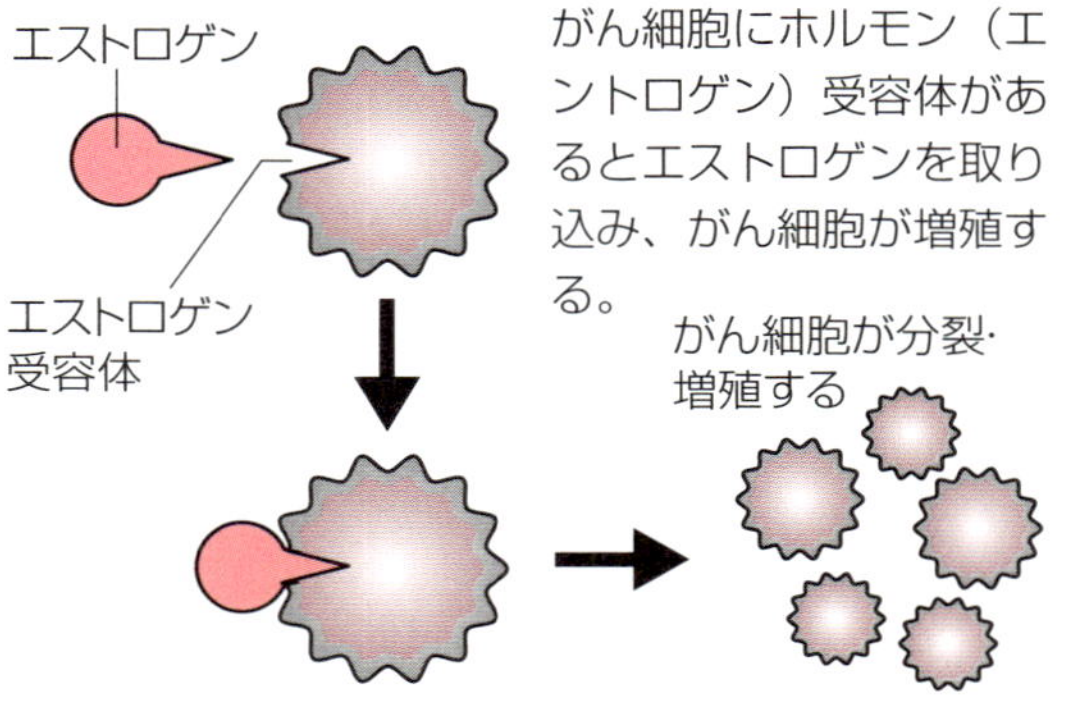
エストロゲン
エストロゲン受容体
がん細胞にホルモン（エントロゲン）受容体があるとエストロゲンを取り込み、がん細胞が増殖する。
がん細胞が分裂・増殖する

3 分子標的薬治療

乳がんに限らず、近年、新しいタイプの抗がん薬として分子標的薬が注目されています。がん細胞の発生や増殖には、ある特有のたんぱく質や酵素がかかわっていることが明らかになってきており、こうしたがん細胞に特有の物質を攻撃するために開発された薬が分子標的薬です。

乳がんでは、がん細胞の増殖にかかわるＨＥＲ２（ヒト上皮成長因子受容体２型）という物質を標的とする抗ＨＥＲ２薬が用いられています。

現在、乳がんの術前・術後薬物療法に適応となっている分子標的薬は抗ＨＥＲ２薬のトラスツズマブ（商品名ハーセプチン）です。ＨＥＲ２陽性（がん細胞にＨＥＲ２たんぱくがたくさん現れている＝過剰発現、ＨＥＲ２遺伝子が増幅している）の患者さんに効果が期待されます。

日本人の乳がん患者さんでは、約15～20％がＨＥＲ２陽性であると報告されています。

術前薬物療法（術前化学療法）

術前薬物療法が行われるようになった当初は、主に病変がかなり大きく、浸潤が進んだ局所進行がんや、皮膚までがんが浸潤している炎症性乳がんなど、そのままでは手術を行えない患者さんが対象でした。事前に薬物療法（主に化学療法）を行い、ある程度病変を縮小したのちに手術などの局所療法を行えるようにすることを目的とした進め方です。

●基本は化学療法薬、抗ＨＥＲ２薬を用いる場合も

現在は、手術が可能な早期の患者さんにも術前薬物療法を行うことがあります。この場合の薬物療法には、主に化学療法薬を用います（術前化学療法）。対象となるのは、病変は大きいが乳房温存を希望する患者さんや、手術を先行したとしても術後に必ず化学療法が必要となると考えられる患者さんです。化学療法の必要性については、患者さんのがんの広がりや、がん細胞の生物学的な特性により判断します。

ホルモン受容体が陽性の患者さんも、わきの下のリンパ節の転移個数が多い場合、また、がんの増殖能が高い（Ｋｉ67が高値）、ＨＥＲ２の発現率が高い、ホルモン受容体陽性だが陽性細胞が少ないなどの場合には、術前、または術後に、化学療法の追加が検討されます。

術前化学療法を行った結果、温存が可能な程度までがんが縮小すれば、乳房温存療法を選択することができます。術前化学療法のもう一つのメリットとして、薬の効果を確かめながら治療が進められるという点が挙げられます。手術によってがんを切除してから行う術後化学療法では、実際のがんへの薬の効果を確かめることができません。

術前化学療法によって、がんの大きさが半分以下に縮小する患者さんは、およそ70～90％とされますが、患者さんのがんの性質によって効果に違いがあることがわかっています。患者さんによっては、術前化学療法

を行っても縮小がみられるどころか、病変が大きくなってしまうことがあります。その場合は速やかに手術を行うか、化学療法薬の変更を検討します。

用いられる化学療法薬は、術後に選択される薬剤とまったく同じもので、主にアンスラサイクリン系薬剤やタキサン系薬剤です。HER2陽性の患者さんでは、さらに分子標的薬のトラスツズマブを併用することもあります。治療期間は、化学療法薬がおよそ6カ月、トラスツズマブがおよそ12カ月です。

薬物療法に用いられる主な抗がん薬

先に述べたように、乳がんの薬物療法に用いられる抗がん薬は、化学療法薬（殺細胞性抗がん薬）、ホルモン療法薬、分子標的薬の３種です。それぞれの特性と用い方は次のとおりです。

1 化学療法薬

●多剤併用療法が基本

ほかのがんと同様、乳がんにおいても、複数の化学療法薬を組み合わせる多剤併用療法が一般的で、それぞれ、組み合わせる化学療法薬の名前の頭文字をとってAC療法、FEC療法、TC療法などと呼ばれます。

近年、標準治療として行われている代表的な組み合わせは、アンスラサイクリン系に作用の異なる化学療法薬を合わせるAC療法を行い、再発のリスクが高い患者さんには、さらにタキサン系一種類を投与するパクリタキセル療法、あるいはドセタ

■主な化学療法薬（殺細胞性抗がん薬）

分類	一般名（商品名）	投与方法
アンスラサイクリン系	ドキソルビシン（アドリアシン、ドキシル）	点滴
	エピルビシン（ファルモルビシン）	点滴
アルキル化薬	シクロホスファミド（エンドキサン）	内服・点滴
5-FU系	カペシタビン（ゼローダ）	内服
	テガフール・ウラシル（ユーエフティ）	内服
	テガフール・ギメラシル・オテラシル（ティーエスワン）	内服
	フルオロウラシル（5-FU）	静脈注射・点滴
ピリミジン系	ゲムシタビン（ジェムザール）	点滴
葉酸代謝拮抗《きっこう》薬	メトトレキサート（メソトレキセート）	点滴
タキサン系	ドセタキセル（タキソテール、ワンタキソテール）	点滴
	パクリタキセル（タキソール、アブラキサン）	点滴
ビンカアルカロイド系	ビノレルビン（ナベルビン）	点滴

■主な多剤併用療法

薬剤名	投与法	治療スケジュール		
AC療法				
ドキソルビシン	点滴	1日目	ドキソルビシン＋シクロホスファミド	3週ごとに4サイクル
シクロホスファミド				
FEC療法				
フルオロウラシル	点滴	1日目	フルオロウラシル＋エピルビシン＋シクロホスファミド	3週ごとに6サイクル
エピルビシン				
シクロホスファミド				
CMF療法				
シクロホスファミド	内服	1～14日目	シクロホスファミド	4週ごとに6サイクル
メトトレキサート	点滴	1、8日目	メトトレキサート＋フルオロウラシル	
フルオロウラシル				
TC療法				
ドセタキセル	点滴	1日目	ドセタキセル＋シクロホスファミド	3週ごとに4サイクル
シクロホスファミド				
EC療法				
エピルビシン	点滴	1日目	エピルビシン＋シクロホスファミド	3週ごとに4サイクル
シクロホスファミド				

パクリタキセル療法 ＊AC療法終了後	点滴	1日目	パクリタキセル	1週ごとに12サイクル

ドセタキセル療法 ＊AC療法終了後	点滴	1日目	ドセタキセル	3週ごとに4サイクル

キセル療法を追加する方法です。

　化学療法薬の主な組み合わせは右ページの表のようになります。

　かつては深刻な副作用の管理のために、化学療法は入院治療で行われていました。近年は副作用の種類や現れ方が予測できるようになり、事前の対策（支持療法）が可能になったため、ほとんどの患者さんで通院治療ができるようになっています。

　一般的には、手術後、傷や痛みが落ち着き、病理検査の詳細な診断が下されたのち、適切な化学療法薬の組み合わせを選択し、約1カ月後から開始されます。

　化学療法は使用する薬によって1週間に1回、3週間に1回、4週間に1回など投与のタイミングおよび投与量などが決められており、一定のスケジュールで行われます。こうした内容をレジメン、投与回数・期間をサイクル（クール）といいます。

　乳がん手術後の代表的な化学療法の一例として、AC療法とパクリタキセル療法のレジメンの具体的な進め方は以下のようになります。

●AC療法（3週に1回）×4サイクル

①副作用対策として、最初に吐き気止めの内服と点滴を行う
②ドキソルビシン（商品名アドリアシンなど）を点滴
③シクロホスファミド（商品名エンドキサン）を点滴（投与量は患者さんの体表面積に基づく）
④生理食塩水を点滴
　3週間に一度の通院で、①～④を4サイクルくり返します。

●パクリタキセル療法（1週に1回）×12サイクル

　AC療法が終了した翌日から開始。
①吐き気やアレルギー対策のための薬を点滴
②パクリタキセル（商品名タキソールなど）を点滴
③生理食塩水を点滴
　1週間に一度の通院で、①～③を12サイクルくり返して終了です。

■化学療法の副作用と対策

	副作用	対策
脱毛	治療開始2～3週間後くらいから髪、まゆ毛、まつ毛、鼻毛などが抜けることがある	治療開始前から準備し、治療後、回復するまでは帽子やウイッグ、スカーフなどで対応する
爪《つめ》の変化	手足の爪が黒ずんだり、2枚爪になったりすることがある	ネイルケアなどでカバー。手は約半年、足は約1年で生え替わる
吐き気・嘔吐《おうと》	治療直後に症状が出るものと、治療の2～7日後に生じるものがある	治療前に吐き気止めを点滴、治療後は吐き気を抑える内服薬を用いる
口内炎	治療後1～2週目ごろに出る	刺激物をとらない、口内を傷つけないようにする。抗炎症薬などを用いる
骨髄機能の低下	白血球減少による免疫力の低下で感染症がおこりやすくなる。また、赤血球減少で貧血がおこることがある	感染症には抗菌薬を内服。重症の場合は入院が必要となることもある。貧血の症状が強い場合は輸血が必要となる

●化学療法による副作用

化学療法には殺細胞性抗がん薬が用いられ、細胞分裂のさまざまな過程に作用して、がん細胞を殺したり、増殖を抑えたりします。こうした作用は、正常な細胞、特に細胞分裂が活発に行われている細胞（粘膜、毛《もう》母《ぼ》細胞など）にも影響を与えるため、副作用として患者さんを悩ませる症状が現れることになります。

乳がんの化学療法でみられる主な副作用は、吐き気・嘔吐、脱毛、白血球減少などです。

最近では、副作用を抑える薬をあらかじめ服用・点滴するなどして、かなり症状を抑えることが可能になってきています。ただし患者さんによって症状の出かたは一様ではないので、患者さん自身、前ページの表に挙げたような副作用の可能性と、おこった場合の対策を理解し、慌てずに対応することが大切です。

治療を進めている間、通院のたびに副作用や内服の状態を確認したり、白血球の減少や肝機能の異常がないかを採血して調べたりします。次のような症状がおこった場合には、病院と連絡をとり相談することが勧められます。

- 強い吐き気や嘔吐で水も飲めない。
- 発熱があり、事前に処方されている抗菌薬によっても高熱が続く。
- 激しい下痢が続く。
- 息苦しさがある。

2 ホルモン療法薬

●ホルモン療法に用いられる薬

ホルモン療法薬はその作用のしくみから大きく2種類に分類されます。①体内でエストロゲンをつくる量を減らす薬と、②エストロゲンと受容

■主なホルモン療法薬

一般名（商品名）	特徴	投与方法
抗エストロゲン薬		
・タモキシフェン（ノルバデックス） ・タモキシフェン（タモキシフェン錠バイエル） ・トレミフェン（フェアストン）	閉経前·閉経後どちらも用いる エストロゲンの働きを阻害する	内服（毎日）
・フルベストラント（フェソロデックス）	閉経後に用いる エストロゲンの働きを阻害する	筋肉注射 初回、2週後、4週後、以後4週/1回
LH-RHアゴニスト製剤		
・リュープロレリン（リュープリン、リュープリンSR） ・ゴセレリン（ゾラデックス）	閉経前に用いる 卵巣からのエストロゲンの産生を抑える	皮下注射（4週/1回もしくは12週/1回もしくは24週/1回）
アロマターゼ阻害薬		
・エキセメスタン（アロマシン） ・アナストロゾール（アリミデックス） ・レトロゾール（フェマーラ）	閉経後に用いる アンドロゲンからのエストロゲンの合成に欠かせないアロマターゼの働きを阻害する	内服（毎日）
プロゲステロン薬		
・メドロキシプロゲステロン（ヒスロンH）	ステロイドホルモンバランスなどに影響（作用メカニズムは完全にはわかっていない）	内服（毎日）

ホルモン療法薬が作用するところ

閉経前 LH-RHアゴニスト製剤は脳下垂体への作用を介して卵巣のエストロゲン産生を低下させる。

閉経後 アロマターゼ阻害薬は副腎で分泌されるアンドロゲン（男性ホルモン）からエストロゲンがつくられるのを妨げ、エストロゲンの産生を低下させる。

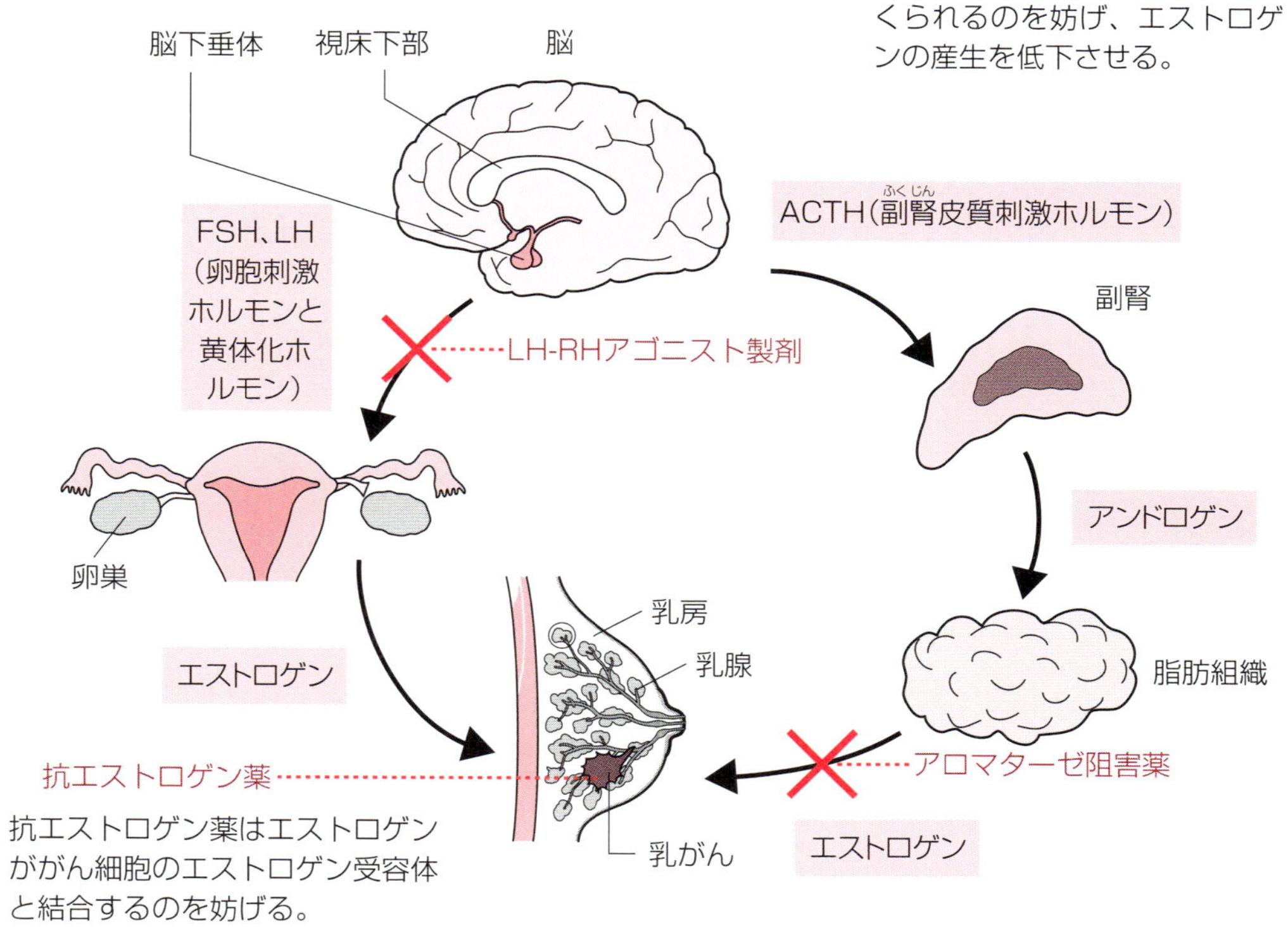

体が結びつくのを阻止する薬です。

①に分類されるのが、ＬＨ-ＲＨアゴニスト製剤とアロマターゼ阻害薬であり、②に分類されるのが抗エストロゲン薬です。

①の薬はともに、エストロゲンがつくられる過程に働きかけて、エストロゲンの産生量を減少させるものです。エストロゲンは、閉経前は主に卵巣で、閉経後は副腎でつくられます。ＬＨ-ＲＨアゴニスト製剤は、卵巣を刺激してエストロゲンの産生を促すホルモンの作用を抑える働きをします。閉経後、副腎でエストロゲンをつくる際に欠かせない作用をするのがアロマターゼという酵素であり、その酵素の作用を阻止するのがアロマターゼ阻害薬です。

②は、いわばエストロゲンになりすまし、先にがん細胞にある受容体をふさいだり、受容体そのものを破壊したりする薬です。がん細胞はエストロゲンを取り込むことができなくなり、増殖が抑えられることになります。

これらに加え、プロゲステロン薬

のメドロキシプロゲステロン（商品名ヒスロンH）が用いられることがあります。これは、間接的に体内のエストロゲンの産生量を調節する働きによってがんの増殖を抑えるとされています。

●治療薬と治療期間

〈閉経前〉

①タモキシフェン（商品名ノルバデックスなど）などの抗エストロゲン薬を5～10年間服用する。LH-RHアゴニスト製剤（1カ月に1回または3カ月に1回）を2～5年間追加することもある。

②抗エストロゲン薬を服用中に閉経したと思われる場合、アロマターゼ阻害薬に切り替えることもある。

〈閉経後〉

①アロマターゼ阻害薬、もしくは抗エストロゲン薬を5年間服用する。

②抗エストロゲン薬（タモキシフェン）を5年間服用したあと、アロマターゼ阻害薬をさらに5年間継続することで、再発を抑えられるというデータがあるが、アロマターゼ阻害薬を5年間内服したあとに、さらにアロマターゼ阻害薬を継続することの有効性、安全性は検証されていない。

■ホルモン療法薬の副作用

薬剤名	主な副作用
LH-RHアゴニスト製剤	ほてり・熱っぽさ・肩こりなどの更年期症状に似た症状、食欲不振、疲労感、めまい　など
・ゴセレリン ・リュープロレリン	
アロマターゼ阻害薬	ほてり・熱っぽさ・肩こりなどの更年期症状に似た症状、めまい、関節痛（朝の手のこわばり）、不眠　など
・エキセメスタン ・アナストロゾール ・レトロゾール	
抗エストロゲン薬	ほてり・熱っぽさなどの更年期症状に似た症状、おりもの、血栓症　など
・タモキシフェン ・トレミフェン	
・フルベストラント	注射部の痛みなど
プロゲステロン薬	食欲増進（体重増加）、ムーンフェイス（顔が満月のように丸くなり、赤みを帯びる）、月経異常、血栓症　など
・メドロキシプロゲステロン	

●ホルモン療法の副作用とその対応

ホルモン療法では、薬によって本来の体内の女性ホルモン（エストロゲン）の働きを急激に抑えることにより、更年期に生じるような症状が多く現れます。

代表的なものがホットフラッシュと呼ばれる突然ののぼせやほてりで、動悸《どうき》や不安、睡眠障害など、うつ的な症状を伴うこともあります。ホルモン環境の変化により、体温をうまく調節できなくなるためと考えられており、次第に環境に慣れてくれば、多くは症状がおさまっていきます。ほてりなどで不眠が続いたり、気温と関係なく汗をかいて仕事に支障が出たり、いつもどおりに家事を進めることができないような場合には、薬による対応も可能です。ただし、治療薬によっては飲み合わせなどに注意が必要なので、担当医に相談することが勧められます。

そのほか薬ごとの特徴としては、タモキシフェンでは、性器出血、膣《ちつ》分泌物の異常（増加やあるいは減少による乾燥）、膣炎などの症状がみられることがあります。

タモキシフェンを5年間服用した場合、閉経後子宮体がんを発症するリスクが2〜3倍高まるとの報告があります。ただし、実際には、治療を受けていない一般の女性が発症する率と比べても、800人に1人が、800人に2〜3人に増える程度です。不正出血などいつもと違う症状があったら、婦人科を受診することが大切です。

アロマターゼ阻害薬やLH-RHアゴニスト製剤によって、エストロゲンの体内の量が減少すると、エストロゲンがもつ骨を保護する働きが弱まるため、骨密度の低下（骨粗しょう症）が進み、骨折をおこしやすくなります。対応としては、骨密度の定期的な測定（年に1回程度）を行い、必要な場合には骨粗しょう症治療薬を用いたり、ホルモン療法薬をタモキシフェンに変更したりします。骨の強度を保つ食生活や適度な運動の習慣を身につけることも勧められます。

アロマターゼ阻害薬では、関節のこわばり、関節の痛みがみられることが少なくありません。症状が長引いたり、鎮痛薬が必要なほど痛みが強くなったりする場合には、タモキシフェンへの変更が検討されます。

3 分子標的薬

●HER2の働きを阻害するそれぞれのしくみ

HER2は正常な細胞にも存在しますが、特にがん細胞の表面に多く現れ、細胞の外からの増殖にかかわる情報をキャッチする（刺激物質と結合する）と働きが活性化して、「増殖せよ」という信号が細胞内部に盛んに発せられるようになり、がん細胞がどんどん増殖していきます。

HER2に対する分子標的薬治療のしくみ

トラスツズマブはHER２に結合して、細胞の外からの増殖刺激物質の結合を阻止。ペルツズマブはHER２と仲間のHER1、HER3などとの結合（細胞増殖が活性化する）を阻止する。ラパチニブは細胞の中から増殖信号を抑える。

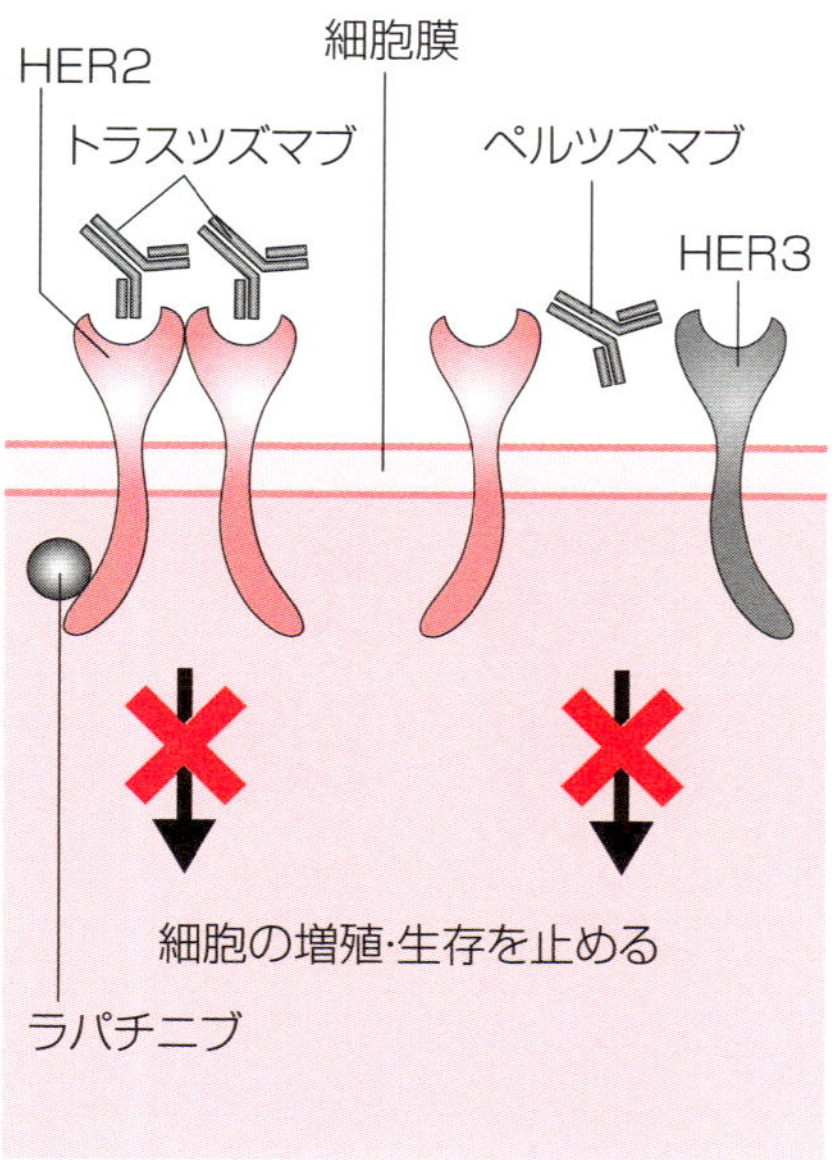

乳がん治療に最初に用いられるようになった分子標的薬は、抗ＨＥＲ２薬のトラスツズマブで、術前・術後薬物療法、再発・転移の治療のいずれにも使用できます。

　そのほか、代表的な分子標的薬としてラパチニブ（商品名タイケルブ）、ペルツズマブ（商品名パージェタ）、トラスツズマブエムタンシン（商品名カドサイラ）などがあります。いずれもＨＥＲ２たんぱくを標的とする抗ＨＥＲ２薬ですが、現在、これらは再発・転移の場合のみに使用が認められています。

　前ページの図のように、トラスツズマブやペルツズマブは、細胞表面のＨＥＲ２に先に結合してしまうことで増殖刺激物質が結合することを阻止し、増殖を食い止めます。この２薬はＨＥＲ２の違う部位に結合して、異なる作用を発揮するため、併用によって効果が強められます。トラスツズマブエムタンシンは、トラスツズマブに化学療法薬のエムタンシンを結合した薬です。

　一方、ラパチニブは、細胞の内部に入り込んで増殖を阻止するチロシンキナーゼ阻害薬と呼ばれるタイプの薬です。チロシンキナーゼは、活性化したＨＥＲ２から細胞の中に送られてくる「増殖せよ」という信号を、さらに内部に伝達するためのスイッチの役割をしており、ラパチニブはその作用を阻止して、増殖を抑えます。ＨＥＲ２の仲間で同様の働きをするＨＥＲ１からの信号にも作用します。

HER2陽性乳がんに対する主な分子標的薬

一般名（商品名）	適応	投与方法	術前術後	再発転移
トラスツズマブ（ハーセプチン）	HER2陽性乳がん	1週間に1回（初回4㎎/kg、2回目以降は2㎎/kg）または3週間に1回（初回8㎎/kg、2回目以降は6㎎/kg）点滴静注	○	○
ペルツズマブ（パージェタ）	HER2陽性乳がんの手術不能または再発乳がん	3週間に1回（初回840㎎、2回目以降は420㎎）点滴静注。トラスツズマブ、ほかの抗がん薬と3剤併用	×	○
ラパチニブ（タイケルブ）	HER2陽性乳がんの手術不能または再発乳がん	1日1回（5錠）内服、化学療法薬のカペシタビンと併用。または1日1回（6錠）内服、アロマターゼ阻害薬と併用	×	○
トラスツズマブエムタンシン（カドサイラ）	HER2陽性乳がんの手術不能または再発乳がん	3週間に1回（3.6㎎/kg）点滴静注	×	○

トラスツズマブを用いた治療スケジュール例

AC療法と併用して行う場合。
AC療法終了後、ドセタキセルと一緒に開始する。

●術後薬物療法の1例

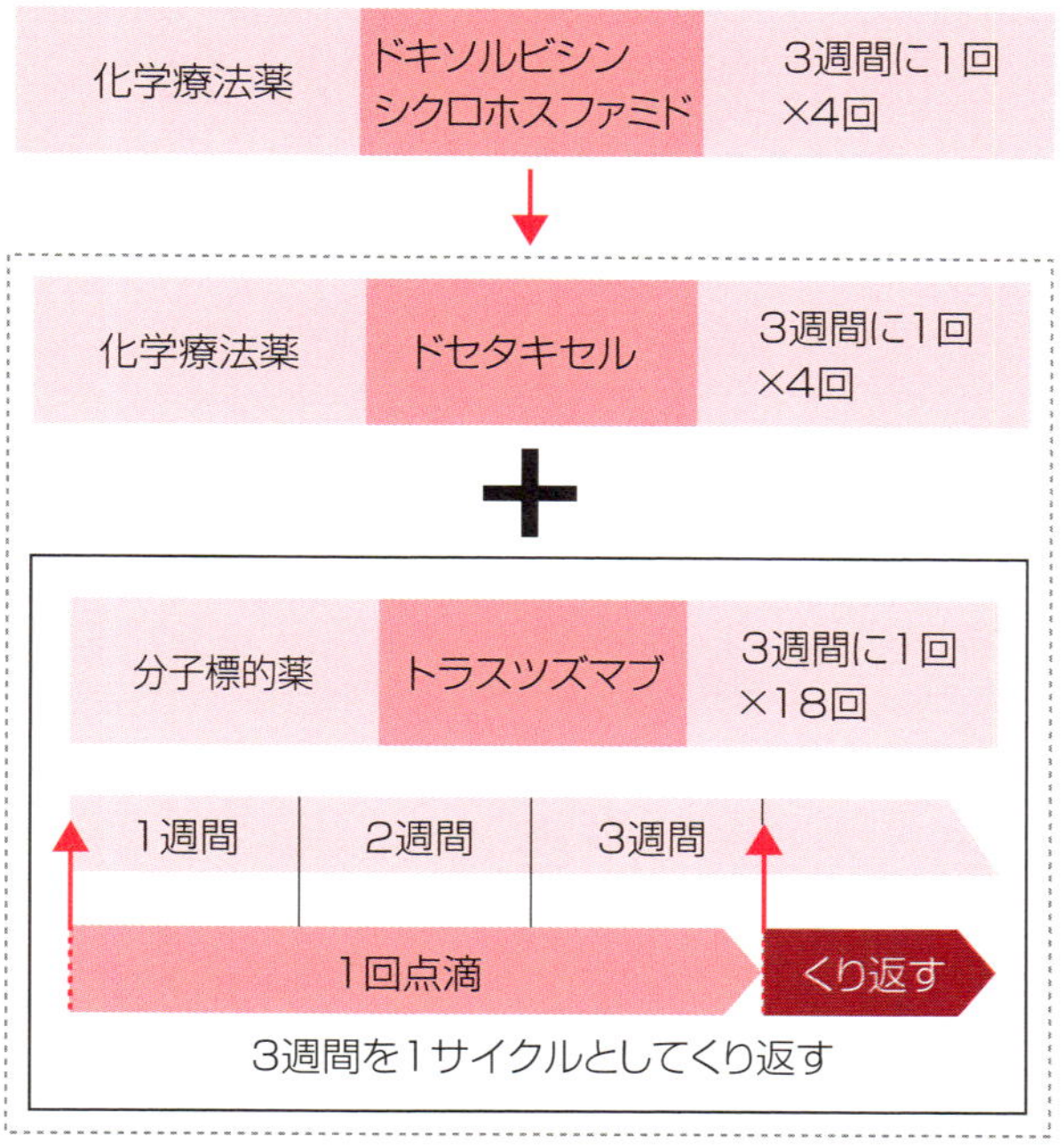

●分子標的薬の実際の使い方

トラスツズマブは、化学療法と組み合わせると再発を予防する効果が高まります。アンスラサイクリン系化学療法薬の併用療法終了後に、タキサン系の化学療法薬と同時にトラスツズマブの投与を開始します。治療期間は、3週間（または1週間）に1回のサイクルで1年間です。

●トラスツズマブの副作用

分子標的薬は、がん細胞に特有の物質をターゲットとして狙い撃ちするので、正常細胞への影響が少なくなるため、当初、副作用が大きく抑えられることが期待されました。しかし、従来の殺細胞性抗がん薬によるような副作用は少ないものの、これまでとは異なる副作用が現れることがわかってきています。

たとえばトラスツズマブによる特に注意が必要な副作用は、発熱、悪《お》寒《かん》、心機能の低下です。特に、心機能の低下は深刻な状況を招くこともあり、治療前、さらに治療中の定期的な心機能の検査が必要となります。発熱、悪寒は、初回の投与時に約4割の患者さんにみられますが、2回目以降はほとんどみられません。

■分子標的薬の副作用

薬剤名	主な副作用
トラスツズマブ	発熱、悪寒《おかん》（さむけ）、心臓への影響
ペルツズマブ	（トラスツズマブとの併用で）下痢、脱毛、倦怠《けんたい》感、好中球《こうちゅうきゅう》減少、吐き気、爪の異常、末梢《まっしょう》神経障害、発疹《ほっしん》
ラパチニブ	下痢、吐き気、嘔吐、食欲不振、口内炎、全身の疲労感、発疹、手足の皮膚炎、皮膚の乾燥、爪や爪周囲の変化
トラスツズマブエムタンシン	倦怠感、鼻出血、吐き気、発熱、食欲減退、血小板数減少、肝機能障害

再発・転移乳がんの治療

再発乳がん、転移乳がんとは

早期から全身のどこかに目には見えない小さながん（微小転移）が隠れているのが乳がんの特徴です。

初期治療では、手術や放射線照射を行うとともに、薬物による治療（全身療法）を行い、目に見えない小さながんも攻撃しておきます。しかし、それでも生き残った微小転移が再び活性化し、増殖を始め、一定の塊《かたまり》として確認されるのが再発です。

手術を行ったのと同じ側の乳房やその周辺の皮膚、リンパ節にできたものを局所再発といいます。一方、もともと発生した乳房から血液やリンパ液の流れにのって、乳房とは離れた別の臓器にがん細胞が運ばれ、新たにできたがんを転移または遠隔転移といいます。乳がんでは、骨、肺、肝臓、脳などへの転移が多いとされます。

乳がんはほかのがんに比べて進行の遅いがんと考えられています。ほかのがんでは5年を一つの区切りとして再発がみられなければ完治とみなされることが多いのですが、乳がんでは10年以上たってから再発がみられることもあり、それだけ油断できないがんともいえます。

手術後に行う再発予防のための全身療法後には、年1回のマンモグラフィ検査、3～6カ月に1回の問診・視触診（術後5年以降は年1回）を定期的に行います。局所再発では、しこりとして触れる場合もあり、乳がんが発生した側もしない側も1カ月に1回の自己チェックの継続は大切です。

再発、転移がみつかった場合は、可能ならば、改めて病理検査を行って、がんのタイプを確認します。その結果によって、治療方針が大きく変わってくるためです。

局所再発の場合

再発した病変が、局所にとどまっている場合には、手術による切除が検討されます。超音波やマンモグラフィ、MRIなどの検査によって病変の広がりを確認したうえで、切除が可能かを厳密に判断します。

乳房温存療法を行った患者さんで、温存した乳房内の局所再発の場合には乳房切除術（全摘術）を行います。手術後は薬物による全身療法によって、再度、再発予防のための治療を加えることを検討します。

乳房切除術を行った患者さんの、切除部分周囲の皮膚や胸筋などの局所再発では、切除可能と判断されるときは手術を行います。その後、初期治療で放射線療法を行っていない場合は、放射線療法を行うこともあります。状況によっては、まず全身療法を行ったうえで、効果が現れ切除が可能になった場合に手術、放射線療法を検討することもあります。

再発・転移乳がんの治療方針

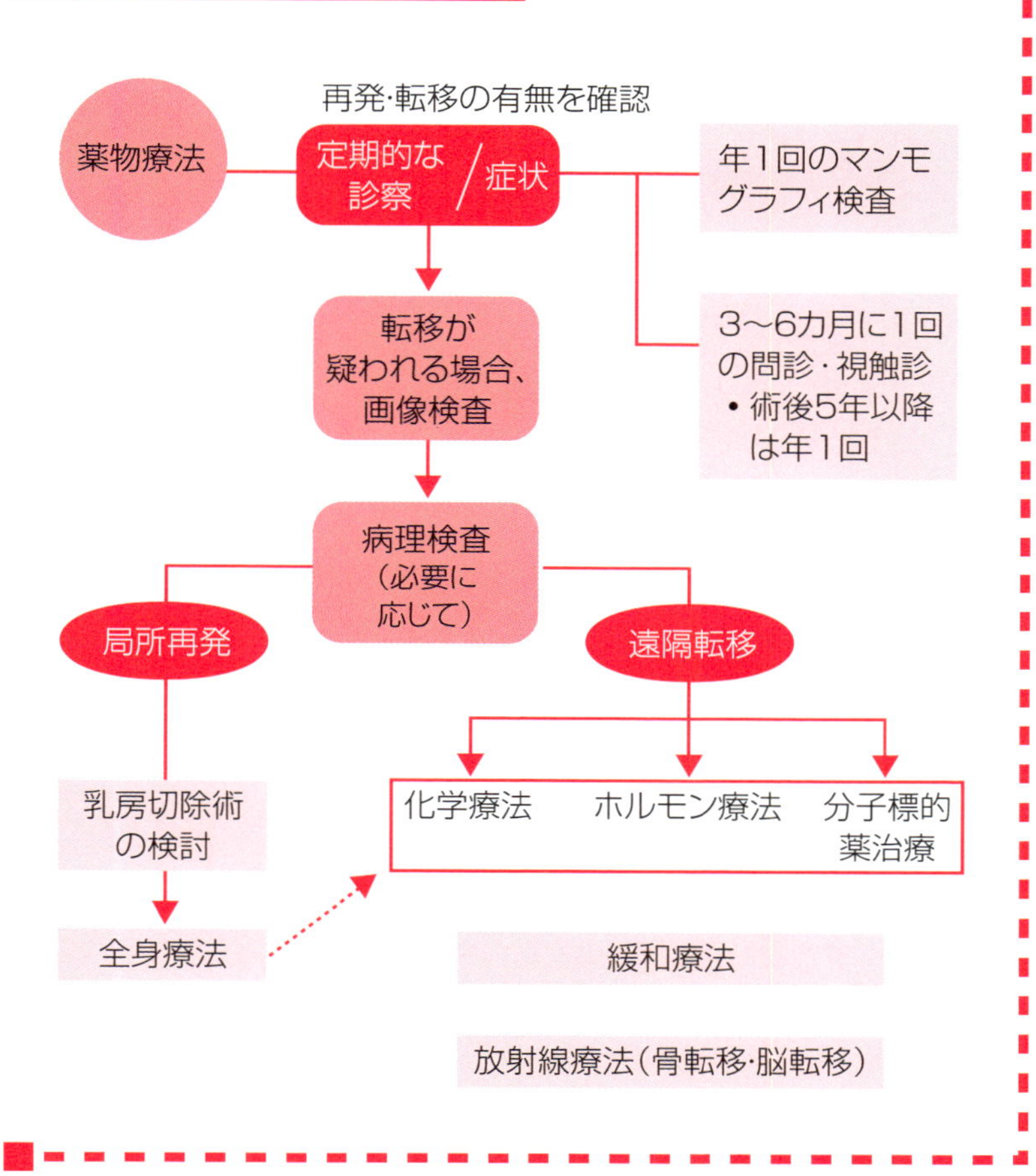

遠隔転移の場合

肺や肝臓、脳など、乳房とは異なる臓器に転移が認められた場合には、すでに全身に乳がん細胞が広がっているため、薬による全身療法が基本となります。

がんを根絶させて完治を目指すことは困難になりますが、抗がん薬の進歩もあって、長くがんとつき合いながら暮らすことができるようになってきました。

それぞれの患者さんの状態に合わせて、抗がん薬による治療（微小転移への全身療法）を中心にしながら、さまざまな支持療法（痛みをやわらげる医療用麻薬の使用や放射線の照射など、患者さんを悩ませる症状を抑えるための治療法）を組み合わせながら治療を進めます。さらに、転移した臓器によっては特有のつらい症状がみられることがあり、そうした症状に即した治療が行われることもあります。

目標は苦痛をやわらげ、生活の質を保つこと

再発・転移乳がんの治療にとって大切なことは、がんそのものを攻撃する治療もさることながら、患者さんの生活の質をいかに保つか、そして、それをいかに持続するかという点です。そのような意味で、目の前にある痛みなどの苦痛をやわらげ、生活の質を保つための緩和ケアは非常に大切です。

先にも述べたように（36ページ参照）、がんに対する現在の緩和ケアの考え方は、診断時からの対応というものです。左の図のように積極的な治療が行えなくなった終末期の、苦痛をやわらげる治療という認識は以前のものになってきています。再発・転移乳がんにおいても、当然、再発・転移がみつかった時点から、治療に並行して緩和ケアを意識していく必要があります。

また、抗がん薬による治療も、実際に投与をすることでメリットが得られるかどうかを、十分に吟味する必要があります。

たとえば、強力な抗がん薬治療を行って、副作用に苦しんだり、体力が低下したりすることにより、かえって命を危険にさらすことがあるかもしれません。また、これまでどおりの自宅での生活が送れなくなる可能性が高いとしたら、そうした治療を望まない患者さんもいます。治療薬によっては、経済的な負担を考慮しなければならない場合もあるかもしれません。

治療方針の検討や、治療薬の選択にあたっては、その都度、患者さんと医療スタッフとが治療のメリットとデメリットについての相談を重ね、互いが納得できる最善の治療法を探り、みつけ出すことが望まれます。

新しい緩和ケアの考え方

これまでの緩和ケア

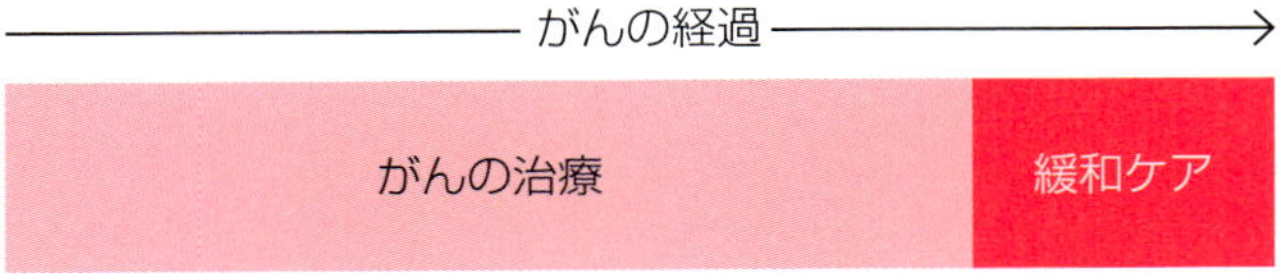
がんの経過
がんの治療
緩和ケア

がんの治療を行っている間は緩和治療を制限し、積極的治療が行えなくなった段階で苦痛に対する緩和治療に切り替える

新しい緩和ケア

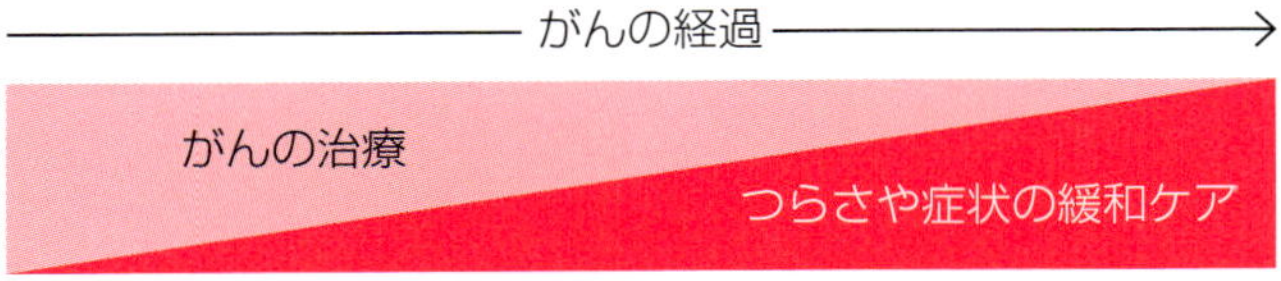
がんの経過
がんの治療
つらさや症状の緩和ケア

治療を始める段階から、心身の苦痛、生活の悩みなどを多面的にサポートする緩和ケアを行い、患者さんの状態に合わせて比重を変えていく

緩和ケアはがん患者さんの終末期の痛みへの対処だけを意味するのではない。入院中も通院中も担当医師、看護師、緩和ケアチーム、多くの専門職が協力して、患者さんのあらゆる心身の苦痛に向き合い、治療やアドバイスを行う。在宅医療の場合は、訪問診療医師や看護師などが、治療やケアの役割を担う。

「がんの冊子『がんの療養と緩和ケア』」
国立がん研究センターがん対策情報センター編集・発行より作成

痛みや症状をとる緩和療法

放射線による治療

・骨転移による痛みを取る
・脳転移による頭痛、嘔吐、まひなどの症状をやわらげる

薬物による治療

軽度の痛み
・必要に応じてNSAIDs（非ステロイド性消炎鎮痛薬）など
・アセトアミノフェン

中～重度の痛み
・コデイン（弱オピオイド鎮痛薬）
・モルヒネ、オキシコドン（強オピオイド鎮痛薬）

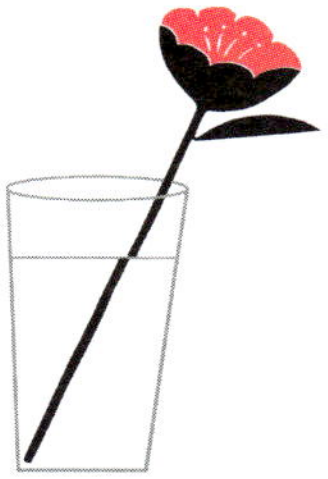

再発乳がんに対する薬物療法

再発乳がんであっても、用いられる抗がん薬は、初期治療と同様に、ホルモン療法薬、化学療法薬、分子標的薬の3種類です。患者さんそれぞれのがん細胞の生物学的特性を考慮して薬を選択し、使い分けるという考え方も同じです。

ただし、再発したがんは、初期のがんと性格が変わっている場合があるので、薬物療法を始めるにあたっては、可能な限り、再度、病理検査を行うことが勧められます。

どの薬をどのようなタイミングで使い分けるか、順次変更していくのか、上乗せするのか、再発乳がんの場合には、初期治療以上に、患者さんの体力や状況、がんの進行状態、患者さん自身の日常の過ごし方への希望などに配慮した個別的な対応が求められます。再発・転移の場合の薬物療法は、患者さんへの負担を減らして、体力を保つことなども重要な要素となるため、副作用との兼ね合いなどから薬を単剤で使用することも少なくありません。

多くの抗がん薬には耐性といって、長く使っているうちに効果が出にくくなるという特性があります。一度薬が効いてがんが縮小しても、再び大きくなってきたときには、耐性を獲得したがん細胞が増加してきていると考えられます。

耐性が現れたら、違う薬に変更するのが原則です。

治療の進め方の例

●ホルモン受容体陽性の患者さんの場合

閉経の状況に応じたホルモン療法からスタートします。一つの薬剤で効果がみられなくなったら、別のホルモン療法薬に変更します。

いずれのホルモン療法薬も効果がみられなくなったり、がんの進行に伴う症状が深刻化してきた場合には、化学療法薬に切り換えます。

●HER2陽性の患者さんの場合

現在、再発・転移乳がんの治療適応となっている抗HER2薬（分子標的薬）は、トラスツズマブ、ペル

ツズマブ、ラパチニブ、トラスツズマブエムタンシンの4種です（66ページ参照）。タキサン系などの化学療法薬（パクリタキセル、ドセタキセル／商品名タキソテールなどやビノレルビン／商品名ナベルビンなど）と、分子標的薬のトラスツズマブ、ペルツズマブの3剤併用療法からスタートするのが標準的です。

効果が薄れてきたら、トラスツズマブエムタンシンに変更します。その後はトラスツズマブはそのままにして組み合わせる化学療法薬を変える、あるいは、分子標的薬を作用のしくみの異なるラパチニブに変えます。その場合、組み合わせる化学療法薬はカペシタビン（商品名ゼローダ）になります。

ホルモン受容体陰性・HER2陰性の患者さんの治療例

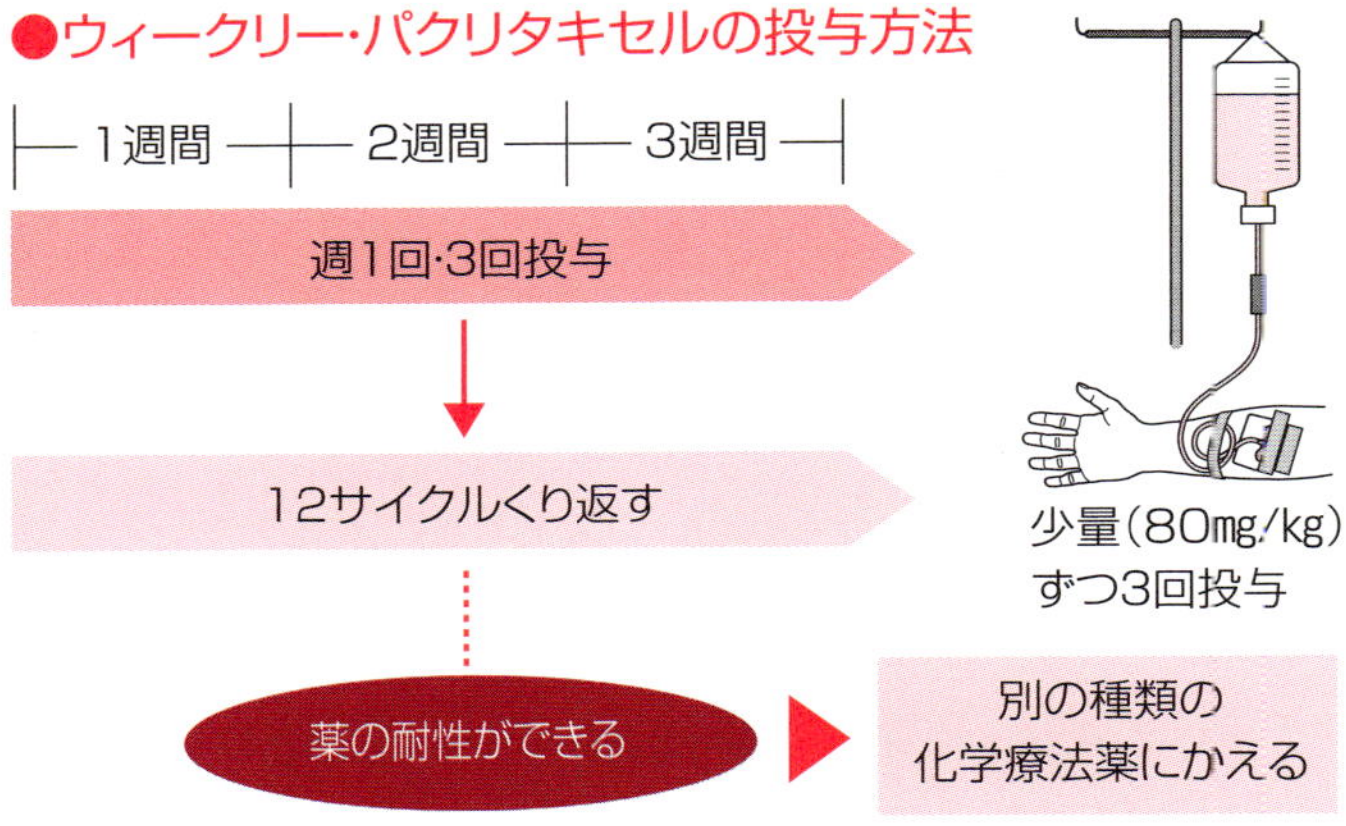

再発・転移乳がんに用いられる主な化学療法薬	
一般名（商品名）	用法
カペシタビン（ゼローダ）	内服
テガフール・ウラシル（ユーエフティ）	内服
テガフール・ギメラシル・オテラシル（ティーエスワン）	内服
ビノレルビン（ナベルビン）	点滴
イリノテカン（カンプト、トポテシン）	点滴
ゲムシタビン（ジェムザール）	点滴
エリブリン（ハラヴェン）	点滴

●ホルモン受容体陰性、HER2陰性の患者さんの場合

もし使用したことがなければ、アンスラサイクリン系か、タキサン系の化学療法薬を、使ったことがあればほかの種類の化学療法薬から、使用する薬を選びます（上図参照）。

●抗HER2薬以外の分子標的薬

血管の新生にかかわる物質を標的にするベバシズマブ（商品名アバスチン）や、がん細胞の増殖を活性化させる信号の伝達経路にかかわる物質（mTORたんぱく）を標的にするエベロリムス（商品名アフィニトール）といった薬も、乳がんの治療に用いられはじめています（第2章100ページ参照）。

骨転移に対する治療

乳がんが転移しやすい部位に骨、肺、肝臓、脳などが挙げられます。

特に骨への転移は、約3割の患者さんで最初にみられ、痛みや骨折、脊髄《せきずい》圧迫（手足のしびれやまひなど）高カルシウム血症（血液中のカルシウムの濃度が高くなり、のどが渇く、むかむかする、疲れやすいなどの症状が現れる）など生活の質を低下させるため、その対応が重要です。

転移が多くみられるのは、背骨（腰《よう》椎《つい》、胸椎《きょうつい》、頸椎《けいつい》）や骨盤、肋骨、頭《ず》蓋骨《がいこつ》、上腕骨、大腿骨などです。

骨転移に対しては、骨吸収抑制薬に分類されるビスホスホネート系のゾレドロン酸（商品名ゾメタ）や、デノスマブ（商品名ランマーク）といった薬が用いられています。これらの薬はがんの骨転移による病的な骨折を予防したり、骨の痛みを防いだりする効果が認められています。

いずれの薬にも、低カルシウム血症、顎骨壊死《がっこつえし》といった重大な副作用がみられることがあります。

低カルシウム血症は5％程度の頻度で服用後4～10日目ごろに現れ、しびれやけいれんなどの症状がみられます。予防のために、カルシウム製剤のデノタスチュアブル配合錠などの併用が勧められています。

顎骨壊死は服用者の1～数％にみられます。リスクを減らすためには、治療を開始する前に虫歯や歯周病の治療を受けておくこと、治療が始まったら口の中の清潔を心がけることです。抜歯がリスクになるので、なんらかの歯の治療が必要になったら、歯科医に薬の使用を伝え、よく相談することが大切です。

骨折の危険性が増したり、痛みが強い場合には、放射線療法が検討されます。ただし、痛みがある箇所が広範囲の場合は、効果は期待できません。医療用麻薬などを適宜使用し、痛みは十分に抑えコントロールするようにします。転移の箇所によっては、人工骨頭置換術や、人工セメントを注入するなどの方法で骨折を予防することもあります。

脳転移に対する治療

脳へ転移すると、脳が圧迫される場所によって、頭痛や嘔吐、まひをはじめ、体のある部分が動かしにくくなったり、しびれたり、あるいはけいれんがみられたりするなど、非常に多彩な症状が現れます。

脳への圧迫を取り除くためには、病変を小さくする必要があり、主に放射線療法が選択されます。転移巣《てんいそう》が一つであり、手術が可能な位置であること、患者さんの全身状態が手術に耐えられることなどが確認できれば、手術を行うこともあります。

そのほかステロイド薬によって、症状を緩和させる治療も行われますが、持続的な効果は期待できません。

放射線の照射法には、脳全体に照射する全脳照射と、病巣だけをピンポイントに狙う定位放射線治療があり、転移巣の数などに応じて選択されます。

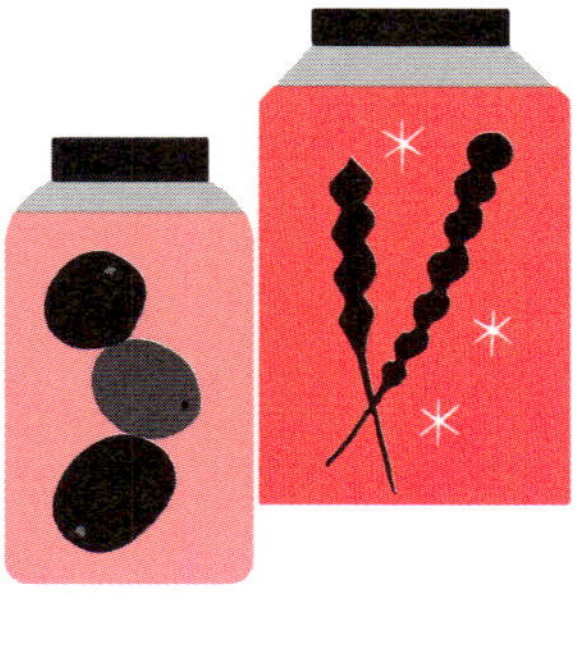

脳転移における定位放射線治療

乳がんが脳に転移した場合は、脳全体に照射する方法（全脳照射）と、比較的小さい腫瘍に対して多方向から放射線を集中して照射する方法（定位放射線治療）を行うことがあります。ただし、定位放射線治療については、腫瘍の大きさや個数に制限があるほか、体調や体のほかの部分の病気が制御されているかどうかなど総合的に判断して選択されます。定位放射線治療は通常のリニアック（直線加速器）でも治療できますが、サイバーナイフやガンマナイフ（頭部専用）などの定位放射線治療用の装置で治療することも可能です。

乳がんの脳転移に関しては、年齢・全身状態・脳転移の個数・脳転移以外の活動性病変があるかどうかで生存期間が推定できます。その推定生存期間が長いと予測される患者さんで、がんが少数個の脳転移に対しては、定位放射線治療や手術などの積極的な治療により生命予後の改善が期待できます。今までに行われた臨床試験の結果から、3～4㎝以下の手術が難しい場所にある単発～少数の多発脳転移に関しては、定位放射線治療（さらに全脳照射を追加することもあります）を行うことが推奨されています。

脳転移が多発している場合は、全脳照射が基本となります。また、手術や定位放射線治療を行った場合、全脳照射を加えるほうが、微小転移を根絶する可能性があり、生存期間や生活の質を高めることが期待されます。全脳照射では、倦怠感、吐き気、食欲不振、頭痛といった副作用がみられることがあります。ただし、照射が終了すれば、いずれ治まります。

（伊丹純・高橋加奈／放射線治療科）

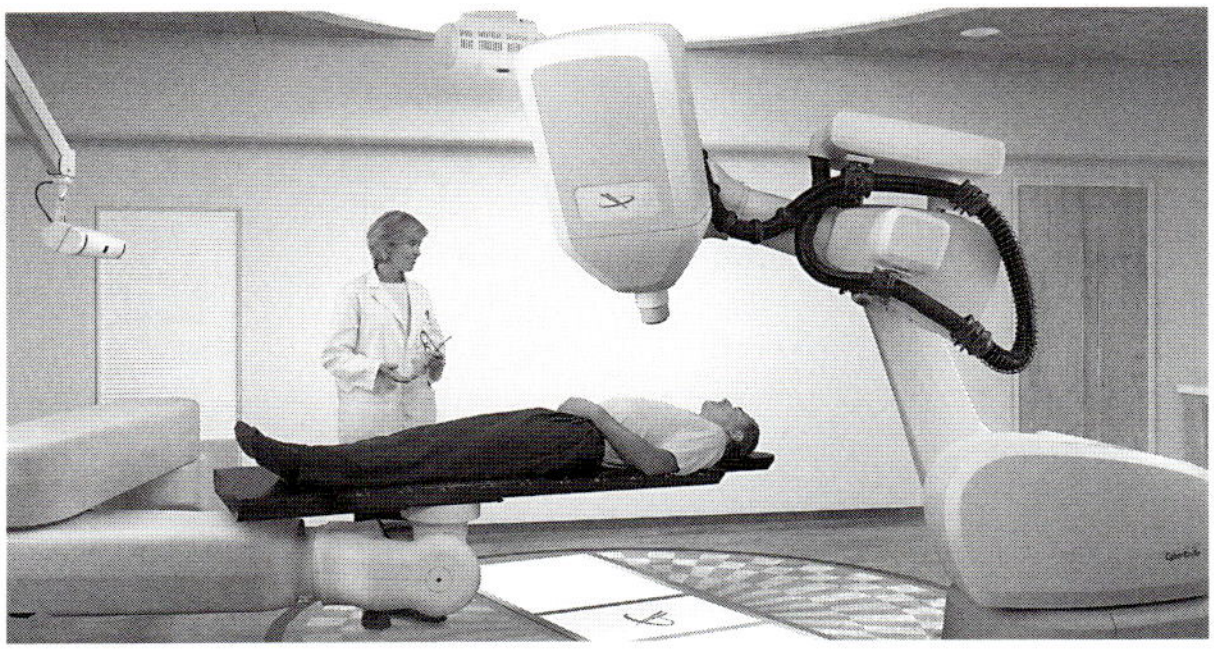

サイバーナイフ：可動域が広いので多方向からの照射、がんの動きに合わせた追尾照射も可能。プラスチック製の固定具を用いる。

写真提供：日本アキュレイ（株）

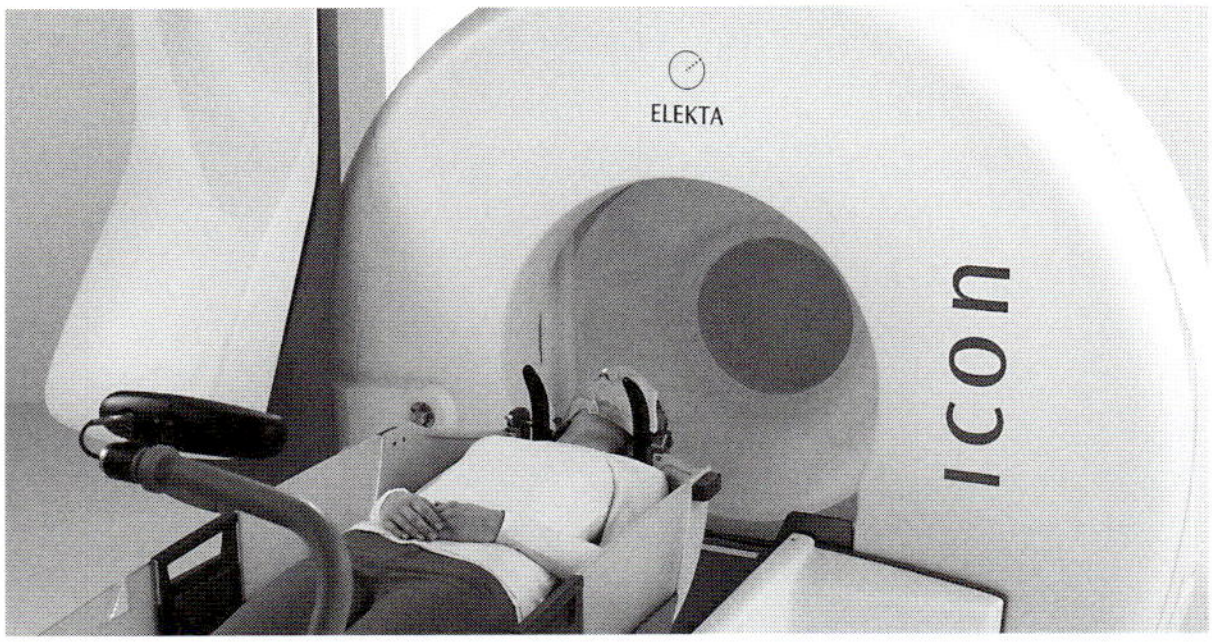

ガンマナイフ：画像で確認したがんの位置を治療時に精度よく再現するため、マスクシステムで頭部を固定する（フレームを頭部にネジで固定するタイプもある）。

写真提供：エレクタ（株）

第2章

乳がんに対する最新・近未来の治療法

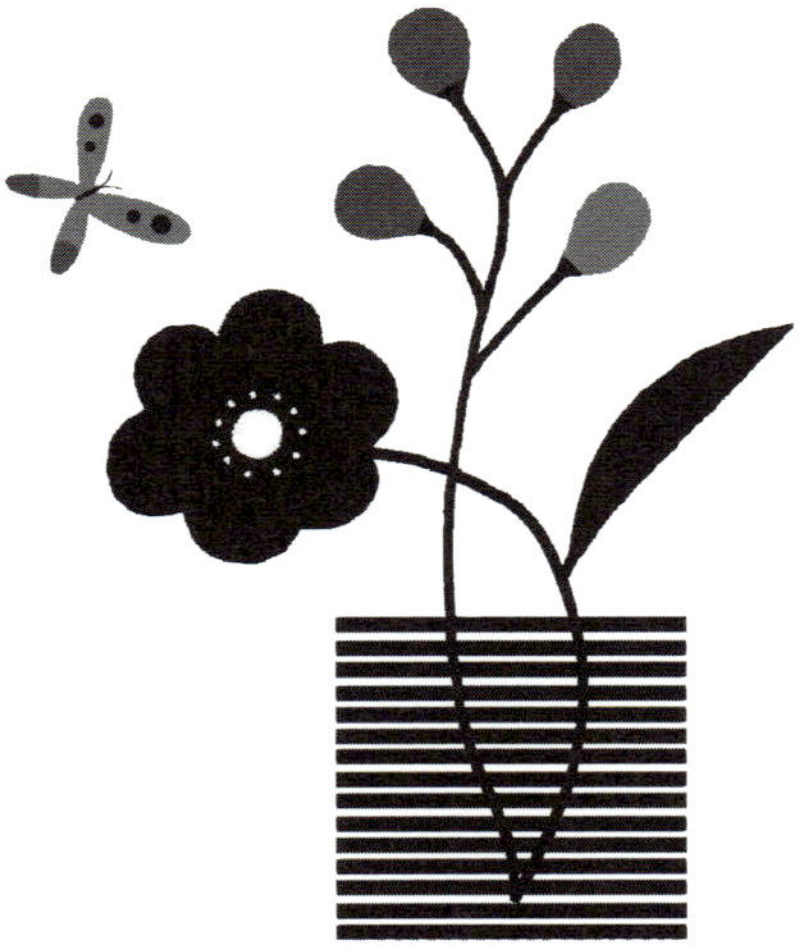

新しい治療の考え方

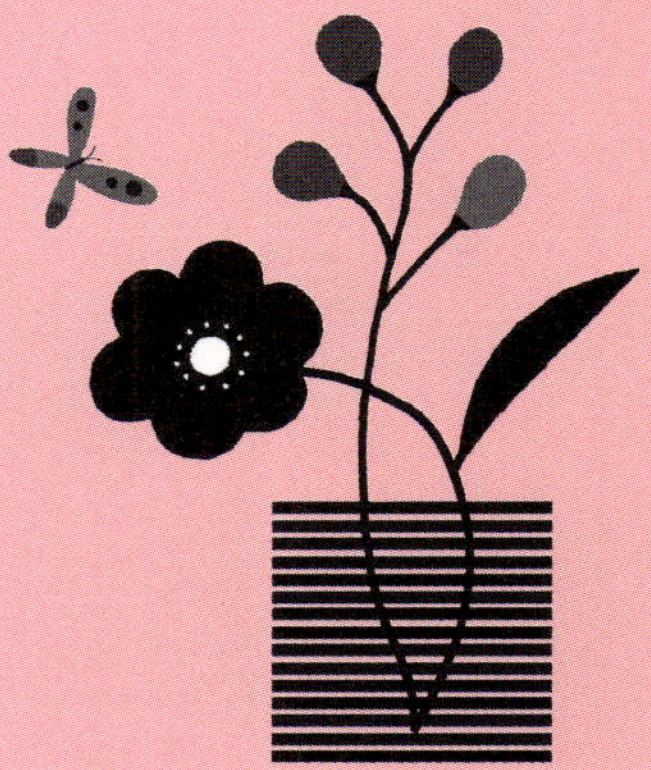

個別化とより有効な標準治療の確立へ

がんの治療の多くがそうであるように、乳がん治療においても、かつて外科が中心の時代がありました。がんをできるだけ確実に広範囲に取り切ることが、がんの治癒につながり、再発を防ぎ、生存期間を延長すると考えられていたのです。その当時は、拡大手術が標準治療と考えられていました。しかし、その後、いくつかの大規模な臨床試験が行われ、有効性の比較検討が重ねられた結果、病期や患者さんの意向に応じて切除範囲などが決められる、現在の標準治療に至っています。

さらに、今は手術だけではなく、薬物療法や放射線療法などを組み合わせて行う集学的治療が、乳がん治療の基本です。なかでも薬物療法は、ホルモン療法薬や化学療法薬とともに、これまでの抗がん薬とは性質の異なる分子標的薬の登場で選択肢が広がっており、これらの薬物を一人ひとりの状態に合わせて適切に組み合わせる方法が標準治療となってきています。

では、標準治療とは何か。「標準」という言葉が一般的に使われている場合に照らして、患者さんのなかには、「そこそこの平均的な治療」「並の治療」といったイメージをもってしまう方もみられます。しかし、それは誤解です。私たちが、治療現場において行う「標準治療」とは、世界中の専門医たちによるいくつもの臨床研究の結果を整理・分析し、そのうえで学会や専門医のチームが判定した「現時点で最も有効であり、安全性が確認された最善の治療」といえます。患者さんのさまざまな特性に合った治療を目指している乳がん治療では、標準治療は患者さんごとに少しずつ違うこともありえます。

一方、毎日のように各メディアでは「最新の治療を発見」「これまでの治療効果を上回る治療薬が開発された」といったセンセーショナルな表現とともに「新しい」治療法や治療薬の情報が流れます。今、がんを患っている人やその家族にとっては、まさに飛びつきたくなるような言葉が並んでいます。ただし、こうした情報には注意が必要です。

このあとの項で詳しく述べますが、新しい治療法（薬）という表現には、たとえば次のようにいくつかの段階があります。

- 試験管内での反応などから治療に応用できる可能性がみつかった段階
- 動物を対象に行った実験で有効性が認められた段階
- 少数の患者さんに対して効果が認められ、安全性を確かめる段階
- 従来の治療法に比べ、同等かそれ以上の効果と安全性が認められた段階

これら一連の過程を、一つずつ慎重にクリアしていくのが臨床研究であり、その成果一つひとつを積み重ねて、標準治療が確立されるのです。本書の第1章で紹介してきた治療法は、現時点で考えられる最善の治療＝標準治療です。

第2章では、乳がんの最先端治療として、標準治療までは至っていないが、間もなく、その仲間入りをしそうな治療（診断法なども含む）を紹介していきます。そして、診断や治療が進歩するにつれてみえてくる、向き合わなければならない新たな課題やその解決の方向性などを取り上げます。

患者さんの個別化に適切に対応するために、乳がん治療では、多くの専門職が参加するチーム医療が実践されています。乳腺《にゅうせん》外科、腫瘍《しゅよう》内科、放射線診断科・治療科、病理科、形成外科などの医師たち、そして、看護師、薬剤師、遺伝カウンセラーなどが患者さんを中心に協力し合って、その人らしい生活を保つことに向かい、最良の選択のための知恵を出し合っています。多くの患者さんとそうした努力の成果を共有できることを願っています。

（田村研治／乳腺・腫瘍内科）

臨床試験は新しい治療を未来へつなぐ架け橋です

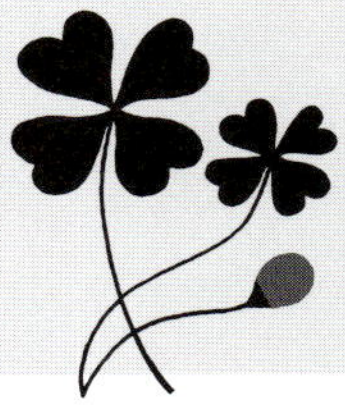

新しく、より効果の高い検査・診断法や治療法を開発し、それが日常の臨床で用いられるようにするためには、多くの患者さんの協力のもと、有効性や安全性を確かめる臨床試験を行うことが不可欠です。

●臨床研究、臨床試験、治験とは

患者さんだけでなく、健康な人も含め、ヒトを対象に行うすべての研究を「臨床研究」といいます。そのなかで、患者さんに試験的に新しい診断法や治療法（薬だけではなく、外科的な治療や放射線治療、あるいはその組み合わせなども含む）を試み、有効性や安全性を確かめるのが「臨床試験」です。

さらに臨床試験のなかで、特に新しい薬や医療機器に対して国（厚生労働省）からの承認を得るために、国に届けを出したうえで、その有効性と安全性を検討する試験を「治験」と呼びます。治験には、製薬企業などからの依頼によって医療機関が実施する試験と、医師が自ら治

臨床研究・臨床試験・治験とは

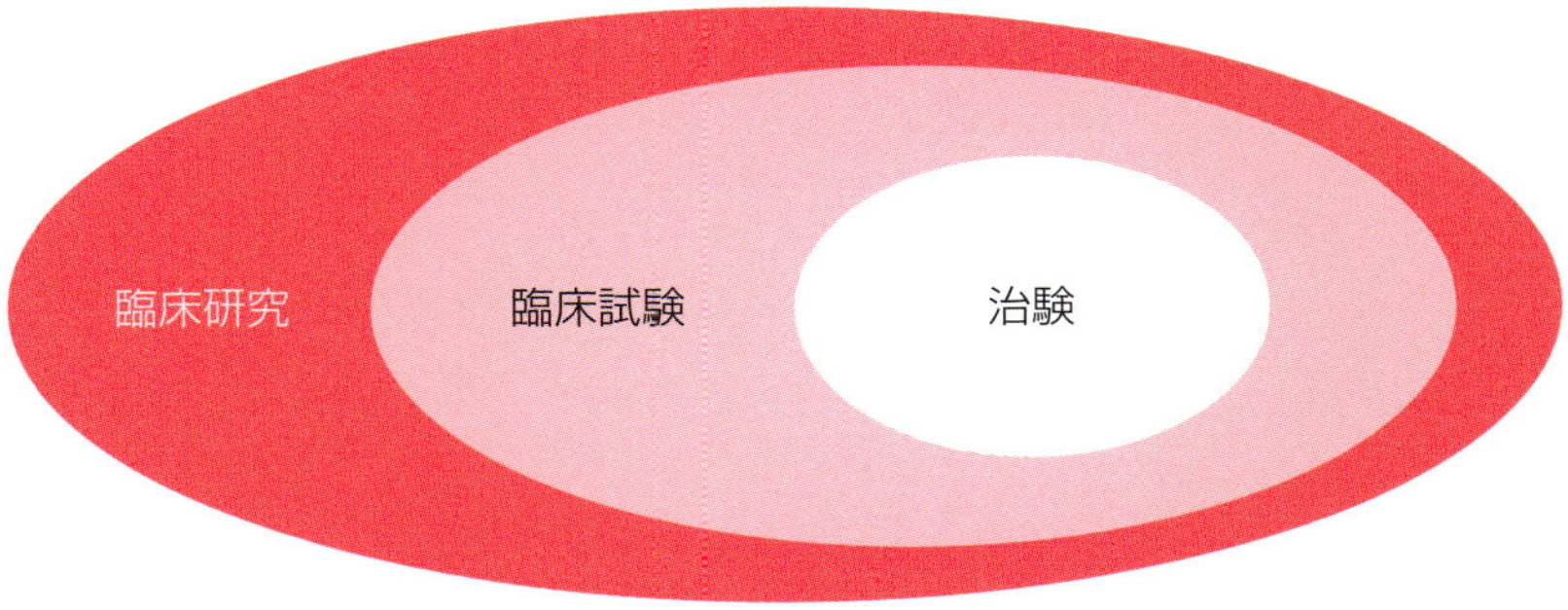

病気の予防、診断、治療方法などに関してヒトを対象とする研究のすべてを「臨床研究」といい、そのうち、患者さんに試験的に新しい診断法や治療法を試み、その有効性や安全性を確認するのが「臨床試験」。臨床試験のなかでも、厚生労働省から薬・医療機器としての承認を得るために行われるものを「治験」という。

「国立がん研究センターがん情報サービス」資料より

験を企画・立案して実施する「医師主導治験」があります。

乳がんでいうと、分子標的薬といった新しい薬の検討はもちろんのこと、たとえば「ホルモン療法の継続期間は何年がより再発率を低下させるのか」、「センチネルリンパ節に転移がある場合は、リンパ節を切除する必要があるのか」、「集団検診には、マンモグラフィ検査に超音波検査を追加する意味はあるのか」といったこともテーマになります。世界中の研究者たちがそれぞれのテーマを設定し、近年は多くの施設が共同して、できるだけたくさんの患者さんを対象に試験が行われるような取り組みがなされています。

●臨床試験は、目的ごとに3段階行います

臨床試験を開始するにあたっては、それぞれ綿密な計画が立てられ、患者さんの募集・選定などが行われますが、参加する患者さんについて厳格な基準が設けられていて、その基準をすべて満たしていなければ、参加することができません。これらの基準は、参加する患者さんの安全性を確保すると同時に、特に治験においては、治験薬の安全性や有効性を科学的に評価するために設けられるものです。

臨床試験は、第Ⅰ相試験、第Ⅱ相試験、第Ⅲ相試験と段階的に実施していきます。先の項でも述べたように「最先端の治療」と報じられる場合には、これら3段階のどの過程にあるのか、あるいはそもそも臨床試験もまだ行われていない段階のものも含まれていることに注意が必要です。

第Ⅰ相試験は、主に副作用の種類と程度を目

臨床試験を勧められたら…

臨床試験への参加にあたっては、下記のような項目を参考に担当医とよく相談することが大切になる。臨床試験は、患者さんがあくまで自由意思で選ぶものであり、断ったからといって不利益をこうむることはない。また、一度参加しても、理由を問わず途中でやめることができる。

- □臨床試験を勧めるのはなぜですか
- □臨床試験の目的は何ですか
- □実験的な部分はどんなところですか（市販前の治験薬、すでに乳がんで効果が認められているが使い方がこれまでと違うなど）
- □具体的な内容はどんなものですか（薬の種類や、入院か外来かなど）
- □現在の病状に対する標準治療はどのようなものですか
- □現在受けられる治療には、ほかにどのようなものがありますか。それらは臨床試験とどのように違い、メリットは何ですか
- □リスクにはどのようなものがありますか（効果、副作用）
- □コストはかかりますか
- □臨床試験への参加を検討する時間はどのくらいもらえますか

安にして薬を少ない量から徐々に増やしていき、治療にちょうどよい投与量を決定します。薬の投与前後に採血をして血中の濃度や代謝される速度などを調べます。最近では、第Ⅰ相試験の段階で薬の投与量を調べるだけではなく、より多くの患者さんに薬を使用して、ある程度の有効性までみることが多くなっています。第Ⅰ相試験のなかには、動物試験を経た治験薬を初めてヒトに対して使用する試験もあるため、慎重に安全性をみていきます。

第Ⅱ相試験では、第Ⅰ相試験で決定した投与量での効果と副作用を検討します。第Ⅱ相試験では多くの場合、どれくらいの患者さんでがんが縮小するかを調べますが、第Ⅱ相試験でもランダム化して（無作為化：患者さんをランダムに二つのグループに分け、その状態にかかわらず、いずれかの治療に割り当てる）新しい薬を使うグループと、従来の標準治療薬を使うグループなどに分け、その効果を比較する場合があります。特に有効性が高いと期待される薬剤は第Ⅱ相試験の結果により、国から承認される場合があります。この場合には、承認後に第Ⅲ相試験が実施されることもあります。

第Ⅲ相試験では、新薬を含む新しい治療法が従来の治療法より本当に優れているかどうかを最終的に評価します。従来の治療法と新しい治療法を比べるためにに治療法をランダム化で決めることが一般的です。第Ⅲ相試験に参加した場合、必ずしも新しい治療を受けられるとは限らず、従来の標準治療薬やプラセボ（偽薬）が投与される場合もあります。また、行われている治療について、新しい薬と従来の薬、またはプラセボのどちらが使用されているか、患者さん自身にも医師にも知らされない盲検化という方

臨床試験第Ⅰ～Ⅲ相の目的

●第Ⅰ相試験（フェーズ1）
がん種を特定せず、少数の患者さんに参加してもらう。段階的に投与量を増やしていき、薬の安全性の確認、有効で安全な投与量や投与方法等を調べる。

●第Ⅱ相試験（フェーズ2）
がん種や病態を特定し、前段階よりも多い数の患者さんに参加してもらう。前段階で有効で安全と判断した投与量や投与方法を用い、薬の有効性と安全性を確認する。

●第Ⅲ相試験（フェーズ3）
より多くの患者さんに参加してもらう。新しい薬や新しい治療法が従来の薬や治療法（標準治療）と比べ、有効性や安全性の面で優れているかどうかを比較試験で確認する。

「国立がん研究センターがん情報サービス」資料より

法がとられる場合もあります。このようなランダム化、盲検化は薬の有効性を正確に評価するためには、どうしても必要な方法です。

通常は国内外の第Ⅲ相試験で従来の治療よりも生存期間や無増悪《ぞうあく》生存期間（病気が悪化しないで生存している期間）が長いことが証明された場合に、薬として承認されます。

臨床試験から標準治療へ

臨床試験では、新しい薬や治療法、その組み合わせなどを、従来の治療法と比較。優れた結果が確認できれば、新しい標準治療へと発展する。

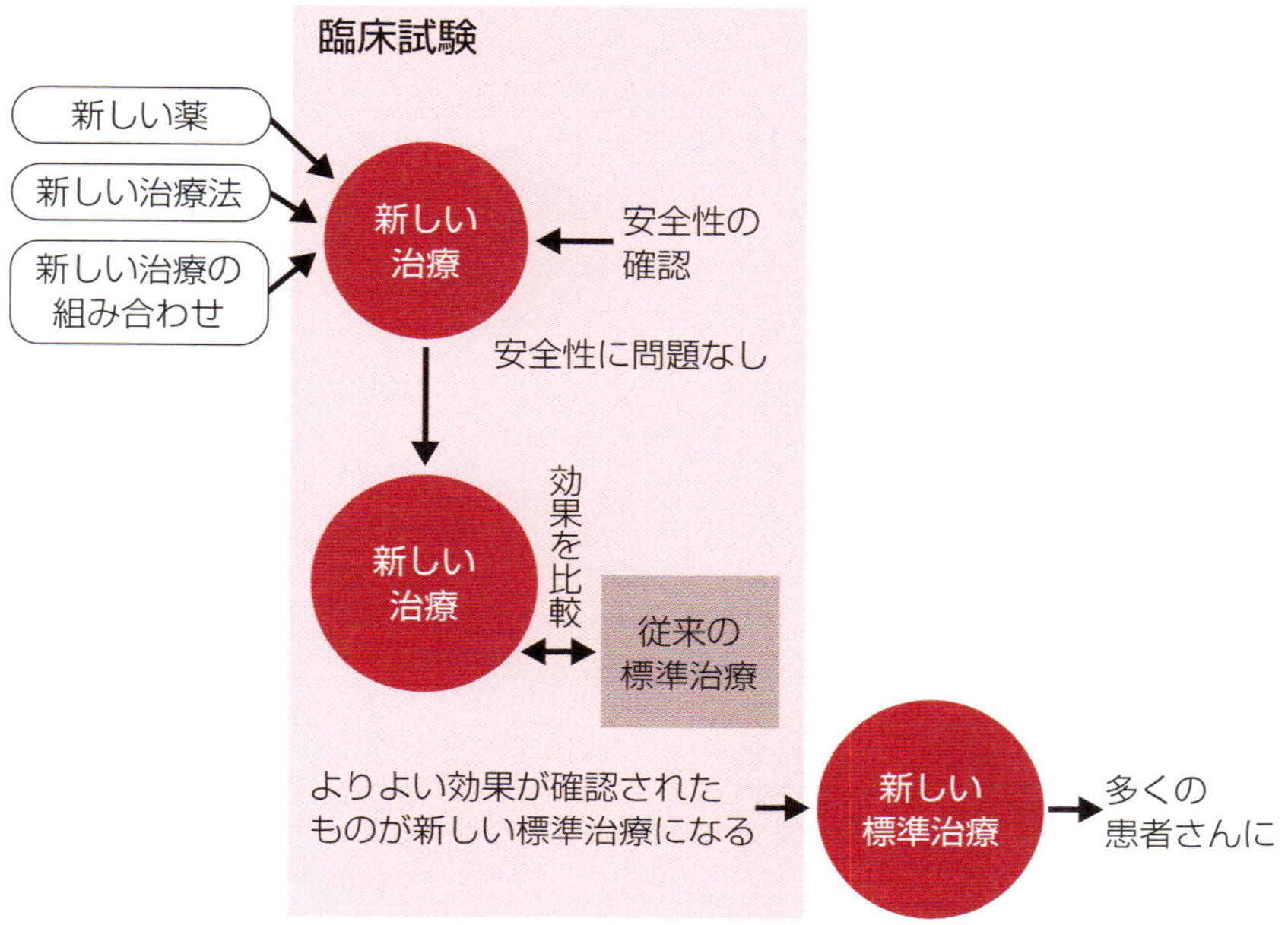

「国立がん研究センターがん情報サービス」資料より

●臨床試験への参加は未来の患者さんへのプレゼント

近年、新しい治療薬や医療機器の開発により、非常に多くの臨床試験が多くの病院で実施されています。同じ薬に対するものであっても、対象とする患者さんの条件や薬の使い方など、使用する状況により複数の臨床試験が実施されている場合が少なくありません。

臨床試験に参加するメリット・デメリットは一概にいえるものではありません。新しいことを試す以上、期待される効果や予測できる副作用を超える事象によって、患者さんに思わぬ影響が出てしまう可能性はあります。ただし、現在の標準治療は過去の臨床試験の結果の積み重ねのうえに成り立っており、治療の進歩は臨床試験なくしては得られないものです。臨床試験への参加は、将来の標準治療の確立のためであり、未来の患者さんへの贈り物と考えることができます。

臨床に携わる医師は、多くの患者さんが臨床試験の意義への理解を深め、選択肢の一つとして検討できる環境づくりに努めています。

乳腺トモシンセシス検査

乳腺トモシンセシス検査は乳房の断層画像を得る新しい画像診断法です。従来のマンモグラフィと比較して、病変と乳腺の重なりの少ない画像が得られ、診断能が向上します。

乳腺トモシンセシス検査（DBT：Digital Breast Tomosynthesis）は、異なる角度から複数回撮影することで、乳房の断層画像を得る新しい画像診断法です。従来のマンモグラフィと比較して、病変と乳腺の重なりが少ない画像が得られるため、特に、乳腺が豊富な日本人の乳房において、診断能向上が期待されています。

国立がん研究センターでは、２００９年からドイツシーメンス社との共同研究が行われており、乳がん術前診断の診断能に関する有用性が実証されました。その結果、２０１４年より当院（中央病院）ではトモシンセシスを用いた術前診断を開始し、検診センターでは同意を得た受診者に対する乳がん検診を行っています。

乳腺の重なりを少なくしたトモシンセシス検査の優れている点は、主に以下の3点です。

1．従来のマンモグラフィでは検出できない病変の指摘が可能となり、見落としが減って、乳がん検出率が上昇する。

2．実際には病変はないのに、正常乳腺の重なりによって存在しているように見える〝偽病変〟を否定することができる。したがって、

乳腺トモシンセシスの原理

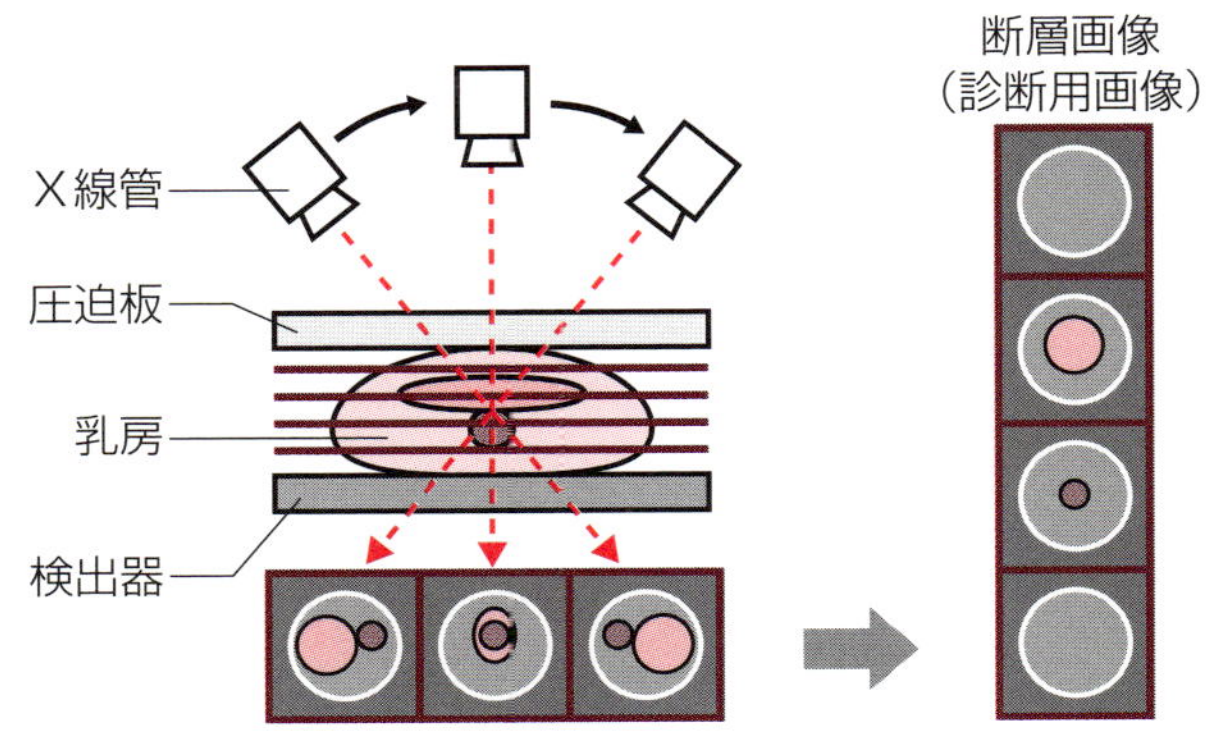

従来のマンモグラフィは一方向のみからの撮影のため、重なりができてしまう。乳腺トモシンセシスは異なる角度から複数回の撮影を行うので、重なりの少ない断層画像が得られ、精度の高い診断が可能になる。

従来のマンモグラフィとトモシンセシスの画像の比較

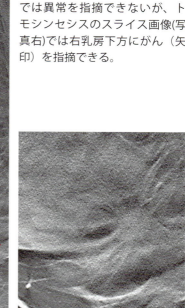

従来のマンモグラフィ（写真左）では異常を指摘できないが、トモシンセシスのスライス画像(写真右)では右乳房下方にがん（矢印）を指摘できる。

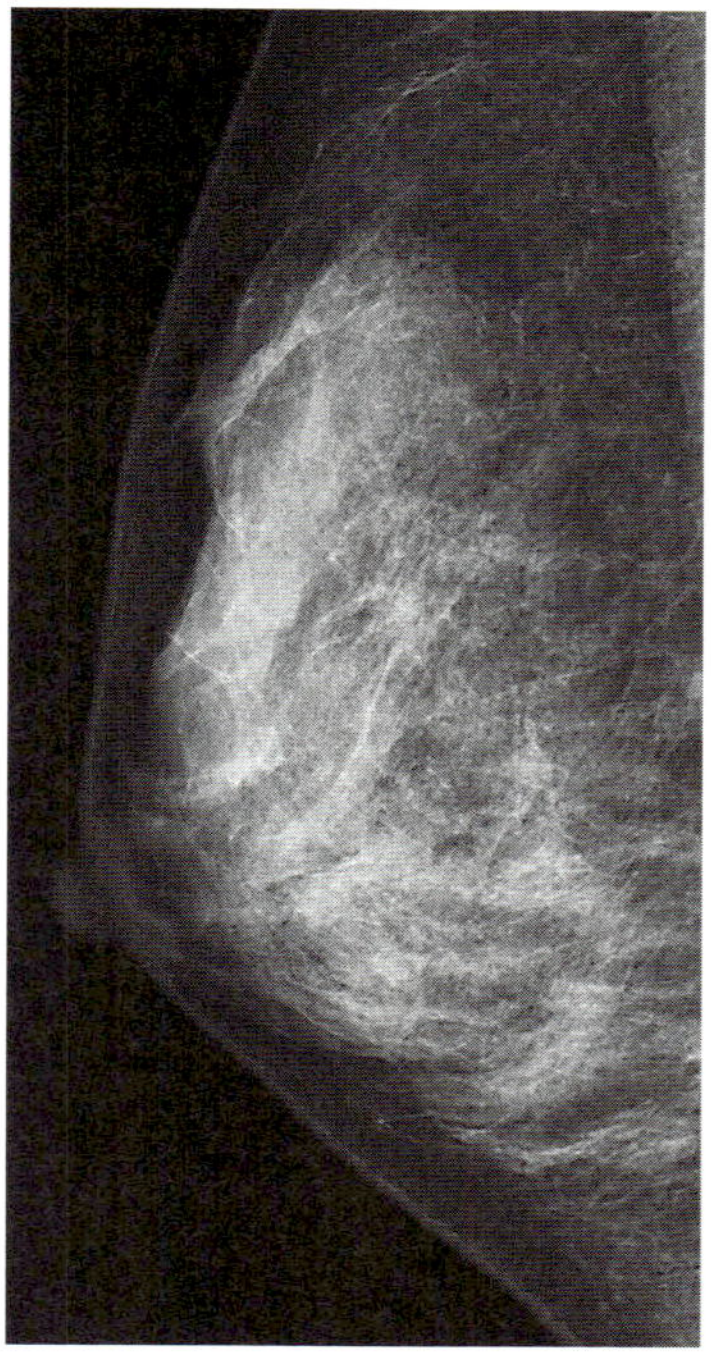

従来のマンモグラフィ

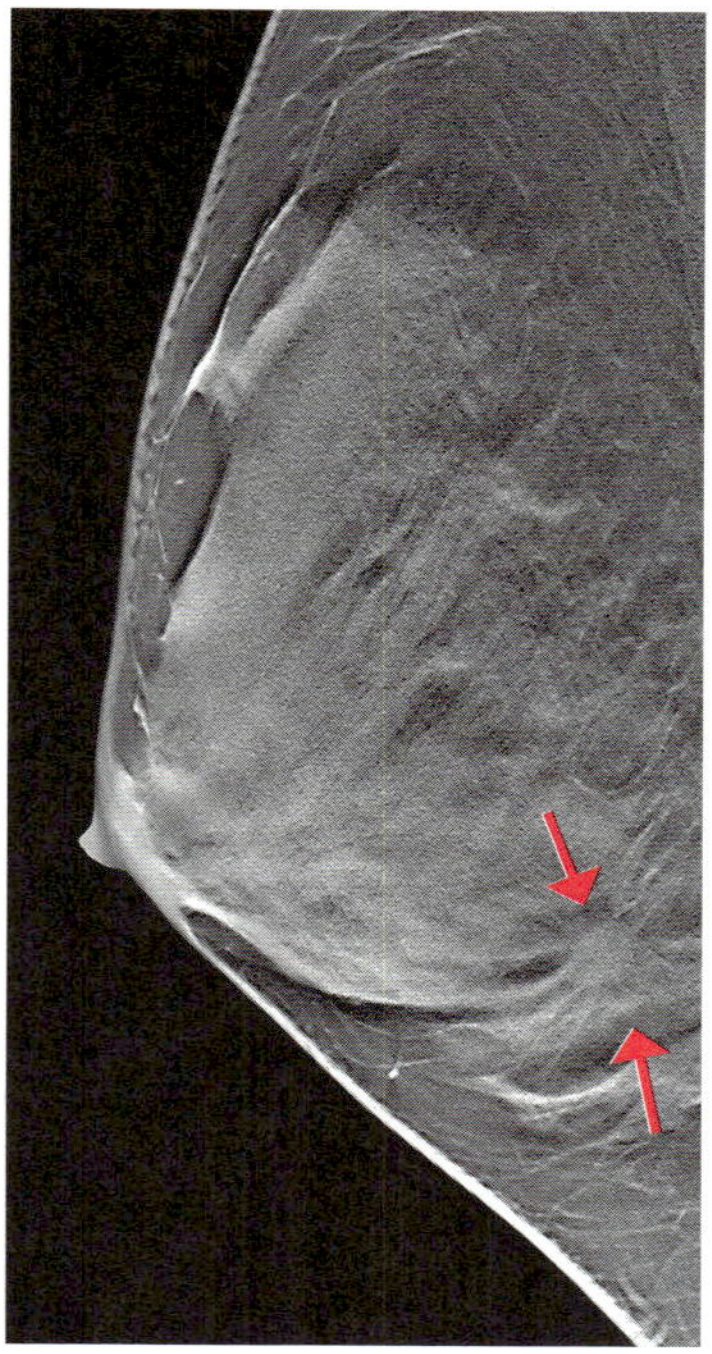

トモシンセシス（スライス画像）

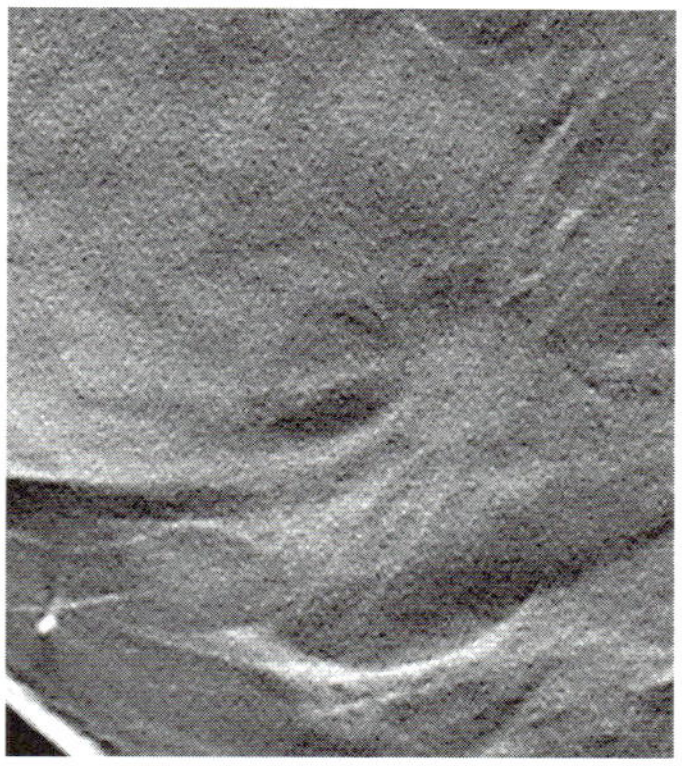

病変部の拡大

必要がないのに要精密検査となってしまうケースが減少する。

3．従来のマンモグラフィよりも正確な病変の広がり診断が可能となる。

当院では術前化学療法後の残存病変の評価をMRIとトモシンセシスをあわせて行い、精度の高い診断をしています。また、術前化学療法後温存手術前の乳房に対してはトモシンセシスを用いてマーキングを行い、病変の取り残しや正常乳腺を切除し過ぎることのない、より精度の高い手術に貢献しています。

トモシンセシスの患者さん側のデメリットとしては、撮影時間と被ばく線量の増加があります。改善策として、トモシンセシスの3Dデータから従来の2Dマンモグラフィと同様の画像を再構成することで従来のマンモグラフィ撮影を省略して、被ばく線量をできる限り少なくする技術も報告されています。

現状では装置メーカーにより、撮影技術が異なり、得られる画質が異なっていることから、国際的に多くの施設とメーカーが参加する大規模無作為臨床試験であるTMIST（Clinical Evidence of DBT Utility Tomosynthesis Mammographic Imaging Screening Trial） が開始されています。

（菊池真理／放射線診断科）

乳房超音波検査専用自動ブレストスキャナ

乳房超音波検査専用自動ブレストスキャナは自動的に乳房全体の超音波画像を取得する新しい装置です。従来の超音波検査と比べて客観性と再現性に優れ、診断精度が保たれます。

超音波は検査時間や病変検出率に差が生じやすく、検査を実施する人間によって結果が左右される可能性の高い検査であるとされ、客観性と再現性の欠如が宿命的な問題といわれていました。この欠点を補うべく開発されたのが、乳房検査専用の自動ブレストボリュームスキャナ(ＡＢＶＳ：Automated Breast Volume Scanner)です。機械が自動的に乳房をスキャンする超音波システムで、当検診センターでは２０１４年より使用を開始しています。

実際の検査方法は、超音波の伝導をよくするため胸にローションを塗って乳房に超音波を発生する幅の広いプローブ（スキャンボックス）を当て、乳腺全体を通常は片側3回（両側で6回）に分けて自動的にスキャンを行います。取得されたボリュームデータセットをもとにした縦断面と横断面、それに体表面に平行にスライスした冠状《かんじょう》断面を加えた3断面を同時に観察することで、乳腺診断を専門とする医師が精度の高い検査を行っています。

ＡＢＶＳの優れている点は、主に以下の3点です。

1．機械が淡々とスキャンしていき、検査施行者と密接することがないため、受診者の心理的抵抗が少ない。

2．既存の超音波検査はプローブを手動で操作しながら、検査者が必要とみなした画像のみが記録され、不要と考えられた断面は保存されない。どの断面を残し、どれを捨てるかは検査者の技量と経験に負うところが大きく、主観的で再現性や画像の位置認識が難しかった。

一方、ＡＢＶＳは診断に必要かどうかをその場では判断せずに画像情報をまるごとボリュームで取り込んでしまうため、あとから診断に必要な断面を自由に何度でも見ることができ、再現性がある。

3．専用ワークステーションに転送されたデータをもとにして横断面、縦断面、冠状断面を同時に観察できるので病変の位置や空間的な広がり把握が可能で診断精度が向上する。

近年、日本で行われた世界初の40歳代女性を対象としたマンモグラフィと超音波併用検診の大規模なランダム化比較試験（J-START）では、マンモグラフィに超音波を加えることで早期乳がんの発見率が約1・5倍になったとする結果が報告されました。

これにより、検診への超音波導入の期待が高まる一方で、検診精度の担保や記録管理等が問題視されています。ABVSはその特性を生かしたシステム構築と運用により、精密検査用にも、乳がん検診用にも対応できるポテンシャルを有しており、今後さらなる先進的な技術開発が期待されています。

（菊池真理／放射線診断科）

乳房超音波検査専用自動ブレストスキャナ撮影装置

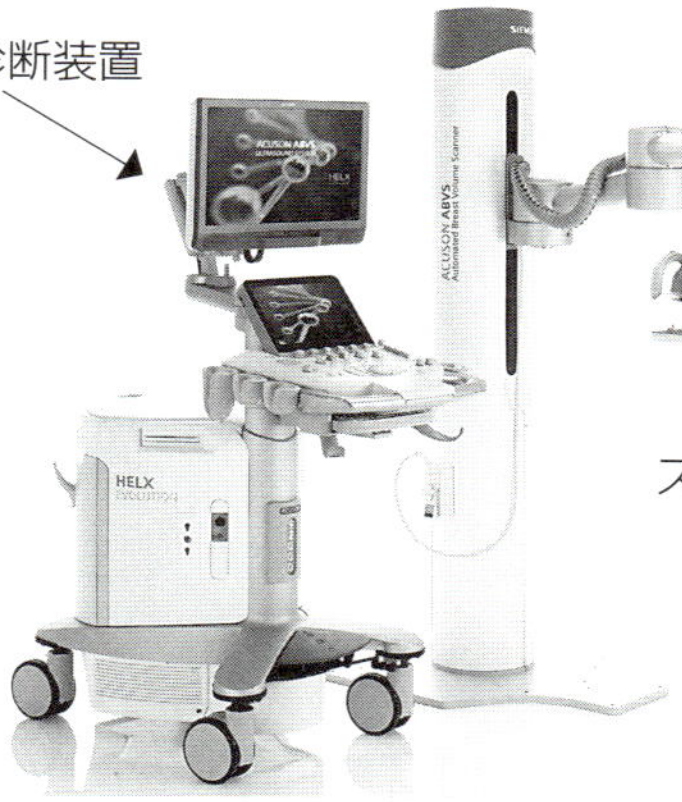

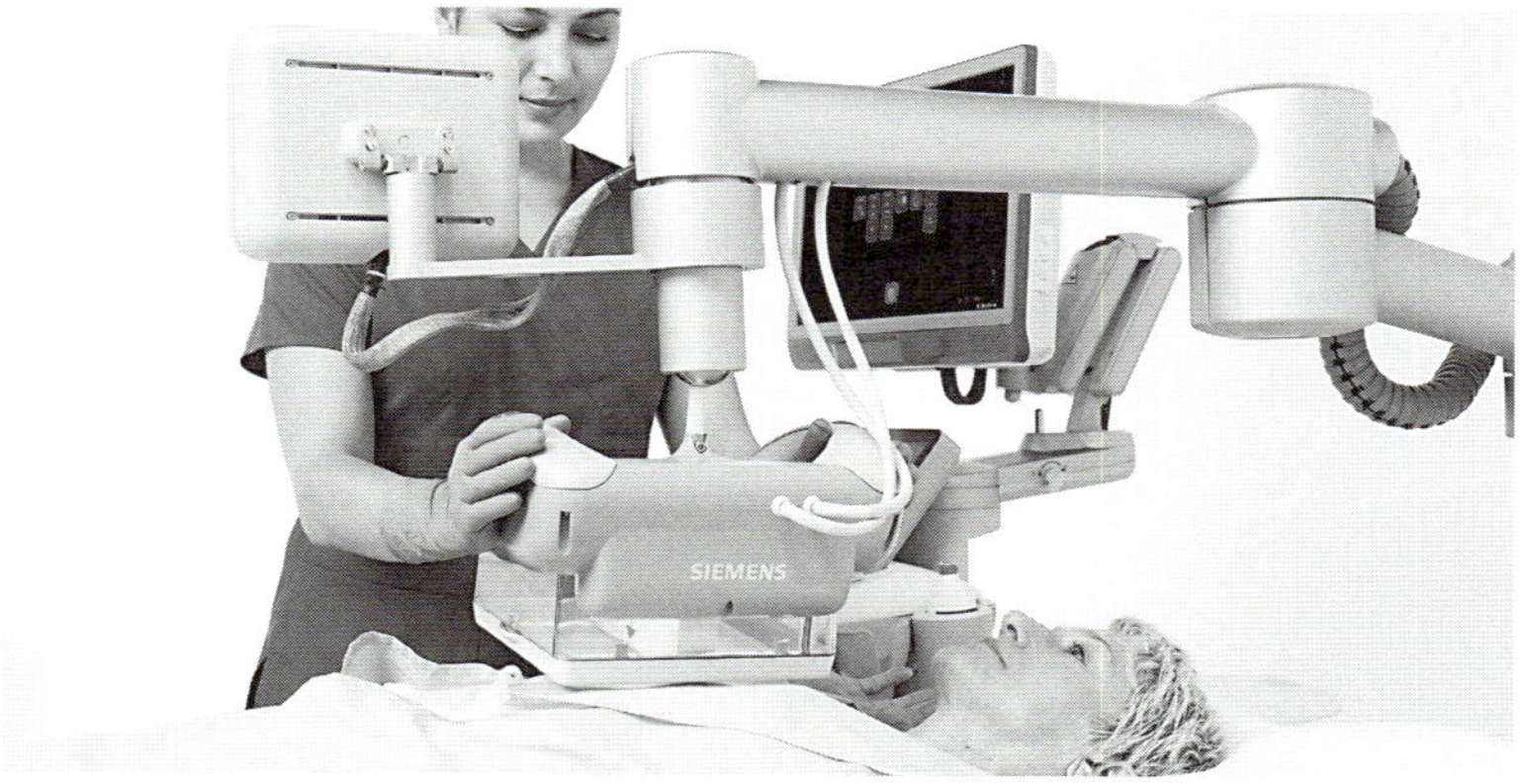

スキャンボックスを胸全体を覆うように当て、自動でスキャンを行う

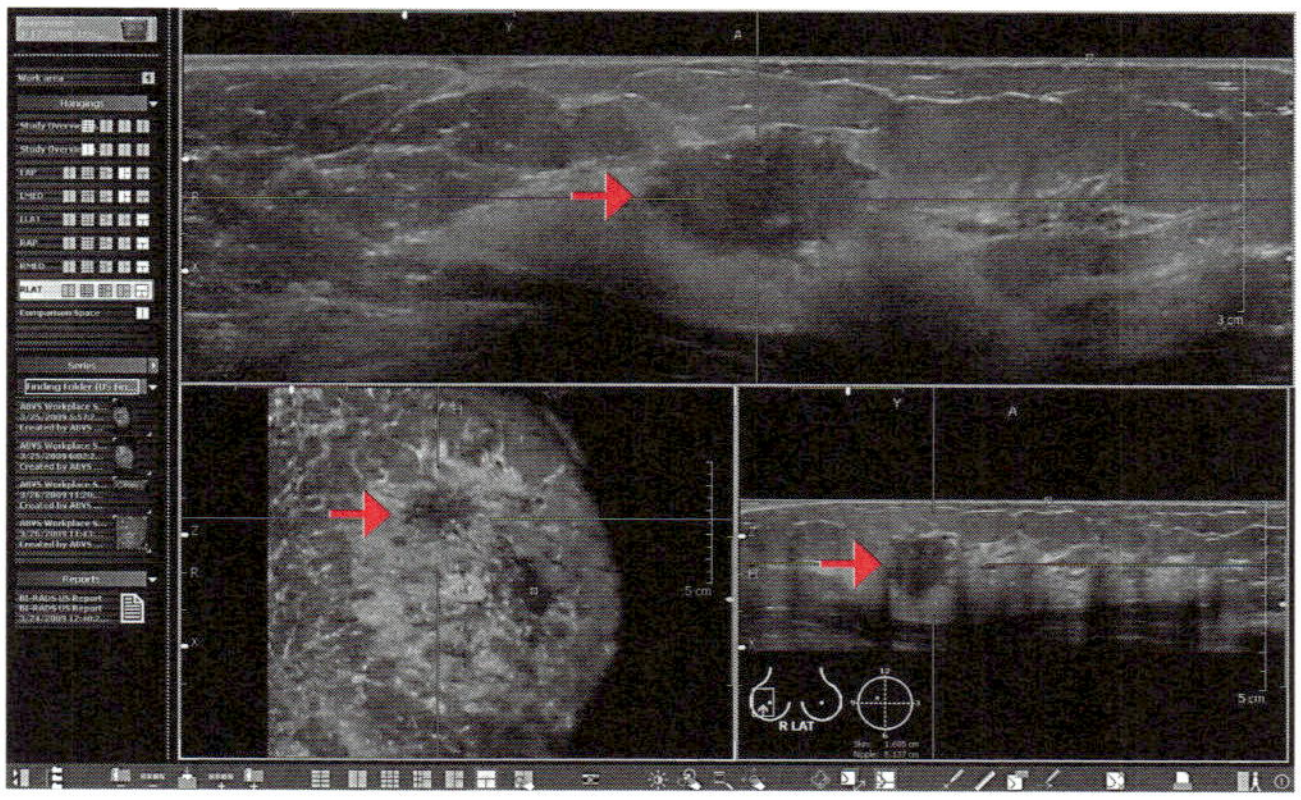

ABVSによる横断面像（上）、縦断面像（下右）、冠状断面像（下左）
黒く映った部分ががん（赤矢印）

写真提供：シーメンスヘルスケア（株）

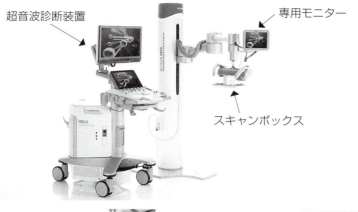

PET/MRI

PET／MRIは2種類の検査を一度に行える新しい画像診断装置で、PETの特徴であるがん細胞の活動状態と、MRIの特徴である病変の形態やサイズを同時に評価できます。

際限なく増殖し続けるがん細胞ではそのエネルギー源として一般にブドウ糖の取り込みが活性化（糖代謝の亢進《こうしん》）しているため、ブドウ糖類似物質であるフルオロデオキシグルコース（ＦＤＧ）を陽電子放射性同位元素であるフッ素‐18（18Ｆ）で標識した18Ｆ‐ＦＤＧを投与するとがん細胞に集まります。

ＰＥＴ検査（陽電子放射断層撮影）は、このがん細胞に集まった18Ｆ‐ＦＤＧが発する放射線を画像化したもので、体内のどの部位にがんがあるのか、またがんがあった場合にはどの程度ブドウ糖代謝がみられるかにより、がん細胞の活動状態を画像化することができます。また、1回の検査で全身を撮影するため、転移の有無を知ることもできます。しかし、空間分解能（画像の解像度を左右する要素の一つ。これが高いほど、小さな部分まで鮮明な画像としてとらえることができる）に限界があり、腫瘍内部の微細な構造を描出することは苦手です。

一方、ＭＲＩはＰＥＴよりも解剖学的な分解能が良好で、ＣＴよりも軟部組織のコントラスト分解能が高いことから、乳がん診断に有用です。造影剤を使用し、うつぶせで乳房を下垂させて撮像するため乳房の十分な伸展が得られ、乳房内での乳がんの形や大きさといった局所の評価に優れています。しかし、一度に撮像できる範囲は限られており、全身の評価はできません。

ＰＥＴ／ＭＲＩ一体型装置はＰＥＴとＭＲＩを同時に撮像でき、両者の利点と欠点を相補的に補うことが可能な装置です。ＰＥＴの特徴であるがん細胞の活動状態と全身の評価、ＭＲＩの長所である大きさや形態、内部の微細な構造を描出するといった局所の評価を同時に行うことができます。

しかしながら、従来のＰＥＴ／ＭＲＩ装置では乳房専用コイルがなかったために乳房も全身と同様にあお向けで撮像されていました。そのため、従来の方法で得られる画像は乳房が重力方向につぶれたものとなり、乳房内の病変の評価はうつぶせで撮像された通常の造影ＭＲＩ画像よりも困難でした。

この問題を解決するために、当院では国内初

PET/MRI装置による画像

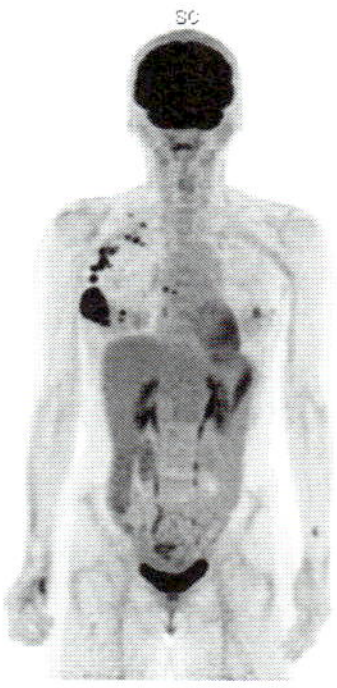

全身PET画像：遠隔転移はみられない

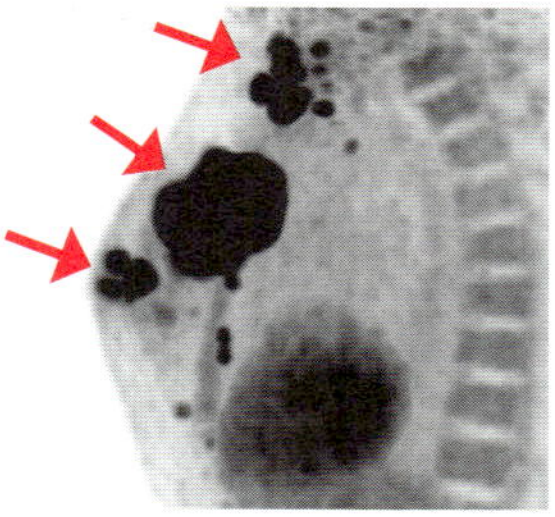

乳房PET画像：多発する乳がんと腋窩《えきか》リンパ節転移に放射性同位元素が取り込まれている（矢印が指している部分）

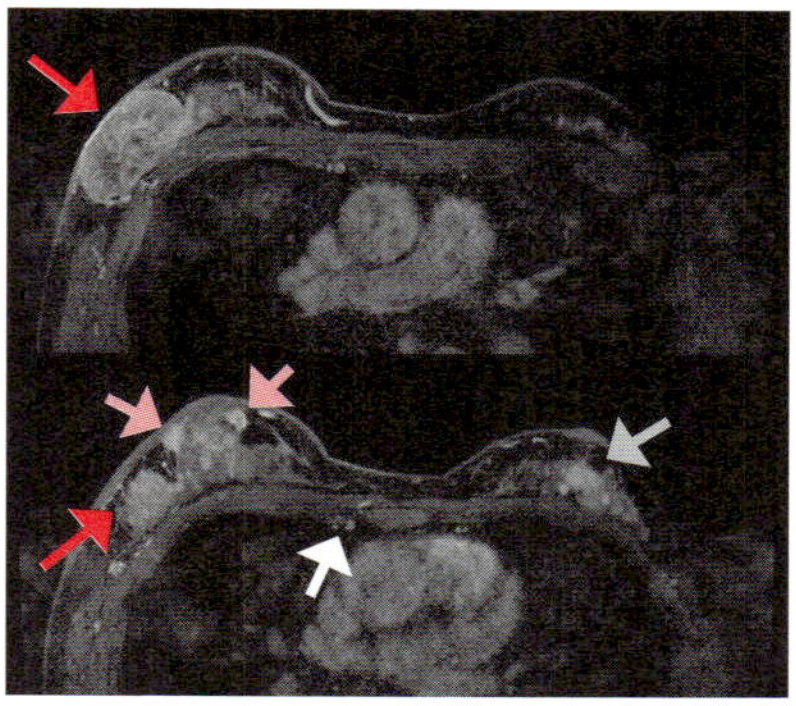

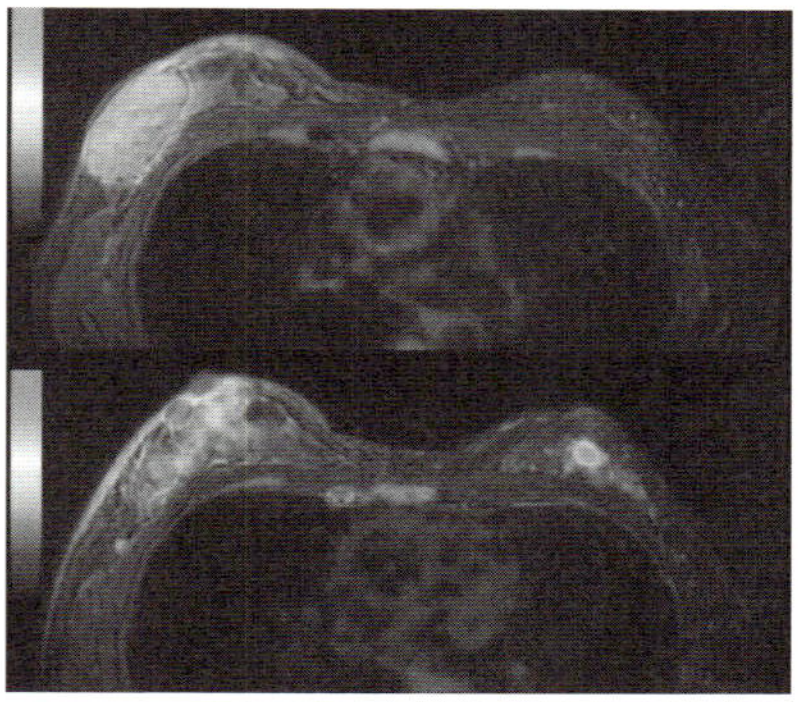

乳房造影MRI画像（上）：最大の乳がん（赤矢印）のほかにも白く造影される病変が多発している（ピンク、白、グレー矢印）

乳房PET/MRI融合画像（下）：腫瘍細胞に取り込まれた放射性同位元素が発する放射線が本来の画像では赤色で認められる（左画像の白く映っている部分）。右乳房内に複数、胸骨の右わき、反対側の左乳房内にも取り込みが認められ、造影MRIのピンク矢印が娘病巣*、白矢印が胸骨傍リンパ節転移、グレー矢印が対側乳がんであることがわかる

の乳房専用8chコイルを導入し、うつぶせの姿勢で乳房撮像を可能としました。初めにあお向けの姿勢で全身のPET／MRIを撮像したあとに、うつぶせの乳房撮像を行います。この方法により、乳房が十分に伸展した画像が得られ、より正確な局所診断が可能です。

当院では2015年10月よりPET／MRIを用いて、主に進行期乳がん患者さんを対象に、全身の評価に加え、治療開始前の病期診断、術前化学療法後の評価、転移・再発診断を行っています。これまで遠隔転移を疑われる患者さんには腫瘍部評価のための乳房MRIのほか、転移評価目的に胸腹部CT、骨シンチグラフィといった複数の検査が行われていましたが、PET／MRI装置の導入で、これらの情報を一度の検査で得られるようになりました。これにより、検査に要する期間を短縮でき、通院回数を減らし、放射線被ばく量を減らすことができ、患者さんの負担を軽減できると期待されます。

現在、18F-FDG以外にも腫瘍細胞増殖能のマーカーである18F-FLTやエストラジオールの誘導体である18F-FES等、さまざまな新規薬剤が開発されています。使用可能となれば、今後、代謝情報を用いたさらに詳細な乳がん診断が可能になるでしょう。

（菊池真理／放射線診断科）

＊娘病巣：最大の浸潤がんである原発巣（親病巣）の近傍に認められる浸潤がん

整容性を重視した手術

乳房切除と同時に乳房再建を行う環境が整うとともに、無理な乳房部分切除術は減少し、乳房切除術でも整容性を重視した皮膚温存や乳頭温存の術式が広まりつつあります。

乳がん手術の縮小化に伴い、がんの径が小さく、乳頭とがんの距離が離れている場合は、乳房をすべて切除せずに乳頭と乳房のふくらみを温存する乳房部分切除術が主流となっています。しかし、がんが広範囲に広がっている場合や、小さくても乳頭近くに存在している場合は、無理に乳房部分切除術を施行しても変形が目立ち、整容性が十分保たれないケースも認められます。

近年、乳房再建用エキスパンダー、インプラントの保険適用が認可され、局所再発リスクの少ない早期乳がんでは、乳房切除術と同時に乳房再建を行う環境が整いました。そのため、無理な乳房部分切除術は減少し、乳房切除術と同時再建が選択される頻度が増してきています。

また、乳房切除術の場合でも整容性を重視して皮膚を温存する皮膚温存乳房切除術（ＳＳＭ：Skin Sparing Mastectomy）や、乳頭を温存する乳頭温存乳房切除術（ＮＳＭ：Nipple Sparing Mastectomy）が広まりつつあり、その適応や方法について解説します。

●ＳＳＭ、ＮＳＭの適応

・ＳＳＭは臨床的にがんが皮膚に近接せず、皮膚切除を必要としない症例が適応となる。
・ＮＳＭは皮膚切除を必要としないことに加え、乳頭内にがんの進展を認めない症例が適応となる。

いずれも皮膚と乳房下溝《かこう》線（バストのつけ根のライン）を温存することにより、整容性に優れた結果が期待できます。欧米では乳がんになる可能性の高い女性に対して、乳がんの発生する前に予防的乳房切除術と同時再建が行われており、その場合にＳＳＭやＮＳＭが適応となる場合が多くみられます。乳がん患者で特にＮＳＭを選択する場合は、科学的根拠（エビデンス）が不十分な部分もあり、腫瘍の大きさ、腫瘍と乳頭の距離、乳頭血性分泌の有無などにより、その適応に関しては慎重を期す必要があります。

●ＳＳＭ、ＮＳＭの実際

ＳＳＭは乳輪に沿った円形の皮膚切開、または乳輪より広めの円形から楕円《だえん》形の皮膚切開を行い、乳頭と乳腺全体を切除します。腋窩《えきか》から

皮膚温存、乳頭温存の乳房切除術が広まりつつある

●皮膚温存乳房切除術（SSM）

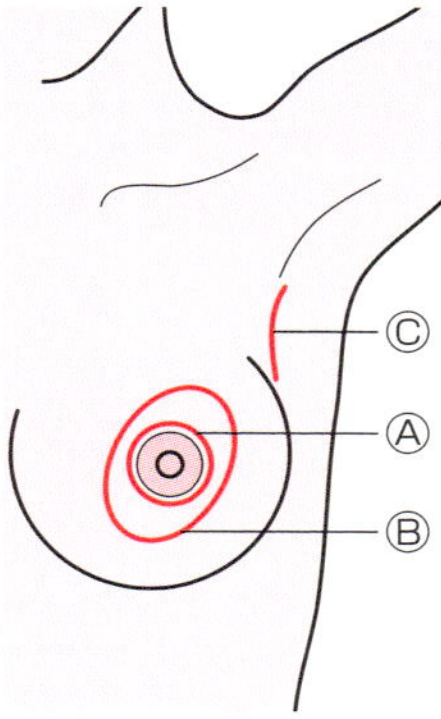

乳輪周囲の円形の皮膚切開Ⓐ、あるいは、乳輪より広めの円形か楕円《だえん》形の皮膚切開Ⓑを行う。必要に応じて腋窩《えきか》の皮膚切開Ⓒを追加

●乳頭温存乳房切除術（NSM）

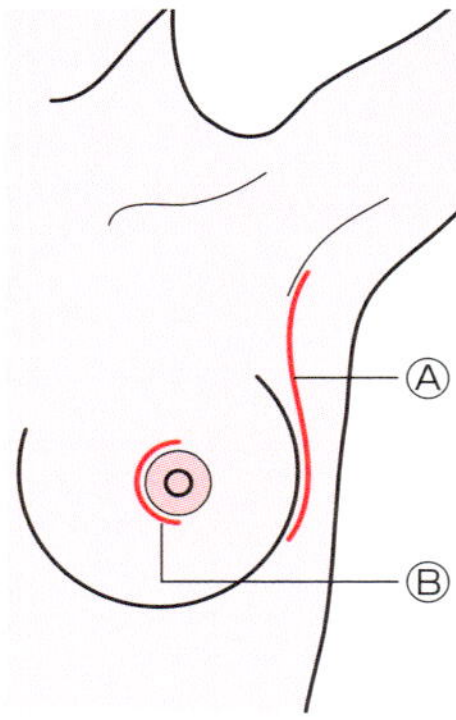

乳房の外側や乳房下溝《かこう》線に皮膚切開Ⓐを行う。必要に応じて乳輪内側縁に皮膚切開Ⓑを追加

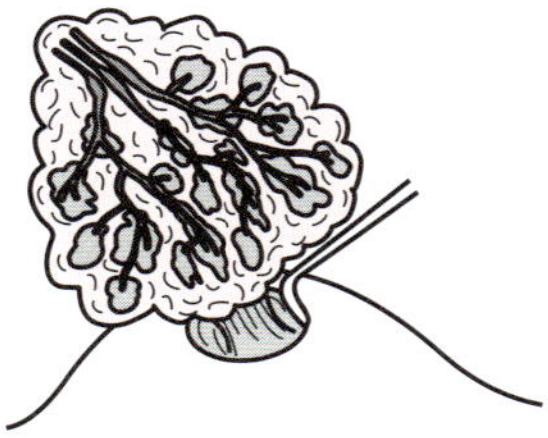

乳輪・乳頭切除部分から乳腺を摘出

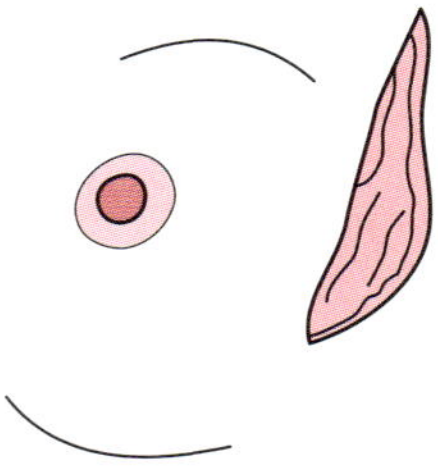

乳頭直下で乳頭と乳腺を切り離し乳腺のみ切除

の操作が必要な場合もあります。

NSMは、乳頭の温存のため、正面から目立たない乳房の外側や乳房下溝線に皮膚切開を行い、乳頭直下で乳頭と乳腺を切り離して乳腺のみ切除を行います。乳房外側に皮膚切開を行った場合には内側の剥離《はくり》が困難となり乳輪内側縁に皮膚切開を追加する場合もあります。

●SSM、NSMのリスク、合併症

一般的な術後出血や感染といった合併症に加え、温存した皮膚や乳頭の血流不全・壊死《えし》を認める場合があります。軟膏《なんこう》処置などによる保存的治療で軽快しない場合は、壊死部の切除を行うことになります。

また、温存した皮膚や乳頭に局所再発を認める可能性もあり、再発を疑った場合は早急に病理学的検索を行う必要があります。

●内視鏡補助下乳房切除術

SSMやNSMを行う場合、通常の手技では視野を十分に確保することが困難な場合があります。内視鏡を用いることで小さい皮膚切開でも乳腺を全摘することが可能であり、整容性を重視した手術が広まっているなか、内視鏡補助下乳房切除術を実施している施設もあります。

（髙山　伸／乳腺外科）

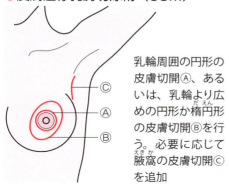

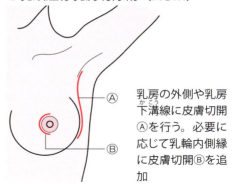

腋窩の治療

Ⅰ　Ⅱ　Ⅲ
（臨床試験の進行段階）

センチネルリンパ節に転移があっても、その程度によっては腋窩郭清《かくせい》を省略できる可能性が出てきています。腕のむくみなどのＱＯＬの低下を防ぐため、その実現が期待されます。

手術前の評価で腋窩リンパ節に転移を認めた場合は、腋窩リンパ節郭清によるリンパ節切除が標準治療となります。一方、腋窩リンパ節に転移を認めない場合には、センチネルリンパ節生検（第1章44ページ参照）が適応となります。

センチネルリンパ節への転移はその転移巣の大きさとがんの量によって、顕微鏡的にマクロ転移、マイクロ転移、ＩＴＣに分類されます。センチネルリンパ節にどの程度の転移があったかで、非センチネルリンパ節（センチネルリンパ節を越えた先の腋窩リンパ節）の転移状況がある程度推測できます（表1参照）。そこで、腫瘍の完全切除を治療の目的とするには、センチネルリンパ節に転移が認められた場合、原則として、腋窩リンパ節郭清の追加が必要でした。

しかし、近年ではいくつかの臨床研究から、たとえ非センチネルリンパ節に転移が残っていたとしても、適切な補助療法（薬物療法や放射線療法）が行われていれば、その後の治療予後にはほとんど影響ないとするデータが出てきました。つまり、一定条件のもと、腋窩郭清を省略してもよいということです。実際、日本乳癌《がん》学会による『乳癌診療ガイドライン治療編２０１５年版』では、センチネルリンパ節にマイクロ転移を認めた場合は、腋窩リンパ節郭清を省略することを「科学的根拠があり、実践するよう推奨する」とコメントしています。

さらに、転移の大きさに関係なく、腋窩郭清の省略の可能性を示唆する海外のデータも報告されてきました。２０１１年に発表された試験では、乳房のがんが２cm以下で乳房温存療法を受けた患者さんを対象にし、センチネルリンパ節が2個以内の転移で（転移の大きさにかかわらず）、かつ術後の放射線療法や薬物療法を受けていれば、腋窩郭清を追加しても省略しても無病生存率（乳がんの再発なく過ごしている人の割合）において両群に優劣がなかったと報告しています（表2参照）。これは術後の薬物療法や放射線療法を加えることで、微小ながん遺残《いざん》の影響を最小化できた結果だと推測されています。どのような患者さんに適応できるのかは、まだ議論の余地が多くありますが、たとえセンチネルリンパ節へのマクロ転移を認めたとしても腋窩郭清回避の可能性を示唆する例です。

さらに放射線療法を腋窩郭清の代わりとする戦略も模索されています。2014年に発表された試験では、センチネルリンパ節転移があった症例で、腋窩郭清を施行する群と腋窩に放射線を照射する群で、腋窩リンパ節再発率を比較しています。5年間での再発率は両群で優劣はなく、合併症であるリンパ浮腫《ふしゅ》（上肢のむくみ。腋窩郭清の後遺症として発症することがある）の発生頻度では、放射線照射群で少なかったと報告されました（表2参照）。この結果により腋窩放射線照射が腋窩郭清と同程度の治療効果が期待でき、かつ低侵襲《しんしゅう》な腋窩治療となりうる可能性が示されました。

しかし、こうした臨床試験は、限られた患者集団での治療経過であり、またその結果には科学的な批判や吟味を十分加えて解釈する必要があるため、そのまますべての患者さんに適応できるものではありません。

また、腋窩郭清を行うことのメリットは局所の再発を抑えることだけではありません。腋窩リンパ節の転移状況（転移の大きさや転移個数など）は術後の乳がん患者の経過をみるうえで最も強力な予後予測因子（＊）であり、その情報は術後の補助療法の決定のうえで非常に重要です。正確な腋窩のリンパ節情報は今のところ、腋窩郭清をすることでのみ把握できます。腋窩リンパ節郭清の代わりとなる治療戦略に関しては多角的に評価するべき問題であり、今後もまだ慎重な議論や十分なデータの蓄積が必要な状況と考えられます。

＊予後予測因子：がんの生命予後を左右する因子。通常複数ある。腋窩リンパ節転移が予後予測因子ということは、リンパ節転移を高度に認めれば、それだけ生命予後が悪いと予測される。

（神保健二郎／乳腺外科）

表1　センチネルリンパ節への転移でその先の転移状況を判断

	マクロ転移	マイクロ転移	ITC**
転移の大きさ*	2mmを超える	2mm以下	0.2mm以下
非センチネルリンパ節への転移率	約40～50%	約20%	約10%

＊センチネルリンパ節の割面《かつめん》で確認された転移巣《てんいそう》の最大径
＊＊ITC（Isolated tumor cells）：遊離腫瘍《しゅよう》細胞

表2　腋窩郭清省略の可能性を示唆する試験結果

試験名	ACOSOG Z0011試験	AMAROS試験
発表年	2011年	2014年
比較	腋窩郭清あり vs. 腋窩郭清なし	腋窩郭清 vs. 腋窩放射線照射
結果	生存率：91.8% vs. 92.5%	5年腋窩リンパ節再発率：0.43% vs. 1.19%
	無病生存率：82.2% vs. 83.9%	術後5年リンパ浮腫《ふしゅ》発生率：28.0% vs. 13.6%

Giuliano AE, et al. JAMA. 2011;305（6）:569-75
Donkar M, et al. Lancet Ontol. 2014;15（12）:1303-10
※結果の解釈には専門家の科学的検証が必要

非切除の治療

I　II　III
（臨床試験の進行段階／RFA）

切除を行わない局所療法は、整容性が高く体への負担が少ない治療法となりえます。そのいくつかは臨床試験として実施されていますが、まだ確立した治療法にはなっていません。

乳がん手術の低侵襲化が進むにつれ、乳房自体の整容性に対するニーズも高まっていますが、手術療法に代わる標準的な非切除治療は今のところありません。しかし、限られた条件のもと、いくつかの非切除治療が試みられてきています。

●粒子線治療

粒子線治療は放射線療法の一種で、炭素イオン（重粒子線）や水素原子核（陽子線）を加速器で高速に放出することで標的がん病巣の細胞障害をおこす治療法です。従来のX線よりがん病巣への集中度が高く、正常組織の障害を避けて標的がん組織を狙い撃ちで照射でき、より安全な局所療法が期待できます。

適応となるがん種は多岐にわたり、小児がんや骨・軟部腫瘍、頭頸部《とうけいぶ》腫瘍などの希少ながんへの治療法としても期待され、２０１６年４月には一部で保険適用が認められました。しかし、早期乳がんの局所療法に応用するには科学的な検証が必要であり、現在、乳がんに対する粒子線治療は、一部の施設での臨床試験や先進医療制度（＊）の枠内での実施となっています。

●ラジオ波熱焼灼療法（ＲＦＡ）

ラジオ波熱焼灼《しょうしゃく》療法は、熱焼灼によって局所のがん病巣を治療する方法（熱凝固療法）です。電極針をがん病巣に刺し入れ、交流電磁波（ラジオ波：ＲＦ）を通電させると、標的のがん組織が振動をおこして摩擦熱（ジュール熱）を発生させ、熱凝固壊死が生じます。

現時点で乳がんにおけるＲＦ機器は薬機法

粒子線、X線の線量分布の特徴

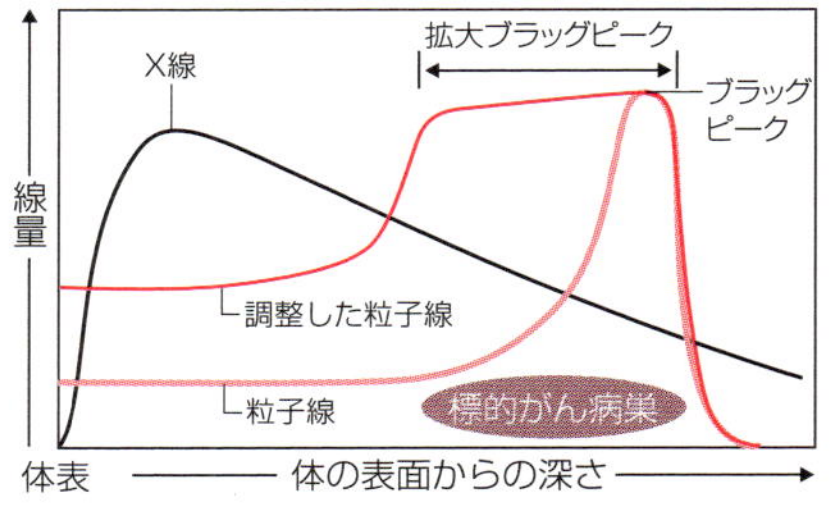

加速器から放出された粒子線は停止する直前に最大エネルギーを放出する。放出を調整して、がん細胞の位置に最大エネルギー（ブラッグピーク）をもっていけば、周囲の組織への影響を最小限にとどめることができる。

（医薬品、医療機器等の品質、有効性及び安全性の確保等に関する法律）未承認のため、国立がん研究センター中央病院では先進医療Ｂ（臨床試験）としてＲＦＡを行っています。この試験は早期乳がんを対象（腫瘍の大きさが１・５cm以下、がんが１カ所のみの限局性病変が基準）とし、乳房内の再発率を長期間で評価することにより、従来の乳房温存療法と比較して劣らない成績を証明することを目的としています。

●凍結療法／ＭＲガイド下収束超音波手術

凍結療法もＲＦＡと同様にがんに超音波ガイド下に針を刺し、その針内部にアルゴンガスや液体窒素を送って標的のがん組織を凍結死滅させる治療法です。

ラジオ波熱焼灼療法（RFA）

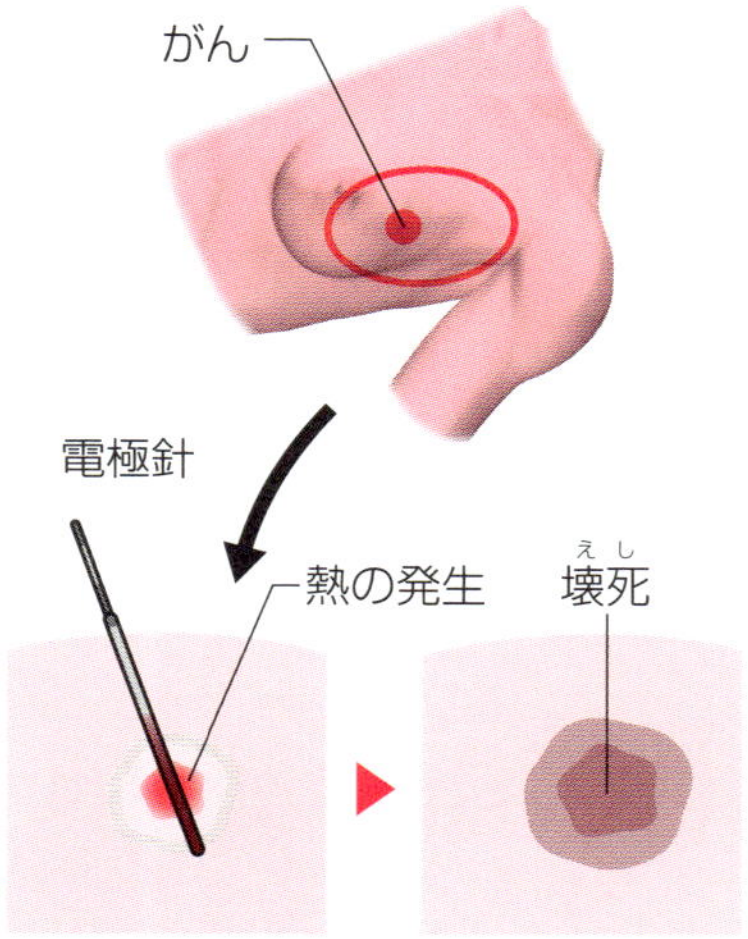

針から発生するラジオ波により、組織は直径およそ3～4cm範囲の球状（実際は楕円状）に焼灼《しょうしゃく》される。1.5cm以下のがんが十分この範囲に含まれるように位置を調整。熱は針付近に集中して生じるため、周囲への影響が生じにくい。

ＭＲガイド下収束超音波手術（ＦＵＳ）は、ＭＲＩで位置を確認しながら一つひとつの波長では低いエネルギーしかもたない超音波を標的病変に集めて高いエネルギーを発生させ、その熱でがんを焼く治療法です。いずれの治療法も、やはり臨床試験として一部の施設で実施されており、適応は小さな腫瘍が対象となります。

がんの根治には局所のがん病巣をしっかり制御することが欠かせない要件であり、乳房を温存する治療法のなかでは、乳房部分切除術はすでに20年以上にわたる長期データの蓄積のある、現時点では最も信頼性の高い標準治療です。

ここで紹介した非切除の治療法は現時点では乳房部分切除術に代わるものではなく、標準治療以外の一つの選択肢という位置づけになります。非切除治療は従来の切除治療に比べて乳房の整容性が高く、また非侵襲的（出血がほとんどなく体の負担も少ない）ですが、クリアすべき課題もまだ多く、今後の検証による適応拡大が期待されます。

＊**先進医療制度**：一定の要件のもとで、先進的な医療技術を保険診療と併用して受けられる制度。薬機法の承認等を得た医薬品・医療機器を使用する「先進医療Ａ」と、未承認医薬品・医療機器を使用する「先進医療Ｂ」とがある。

（神保健二郎／乳腺外科）

加速乳房部分照射法（APBI）

Ⅰ　Ⅱ　Ⅲ
（臨床試験の進行段階）

乳房温存療法では近年、がん切除後に行う全乳房照射の問題点解決のため、加速乳房部分照射法が考案されました。現在、標準治療に向けての大規模臨床試験が行われています。

乳房温存療法ではがんを切除したのち、約5〜6週間かけて計25〜30回の「全乳房照射」を行うのが現在の標準治療となっています。全乳房照射を行った場合、放射線治療を受けてから乳房内に再発なく5年以上過ごせる患者さんは90〜95%であり、また放射線治療をしない場合と比べて乳房内の再発を約3分の1に減らせることがわかっています。

近年、全乳房照射には、①治療期間が長い、②乳房全体に放射線の影響がある、③乳がん以外を原因とする死亡率のわずかな上昇がある、④効果の少ない部分にも放射線を当てている、といった問題点が指摘されるようになってきました。③は、乳房のうしろには肺や心臓があるため、乳房全体を照射する全乳房照射によってこれらの臓器が影響を受けることが原因ではないか、と考えられています。④については、乳房内再発のほとんどはもともとがんのあったところ（腫瘍床《しょう》）の周辺に発生することがわかり、腫瘍床から離れたところでの乳房内再発は、全乳房照射を行っても行わなくてもほぼ同じ確率（約0・5〜4・0%）であることが明らかになってきていることからの指摘です。

これらの問題点を解決する方法として、「加速乳房部分照射法（APBI：Accelerated Partial Breast Irradiation）」が考案されました。APBIは、照射する範囲を腫瘍床とその周辺に絞り込むことで1回あたりの放射線の量を多くし、治療期間を3〜5日以内とする比較的新しい放射線療法です。

APBIには大きく分けて小線源治療、外部照射、術中照射があります。小線源治療とは、患部に留置したチューブの中に放射線を出す小さな線源（小線源）を通し、体内から標的となるがんに放射線を照射する治療法です。目的とした部位に限局して直接的に放射線を照射することができるため、効率のよい治療が可能で、肺や心臓、正常乳房への被ばくを少なくできるという利点があります。小線源治療は細かく分けると、直接乳房に針を刺入する組織内照射（次ページ左図参照）、腫瘍を摘出したあとの腔に器具を挿入して治療するマンモサイト（バルーン型の器具）やSAVI（次ページ右図参照）など

体内から照射を行う小線源治療

●組織内照射

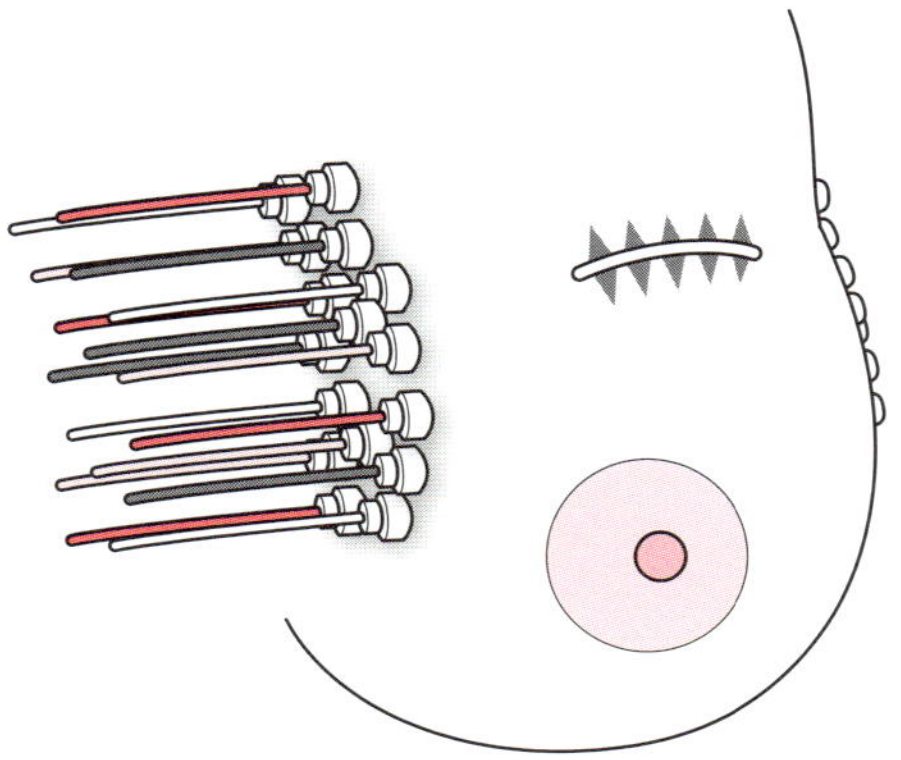

乳房に複数の針を入れ、軟らかい医療用チューブを通して放射線を出す物質を乳房内に送り放射線を照射する。

●SAVI

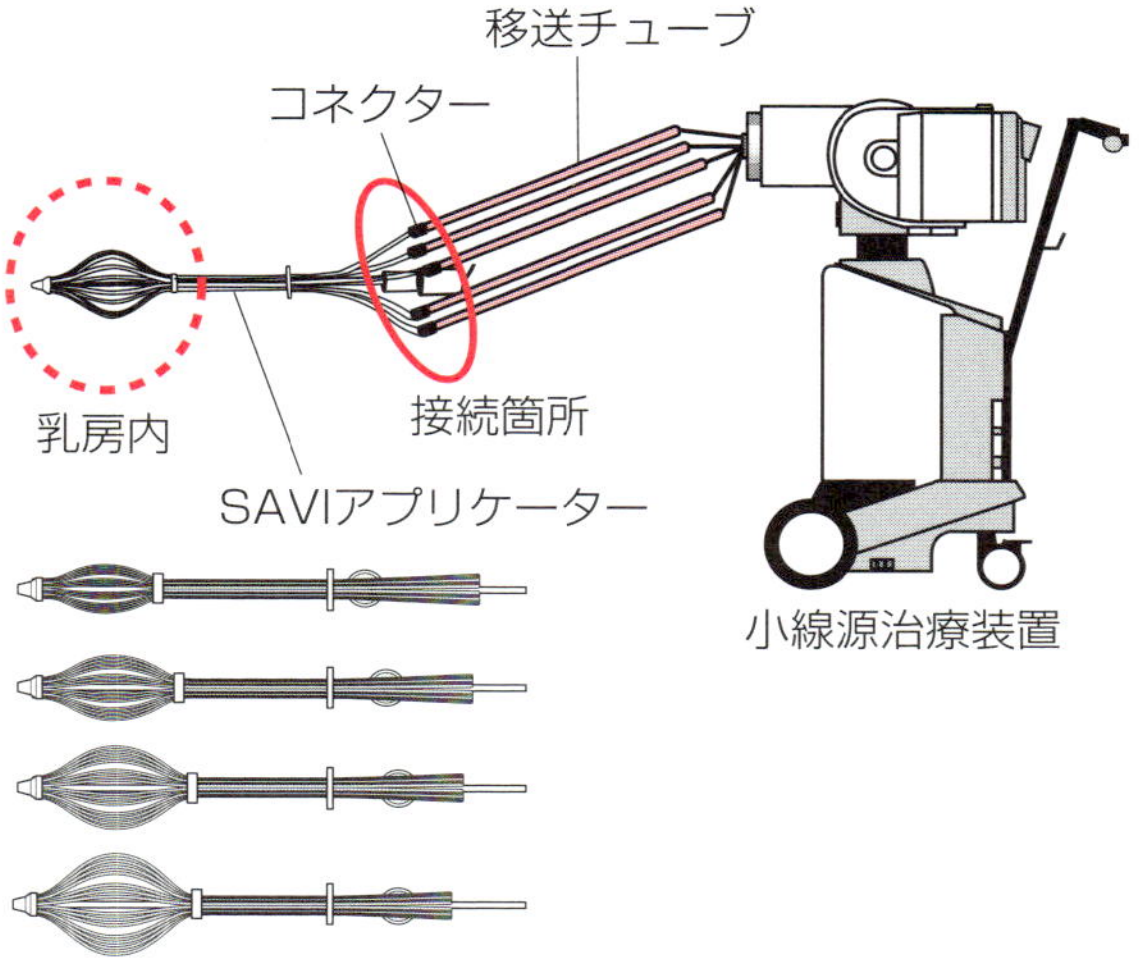

乳房内のがんを摘出した位置にSAVIアプリケーターという器具を挿入して内部で広げ、放射線を出す物質を乳房内に送る。SAVIには複数のサイズがあり、乳房が小さめで皮膚が薄い日本人にも用いやすいとされる。

図提供：コニカミノルタジャパン（株）

の方法があります。

体外からリニアック（直線加速器）を使用して目的とした部位を治療するのが外部照射です。小線源治療のような針の刺入や器具の挿入などの侵襲的な操作がいらないことが利点ですが、体外からの放射線の通り道にある正常組織にも照射されてしまうので、肺や心臓、正常乳房などに影響が出やすいという欠点があります。

術中照射は、手術中に創部《そうぶ》が開いた状態で腫瘍床に照射を行う方法です。手術と放射線治療が1日で完結できるという大きな利点がありますが、術中照射専用の装置がない場合は、全身麻酔がかかったまま患者さんをリニアックの部屋まで運ばなければなりません。

欧米では、すでに多数の臨床試験が行われており、全乳房照射に匹敵するようなよい治療成績や少ない副作用の報告も出ていますが、経過観察の期間が十分とはいえず、標準的な治療法とするために現在行われている大規模臨床試験の結果が待たれます。そのため、日本でAPBIを行う場合は、現時点では臨床試験のなかで行うことが推奨されています。日常臨床で行う場合には、患者さんの選択基準が欧米の学会から提案されているので、その範囲で慎重に行うことが勧められています。

（伊丹　純・高橋加奈／放射線治療科）

薬物療法の動向、特徴

術前薬物療法のこれから

Ⅰ　Ⅱ　Ⅲ
（臨床試験の進行段階）

新薬を用いた術前薬物療法で病理学的完全奏効率を高められるかどうか、多くの臨床試験が行われてきました。米国の画期的な試験で効果が認められ、第Ⅲ相試験が予定されています。

乳がんのうちⅠ期以降の浸潤《しんじゅん》がんは、しこりなどで発見されるよりも前から、体のどこかに目に見えない（検査でもわからない）がん細胞が転移している可能性のある病気であると考えられています（これを微小転移といいます）。

微小転移が増殖して大きくなると、手術後の再発や転移としてみつかります。手術が可能な乳がんに対する治療では、微小転移を根絶させることを目的として、手術に加えて薬物療法を行います。手術が可能な乳がんに対する薬物療法には、「術前薬物療法」と「術後薬物療法」があり、どちらのタイミングで行っても、微小転移を抑えて再発や死亡を予防する効果は同等であることが示されています。

術後薬物療法と比較して術前薬物療法では、がんが小さくなることによって乳房温存術が可能になる場合があるため、腫瘍径が大きい乳がんで乳房温存術を希望される患者さんに対して特に意義があると考えられます。また、治療効果が目にみえる、すなわち、がんの薬物療法に対する感受性を知ることができるという利点もあります。術前薬物療法によって病理学的完全奏効（ｐＣＲ：pathological complete response がんの完全消失）になった患者さんは、ｐＣＲにならなかった患者さんと比べて、再発の危険性が少ないことが知られています。

乳がんに対する治療開発において、術後薬物療法の有効性を検証するためにはたくさんの患者さんの協力が必要であり、時間がかかります。そこで、治療の効果を短期間で評価することのできるエンドポイント（評価項目）として、術前薬物療法によってｐＣＲとなる患者さんの割合（ｐＣＲ率）を改善することを検討する術前薬物療法の臨床試験が盛んに行われています。

さらに、術前薬物療法の臨床試験では、治療

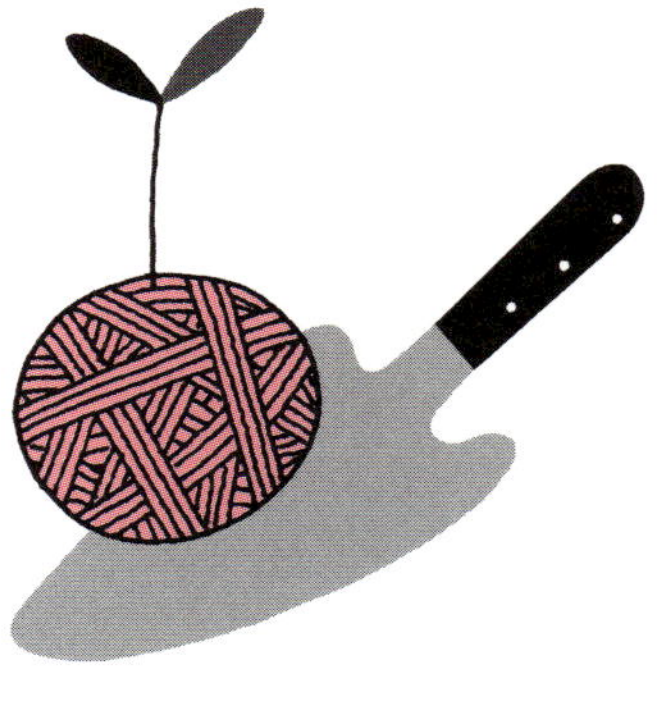

I-SPY2試験の方法

新たに登録される患者さんは、標準治療群と試験治療群にランダム化割り付けされます。
試験途中にpCR率の結果がフィードバックされ、各群への患者さんの割り付け割合の変更や、特定の群の中止が行われます。すなわち、より効果があると思われる試験治療群に、より高い確率で割り付けられることになります（アダプティブランダム化）。

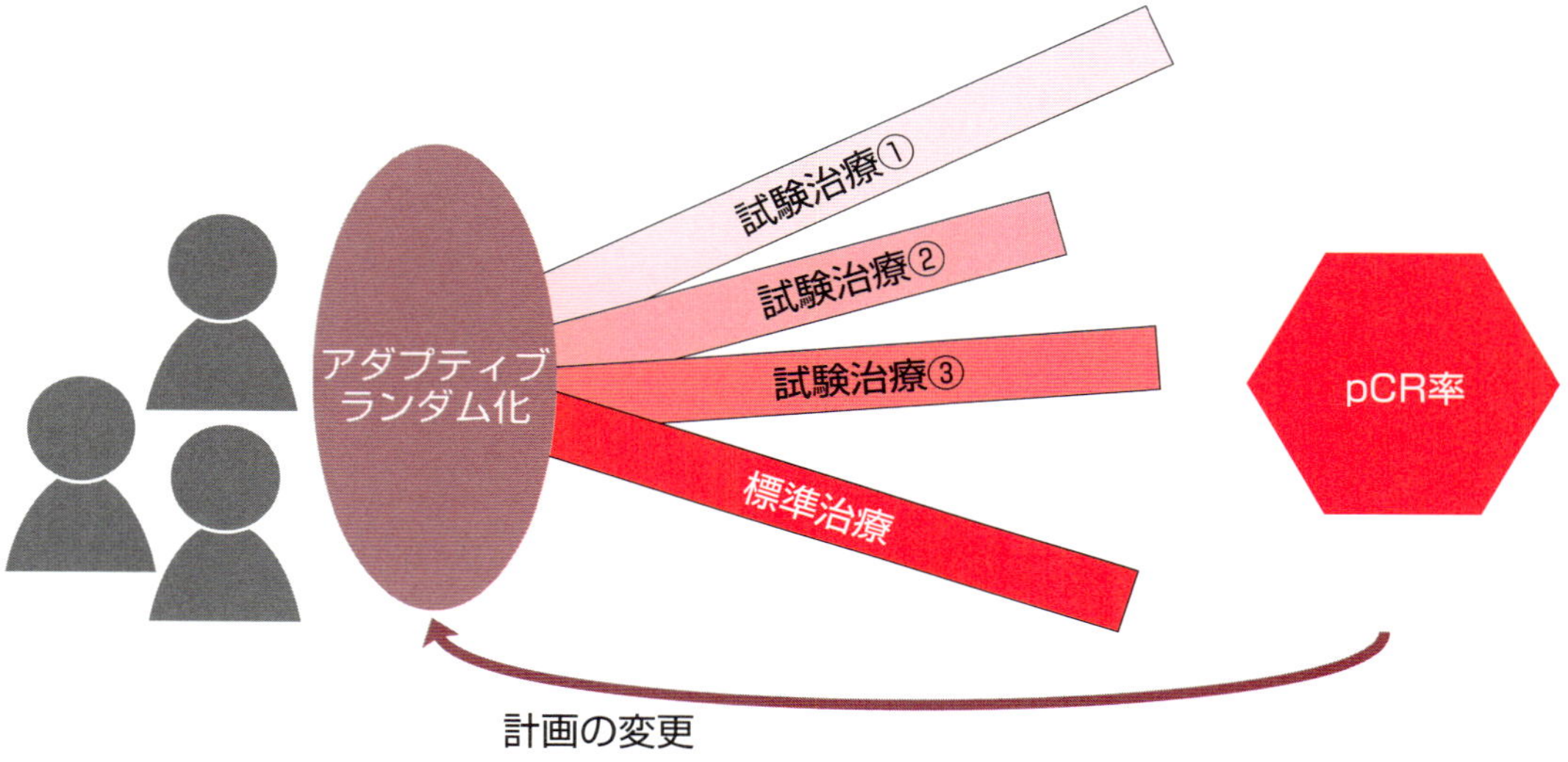

Clin Cancer res 2012; 18(3): 638-44から引用改変

開始前と治療途中、治療後（手術時点）でのがん組織の変化を調べることができるため、バイオマーカー（治療の効きやすさや副作用の出やすさなどを予測するための因子）などの研究も活発に行われています。バイオマーカー研究のように、研究室での基礎的な知見や技術を臨床の場で実用化することを目指して、基礎医学の研究者と臨床医が共同で行う橋渡し研究を、トランスレーショナル・リサーチといいます。

米国においては、術前薬物療法として多数の薬剤を同時に検討する画期的な第Ⅱ相試験（Ｉ－ＳＰＹ2試験）が行われています。患者さんは、ランダム化によって標準的な術前薬物療法を行う群と新規薬剤＋パクリタキセル（商品名タキソールなど）による術前薬物療法を行う群に割り付けられますが、Ｉ－ＳＰＹ2試験では、試験の進行中に、どのサブタイプ（第1章32ページ参照）の患者さんにどの治療がより優れていそうかを確認しながら、試験を進める方法がとられています。現在までに、ＰＡＲＰ阻害薬のベリパリブ、抗ＨＥＲ2薬のネラチニブ、ＡＫＴ阻害薬のＭＫ－2206が、ｐＣＲ率の改善に効果があると判断する基準に達したためＩ－ＳＰＹ2試験を「卒業」して、今後、第Ⅲ相試験に進む予定とされています。

（野口瑛美／乳腺・腫瘍内科）

薬物療法の動向、特徴

術後薬物療法のこれから

Ⅰ　Ⅱ　Ⅲ
（臨床試験の進行段階）

再発の危険を減らすための、術後薬物療法追加の意義を検証する日本と韓国の共同臨床試験が行われました。生存期間延長という画期的な結果が得られ、世界で注目されています。

術前薬物療法と同様に、術後薬物療法は微小転移を根絶させ、再発や死亡の予防を目的としています。乳がんが血管やリンパ管を介して微小転移をしている確率は、がんの大きさや腋窩《えきか》リンパ節転移の有無・個数、悪性度（グレード、がん細胞の形が正常細胞とどのくらい異なるか）、脈管《みゃっかん》侵襲の有無（がん周囲の血管やリンパ管の中にがん細胞がみられるか）、増殖能（Ｋｉ67陽性のがん細胞の割合）、サブタイプ（ホルモン受容体の有無、ＨＥＲ２たんぱくの過剰発現、またはＨＥＲ２遺伝子の増幅の有無）などによって異なります。そこで、これらの情報から再発リスクを推定し、患者さんの希望を考慮したうえで、ホルモン療法、化学療法、抗ＨＥＲ２療法などの治療方針を決定します。

また、多遺伝子アッセイ（102ページ参照）を用いて、乳がんのサブタイプを調べることや、エストロゲン受容体陽性の乳がん患者さんの再発リスクを推定することが、個別化治療に有用ではないかと期待されています。

最近では、従来の術後薬物療法の臨床試験のほか、術前薬物療法によってｐＣＲ（病理学的完全奏効）にならなかった患者さんを対象に、

■日本で実施中の主な術後薬物療法の第Ⅲ相試験

試験ID	試験名	試験薬剤	薬剤の種類	試験の対象患者さん	対照群（比べる相手）
NCT 01864746	PENELOPE-B	パルボシクリブ	CDK4/6阻害薬	術前薬物療法によってpCRにならなかった、再発高リスクのホルモン受容体陽性HER2陰性の乳がん	プラセボ+標準治療：術後ホルモン療法
NCT 02032823	OlympiA	オラパリブ	PARP阻害薬	再発高リスクの生殖細胞系BRCA1/2遺伝子変異陽性HER2陰性の乳がん	プラセボ+標準治療：経過観察（ホルモン受容体陽性では術後ホルモン療法）
先進医療B	POTENT	S-1	フッ化ピリミジン系抗がん薬	再発中間～高リスクのエストロゲン受容体陽性HER2陰性乳がん	経過観察+術後ホルモン療法

ClinicalTrials.gov（https://clinicaltrials.gov/）　2016年4月19日検索

CREATE-X試験の5年無病生存率（DFS率）の結果

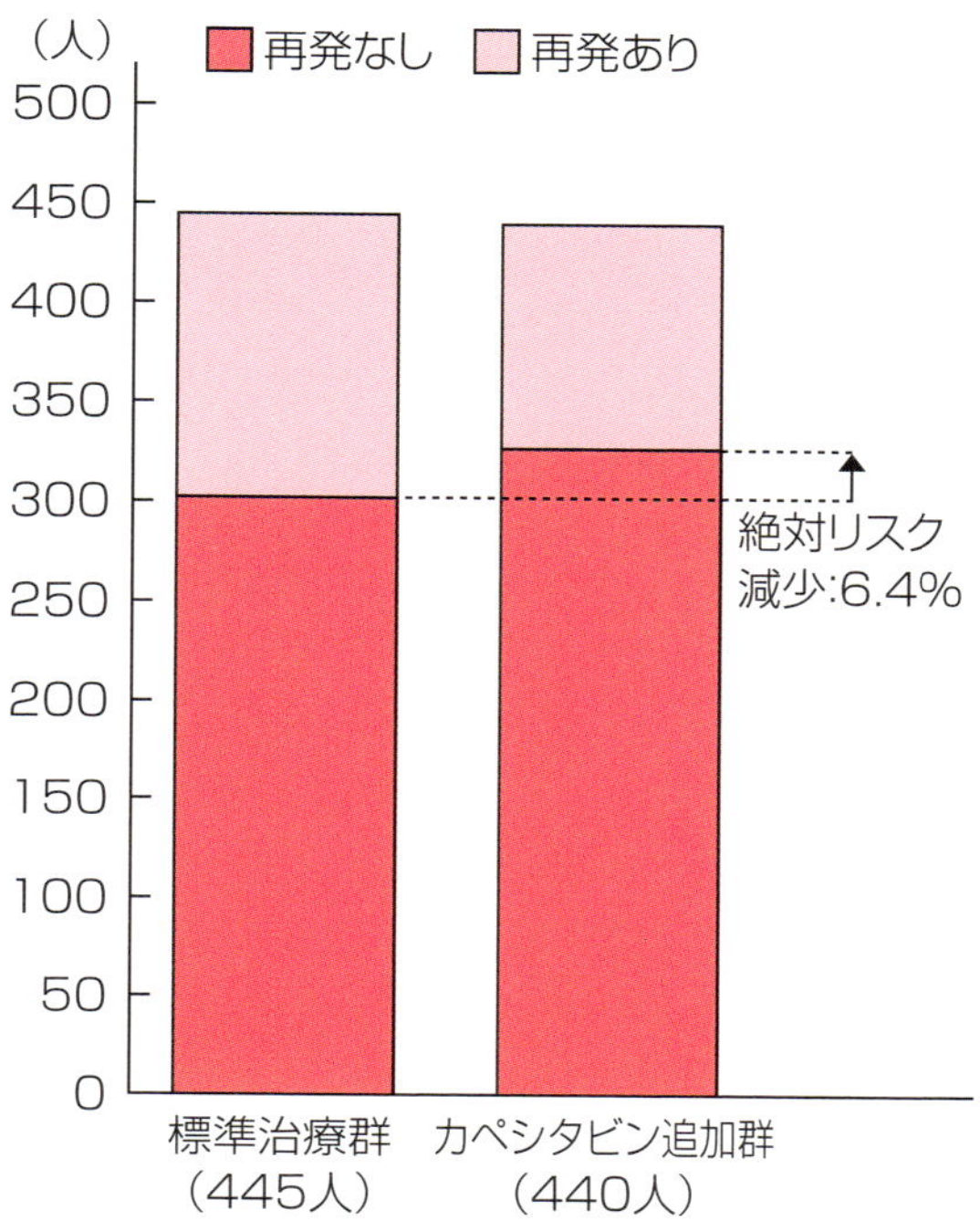

2015 San Antonio Breast Cancer Symposium, S1-07

再発の危険性を減らすことを目的として術後薬物療法を追加する意義を検証する臨床試験が行われています。その一つに、日本と韓国の共同で行われ、２０１５年12月に結果が発表されて世界的に注目されている、ＣＲＥＡＴＥ‐Ｘ試験があります。

ＣＲＥＡＴＥ‐Ｘ試験は、アンスラサイクリン系および／またはタキサン系化学療法薬による術前薬物療法後にｐＣＲにならなかった、ＨＥＲ２陰性の乳がん患者さんを対象とする臨床試験です。手術後に標準治療（ホルモン受容体陽性の場合は術後ホルモン療法、ホルモン受容体陰性の場合は全身治療なし）にカペシタビン（商品名ゼローダ　現時点では乳がんの術後治療に対しては適応外）の投与を8サイクル（約半年間）追加する群と、標準治療のみを行う群に分けて、無病生存期間（ＤＦＳ：disease-free survival　再発のない生存期間）と全生存期間（ＯＳ：overall survival　原因によらず亡くなるまでの期間）を比較することを目的としています。5年ＤＦＳ率はカペシタビン追加群74・1％、標準治療群67・7％、5年ＯＳ率はカペシタビン追加群89・2％、標準治療群83・9％であり、どちらもカペシタビン追加群で有意に良好でした。

有害事象（副作用）については、カペシタビン追加群で重度の好中球減少症《こうちゅうきゅう》と下痢が多くみられました。また、手足症候群（皮膚の赤みやひびわれ、痛み、しびれなど）は軽度のものから重度のものまで含めて、カペシタビン追加群の約7割の患者さんでみられました。

ＣＲＥＡＴＥ‐Ｘ試験の結果は、標準的な術前／術後薬物療法と比べてＯＳを延長したという点で画期的であり、日本でも、術後薬物療法としてのカペシタビンが保険診療で使用できるようになることが待たれます。

（野口瑛美／乳腺・腫瘍内科）

再発治療のこれから

Ⅰ Ⅱ Ⅲ
（臨床試験の進行段階）

再発乳がんに対して、ホルモン療法と併用する分子標的薬の開発が進められています。これまで有効な分子標的薬のなかった乳がんでも、数種の薬の臨床試験を実施中です。

再発乳がんでは、がんを完全に治すことは難しく、がんが大きくなることやつらい症状を抑えること（症状緩和）と、ＱＯＬ（生活の質）を保ちながら長く生きられるようにすること（延命）が治療の目標となります。がんと共存していくことが治療の目的となるため、できる限り有害事象（副作用）を少なくして、治療を続けられるようにしていきます。がんのサブタイプ（32ページ参照）に応じて、ホルモン療法、化学療法、抗ＨＥＲ２療法による治療を行います。

近年は、再発乳がんに対する治療として、特に分子標的薬の開発が進められています。

ホルモン受容体陽性の乳がんに対して、ホルモン療法と併用する分子標的薬として、がん細胞の増殖や血管新生の調節に重要な役割を果たしているｍＴＯＲたんぱくをターゲットとしたｍＴＯＲ阻害薬のエベロリムス（商品名アフィニトール）があります。ホルモン療法による薬剤耐性の発生を抑えて、ホルモン療法の治療効果を持続させる働きがあると考えられています。ただし、従来のホルモン療法ではほとんどおこらないような口内炎や間質性《かんしつせい》肺疾患などの有害事象がみられ、どのような患者さんに最も勧められるかは今後も検討が必要です。

また、ホルモン療法と併用の第Ⅲ相試験を実施中の薬剤として、細胞周期（左ページ図参照）を制御する役割をもつＣＤＫ４／６をターゲットとしたＣＤＫ４／６阻害薬のパルボシクリブやアベマシクリブ（104ページ参照）、細胞増殖にかかわるＰＩ３ＫたんぱくをターゲットとしたＰＩ３Ｋ阻害薬のブパルリシブやアルペリシブなどがあります（いずれも未承認）。

ＨＥＲ２陽性再発乳がんに対する分子標的薬としては、トラスツズマブ（商品名ハーセプチン）、ラパチニブ（商品名タイケルブ）、ペルツズマブ（商品名パージェタ）、トラスツズマブエムタンシン（商品名カドサイラ）があり、いずれも承認されています。

トリプルネガティブ（ホルモン受容体陰性／ＨＥＲ２陰性）の再発乳がんに対しては、これまで有効な分子標的薬はありませんでしたが、免疫チェックポイント阻害薬の効果が期待されています。がんは体の免疫の働きにブレーキを

分子標的薬のターゲット

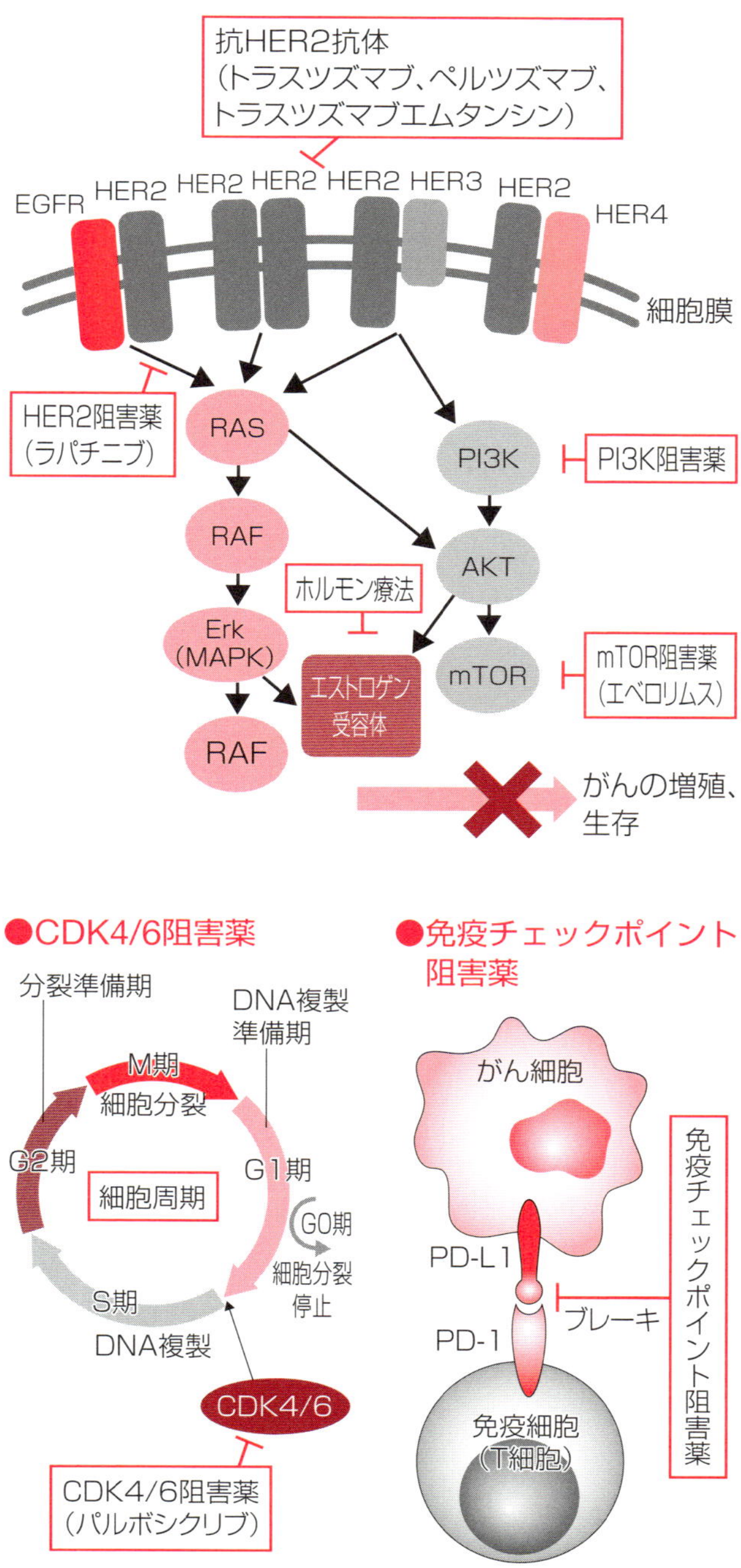

かけて、免疫細胞による攻撃から逃れていると考えられています。そこで、免疫チェックポイントと呼ばれるブレーキを解除し、免疫細胞の働きを再び活発にすることでがん細胞を攻撃するのが免疫チェックポイント阻害薬です。

さまざまながんに対して開発が進められていますが、乳がんではトリプルネガティブの患者さんを対象に、第Ⅲ相試験を実施中の免疫チェックポイント阻害薬として、ペンブロリズマブ(未承認)、アテゾリズマブ(未承認)などがあります(108ページ参照)。

また、トリプルネガティブ乳がんのうち特にBRCA遺伝子に変異があるものに対して、傷ついたDNAを修復する酵素をターゲットとしたPARP阻害薬の効果が期待されています。第Ⅲ相試験を実施中のPARP阻害薬にはオラパリブ(未承認)などがあります(106ページ参照)。

(野口瑛美/乳腺・腫瘍内科)

乳がんのバイオマーカー

多遺伝子アッセイ

Ⅰ Ⅱ Ⅲ
（臨床試験の進行段階）

乳がんのがん細胞に現れている多数の遺伝子を解析して、再発の確率を予測し、同時に抗がん薬治療の有効性を判断するものですが、日本での普及はまだ進んでいません。

乳がんの性質は、患者さん一人ひとりで異なっています。同じような組織像（がんの顔つき）でも、再発しやすく悪性度の高いもの、抗がん薬の効果が期待できるものなど、異なった性質をもったがんが含まれています。最近では、乳がん細胞にある遺伝子の現れ方を患者さんごとに調べ、治療方針を決定する際の参考にする多遺伝子アッセイ（多くの遺伝子の分析・評価）が、欧米を中心に行われています。

いくつかの検査法が開発されていますが、これまで、日本で受けられるものは主に二つで、いずれも海外の検査会社が行っているものでした。一つはアメリカのＮＣＣＮ（National Comprehensive Cancer Network　全米総合がん情報ネットワーク）ガイドラインでも推奨されているオンコタイプＤＸであり、もう一つはアメリカ食品医薬品局（ＦＤＡ）の承認を受けているマンマプリントです。最近では、国内で開発された検査法（Curebest95 GC Breast）も使用可能となっています。

現在のところオンコタイプＤＸは予後予測と治療効果予測の両方に役立つことが確実となっています。オンコタイプＤＸは、再発にかかわる16の遺伝子（増殖関連、浸潤関連、エストロゲン関連、ＨＥＲ２関連など）と5つの参照遺伝子の合計21遺伝子について発現状況を調べ、10年以内に再発するかどうか、その確率を予測します。第1章「バイオマーカーによるサブタ

主な多遺伝子アッセイ法

	オンコタイプDX	マンマプリント	Curebest 95 GC Breast
解析遺伝子数	21	70	95
組織サンプル	FFPE	生検体 凍結標本 FFPE	凍結標本
検査技術	定量的 RT-PCR法	マイクロ アレイ法	マイクロ アレイ法

（FFPE：病理組織標本作製のために、ホルマリン固定後、パラフィン包埋された組織）

イプ分類」（32ページ参照）で解説したホルモン受容体やＨＥＲ２、Ｋｉ67も調べる項目に含まれています。検査の結果は、再発予測スコアとして０～１００の数値で点数化され、31以上は高リスク、18以上31未満は中間リスク、18未満は低リスクと分類されます。この分類で再発予測スコアが高リスクの患者さんには、再発予防として化学療法を行い、低リスクの患者さんには化学療法を避けてホルモン療法のみを行う、といった治療方針の目安にすることができます。中間リスクの患者さんへの治療をどうするかは、現在も精力的に検討されています。

　オンコタイプＤＸは、手術で切除された乳がん組織を用いて行われます。検査実施のためには、通常の臨床情報や病理検査結果に基づく条件が細かく規定されています。実際には①エストロゲン受容体陽性のステージⅠ／Ⅱかつリンパ節転移陰性乳がん、②閉経後エストロゲン受容体陽性のステージⅠ／Ⅱかつリンパ節転移陽性乳がんの患者さんが対象となります。

　オンコタイプＤＸをはじめとする多遺伝子検査は日本でも可能ですが、健康保険適用がなく（２０１６年12月現在）、いずれも高価です。そのため一般的には普及しているとはいえない状況です。しかし、臨床病理学的なマーカー（サブタイプ分類のバイオマーカーを含む）では識別することが難しい、高再発リスクの患者さん、あるいは化学療法が不要な患者さんを選び出すうえで重要な参考となる検査です。

　多遺伝子検査を受けるかどうかは、担当医ともよく相談し、納得のうえで判断することが求められます。

（吉田正行／病理科）

オンコタイプDX検査

増殖
Ki67
STK15
Survivin
Cyclin B1
MYBL2

エストロゲン
ER
PR
Bcl2
SCUBE2

参照
Beta-actin
GAPDH
RPLPO
GUS
TFRC

HER2
GRB7
HER2

浸潤
Stromelysin 3
Cathepsin L2

その他
CD68
GSTM1
BAG1

RS=
+0.47×HER2グループスコア
−0.34×エストロゲングループスコア
+1.04×増殖グループスコア
+0.10×浸潤グループスコア
+0.05×CD68
−0.08×GSTM1
−0.07×BAG1

カテゴリー	RS（0−100）
低リスク	18未満
中間リスク	18以上31未満
高リスク	31以上

21個の遺伝子による再発予測スコア（RS: Recurrence Score）を計算します。

分子標的薬

CDK4/6阻害薬

Ⅰ ▸ Ⅱ ▸ Ⅲ
（治験の進行段階）

細胞分裂にかかわるCDK4、CDK6と呼ばれるたんぱく質の働きを抑えるのがCDK4／6阻害薬です。ホルモン受容体陽性乳がんを中心に、3種類の薬が開発されています。

乳がんをはじめとするがん細胞は、細胞外部からの刺激や細胞分裂の制御機構が破綻することにより異常に増殖します。細胞分裂は間期（DNA複製期とその前後）と分裂期（実際に染色体と細胞が分裂する時期）に分かれており、それらをまとめて細胞周期と呼んでいます。通常、細胞周期の間の移行は、サイクリンとサイクリン依存性キナーゼ（CDK）と呼ばれる分子によって細胞分裂のアクセルとブレーキのバランスが調節され、正常な増殖が保たれています。CDK4／6はサイクリンのうちのサイクリンDと複合体をつくり、Rbたんぱくと呼ばれるがん抑制たんぱく質を変化させることで細胞周期を進める（細胞分裂を促進する）働きをもっています。

こうしたCDK4／6とサイクリンDの複合体がRbたんぱくを変化させる作用を抑えることで細胞増殖を抑制するのが、CDK4／6阻害薬です。ホルモン受容体陽性乳がんでは、CDK4／6の過剰発現や、サイクリンDをコー

パルボシクリブとフルベストラント併用の効果

第Ⅲ相試験の無増悪《ぞうあく》生存期間
（病気が悪化しないで生存している期間）

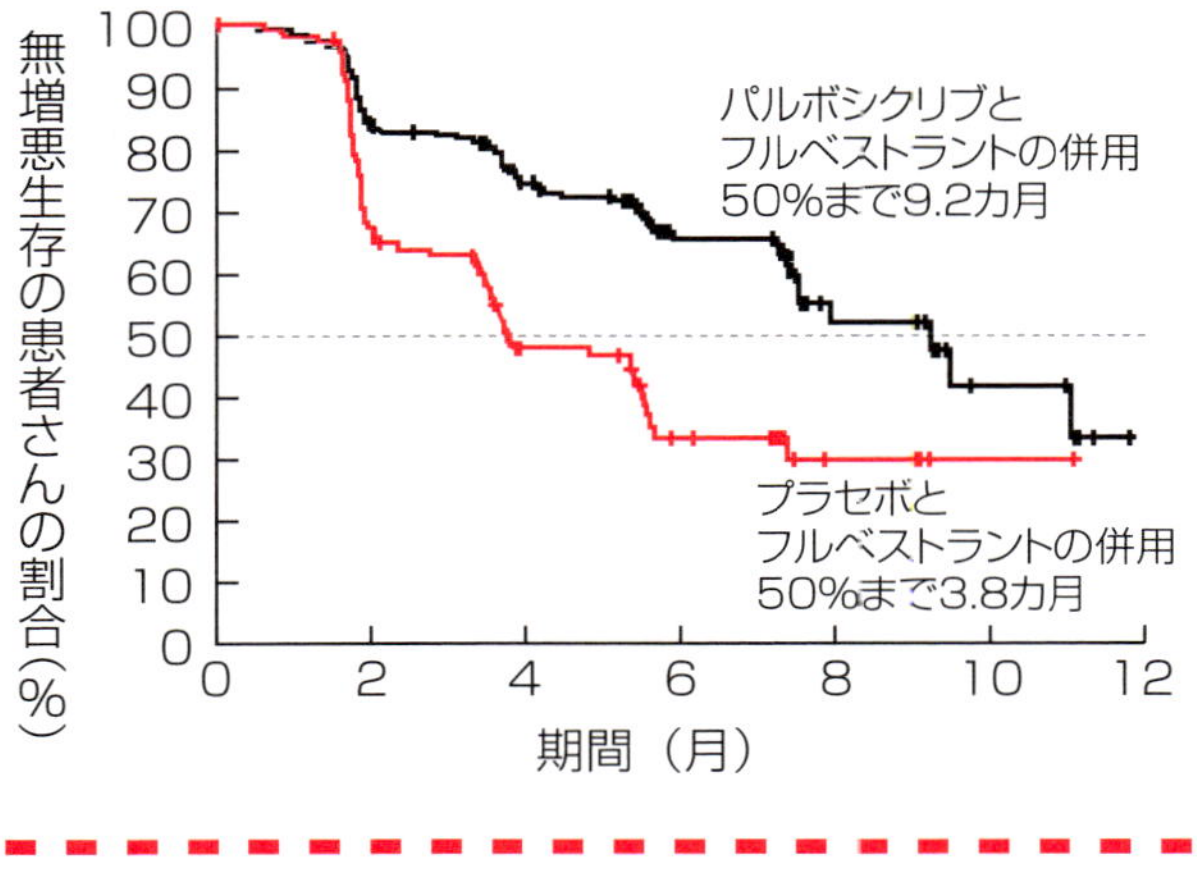

図の縦軸はがんが進行していない患者さんの割合、横軸が期間（月）を表している。患者さんの50%のがんが進行するまでの期間は、パルボシクリブとフルベストラントの併用を受けた患者さんでは9.2カ月、プラセボ（偽薬）とフルベストラントの併用を受けた患者さんでは3.8カ月であり、パルボシクリブを投与された患者さんのほうが期間が長い。

N Engl J Med 2015;373(3):209-219

CDK4/6阻害薬が細胞増殖を抑制

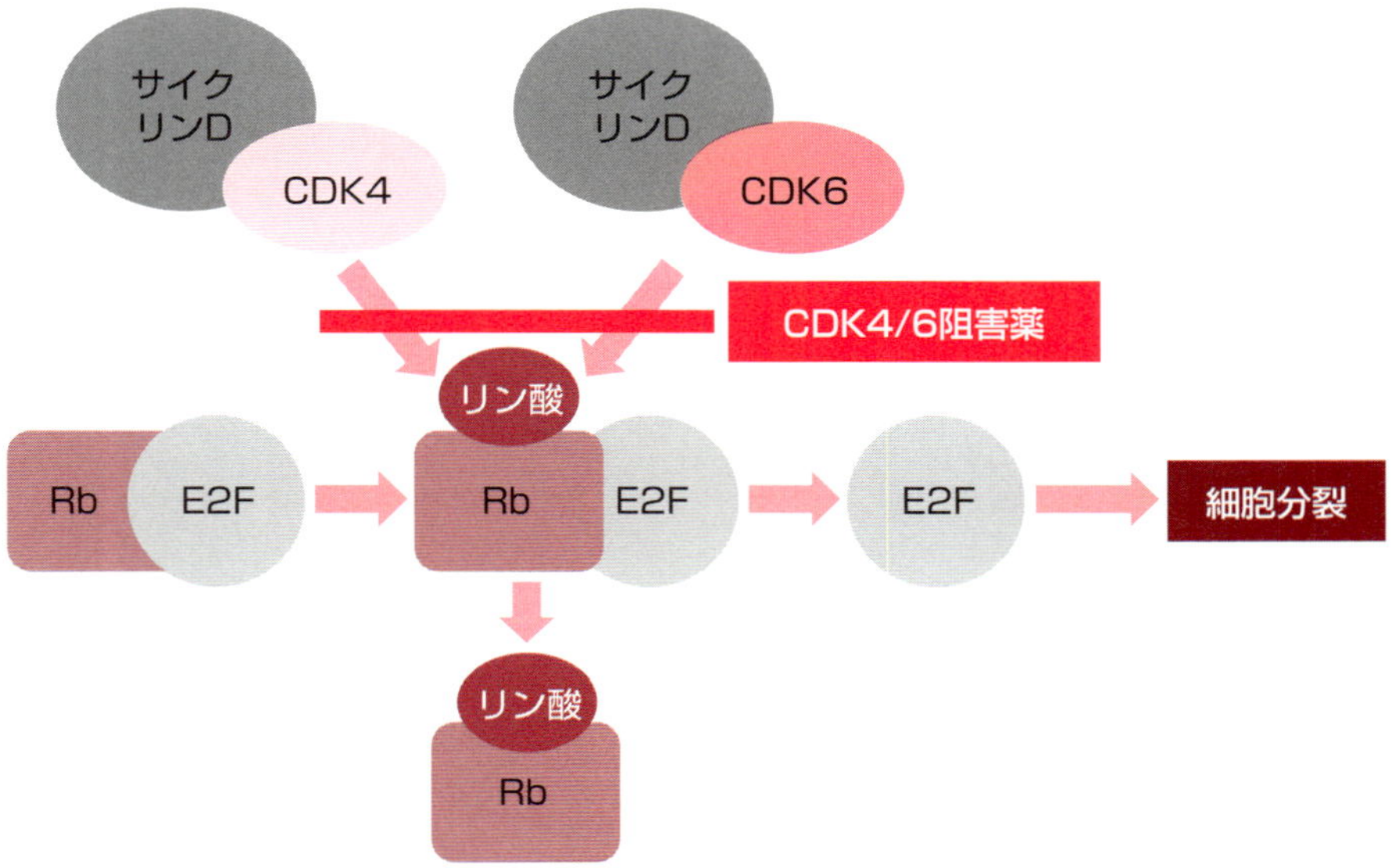

RbはE2Fと結合することによりE2Fの活性を抑えている。サイクリンDはCDK4またはCDK6と結合することにより、Rbをリン酸化（物質にリンを付加すること）する。リン酸化されたRbはE2Fから離れ、その結果、E2Fは細胞分裂を促進する。CDK4/6阻害薬はRbのリン酸化を抑制することにより、細胞分裂を抑制する。

ドする遺伝子の増幅が知られているため、ホルモン受容体陽性乳がんを中心としてＣＤＫ４／６阻害薬の開発が行われています。乳がんでは３種類のＣＤＫ４／６阻害薬が開発されており、それぞれパルボシクリブ、アベマシクリブ、およびリボシクリブと呼ばれています。

パルボシクリブは転移性乳がんに対し、ホルモン受容体陽性乳がんの二次ホルモン療法として、ステロイド性抗エストロゲン薬フルベストラント（商品名フェソロデックス）との併用で無増悪生存期間が良好であったことが示されています。また、ホルモン受容体陽性乳がんの一次治療として、アロマターゼ阻害薬との併用により、無増悪生存期間が良好でした。２０１７年11月に国内でも承認されました。

アベマシクリブも、一次ホルモン療法のアロマターゼ阻害薬との併用、および二次ホルモン療法のフルベストラントとの併用の治験が症例集積を終了しており、無増悪生存期間の延長が示されました。リボシクリブもアロマターゼ阻害薬との併用の治験が行われています。

また、パルボシクリブやリボシクリブで術前薬物療法への併用が、パルボシクリブやアベマシクリブで術後ホルモン療法への併用が、研究されています。

今後は、ＣＤＫ４／６阻害薬は転移性乳がんのみならず、早期乳がんの術前術後薬物療法としても研究が進んでいくと考えられます。

（下村昭彦／乳腺・腫瘍内科）

分子標的薬

PARP阻害薬

Ⅰ　Ⅱ　Ⅲ
（治験の進行段階）

BRCA1／2遺伝子変異は、遺伝性乳がんのリスクとなります。この変異に対し、〝合成致死〟と呼ばれる機構を通じて抗腫瘍効果を発揮する、PARP阻害薬が治験中です。

乳がんのうち、約5～10％が遺伝性であることが知られています。遺伝性乳がんの原因となる遺伝子はいくつか判明していますが、ほとんどがBRCA1／2と呼ばれるたんぱく質の遺伝子の変異によることがわかっています。

BRCA1／2遺伝子はいずれもがん抑制遺伝子として知られ、BRCA1／2はDNAの傷を治す働きをもっています。BRCA1／2遺伝子に変異があると、なんらかの理由でついた遺伝子の傷を治すことができなくなるため、がんが引きおこされやすくなります。

BRCA1／2遺伝子変異は、遺伝性乳がん、遺伝性卵巣がんなどのリスクとなり、これが原因で発症したがんは、遺伝性乳がん卵巣がん(HBOC)と呼ばれています。遺伝性乳がんの特徴としては、若年での発症が多いこと、トリプルネガティブ（ホルモン受容体陰性／HER2陰性）乳がんが多いことなどが知られています。

細胞内に存在する酵素の一種にPARP：Poly (adenosine triphosphate-ribose) polymeraseと呼ばれるたんぱく質があり、これもDNAの傷を治す働きをもっています。

PARPは抗がん薬によって傷つけられたがん細胞のDNAの修復にかかわっているともいわれ、抗がん薬の使用における耐性化にもなんらかの影響を与えているとの指摘もあります。DNAは2本の鎖が連なって存在しますが、2本のうち1本に傷がついたときにDNAを修復するのがPARPの働きです。

一方、DNAの2本の鎖の両方に傷がついたときに傷を修復するのがBRCA1／2です。PARPとBRCA1／2とは、互いに補い合いながらDNAの損傷を修復する役割を担っており、どちらか一方の機能が低下すると、他方が活性化されると考えられています。

たとえば、なんらかの原因でDNAの鎖の1本だけが傷ついた場合に、もしもPARPがうまく働かず、傷が修復されないまま細胞が複製

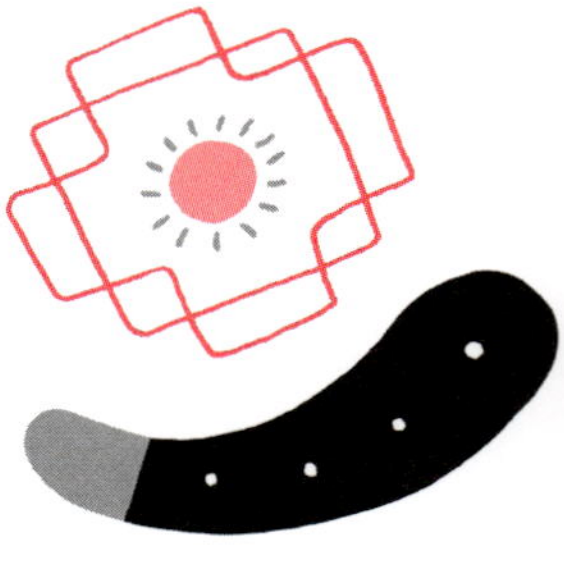

合成致死のしくみ

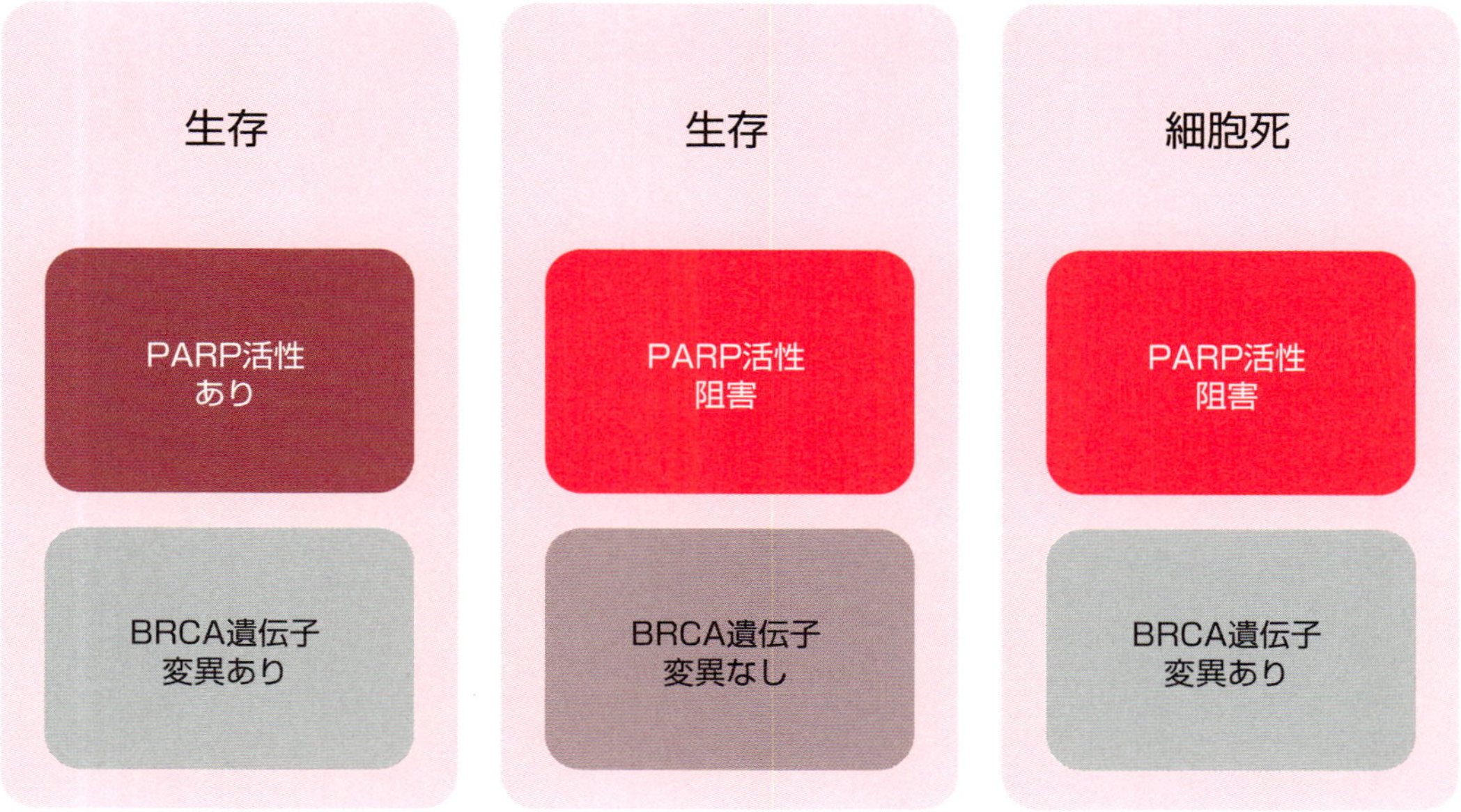

・BRCA遺伝子変異があってもPARPが機能していれば細胞は生存できる。
・PARP活性が阻害されてもBRCA遺伝子変異がなければ細胞は生存できる。
・BRCA遺伝子変異がある場合にPARP活性が阻害されると細胞は生存できず細胞死が引きおこされる。

されると、ＤＮＡは２本とも傷がついてしまいます。ただし、ＢＲＣＡ１／２が正常に働いていれば、それらの傷は修復されます。

　しかし、ＢＲＣＡ１／２遺伝子に異常があり、ＢＲＣＡ１／２の機能が低下している場合には、修復ができません。ＤＮＡの修復ができなくなると細胞は生きていられなくなり、細胞死が引きおこされます。ＰＡＲＰ阻害薬は、このしくみを利用し、あらかじめＰＡＲＰの働きを阻害して、合成致死（上図参照）を促し、がん細胞を死滅させようと開発された薬です。

　いくつかのＰＡＲＰ阻害薬が乳がんで開発されていますが、最も開発が進んでいるのがオラパリブです。オラパリブは米国では再発卵巣がんに対して承認を得ています。オラパリブの第Ⅲ相試験はＢＲＣＡ１／２遺伝子変異をもつ再発トリプルネガティブ乳がんに対するもので、オラパリブ群は主治医選択治療群と比べて無増悪生存期間が良好であり、日本でも２０１８年６月にＢＲＣＡ１／２変異陽性ＨＥＲ２陰性進行乳がんに承認されました。また、ＢＲＣＡ１／２遺伝子変異をもつ乳がんの術後治療への追加の治験が行われています。

　そのほか、ベリパリブやニラパリブ、タラゾパリブといったＰＡＲＰ阻害薬が開発されています。

（下村昭彦／乳腺・腫瘍内科）

分子標的薬

免疫チェックポイント阻害薬

Ⅰ　Ⅱ　Ⅲ
（治験の進行段階）

がん細胞が免疫細胞から逃れるしくみを抑え、免疫機能を活性化させる免疫チェックポイント阻害薬は、ホルモン受容体・HER2陰性の乳がんを中心に開発が進められています。

ほとんどのがん細胞は体の中で異物としてとらえられ、細菌などと同様にリンパ球を中心とした免疫細胞からの攻撃を受け、体内から排除されます。一方、過剰な免疫はアレルギーや自己免疫疾患といった別の疾患を引きおこすため、体は免疫細胞の活動を抑制するしくみをもっています。排除されないがん細胞は体の中で生き残るために、この免疫細胞を抑制するしくみを悪用していることがわかってきました。そのなかで中心的な役割を果たしている分子に、CTLA-4（細胞傷害性T細胞抗原-4）とPD-1（プログラム細胞死1たんぱく）、そこに結合するPD-L1（リガンドと呼びます）とがあります。

慢性炎症がおこると、過剰な免疫を抑制するためにリンパ球（T細胞）上にCTLA-4が発現します。がんは慢性炎症状態にあり、がん患者のリンパ球にはCTLA-4が多く現れることが知られています。CTLA-4に結合してその働きを抑えることでリンパ球を再活性化させるのが抗CTLA-4抗体です。

過剰な免疫を抑える別の働きがPD-1とP

トリプルネガティブ乳がんに対するペンブロリズマブのがん縮小効果（第1相試験）

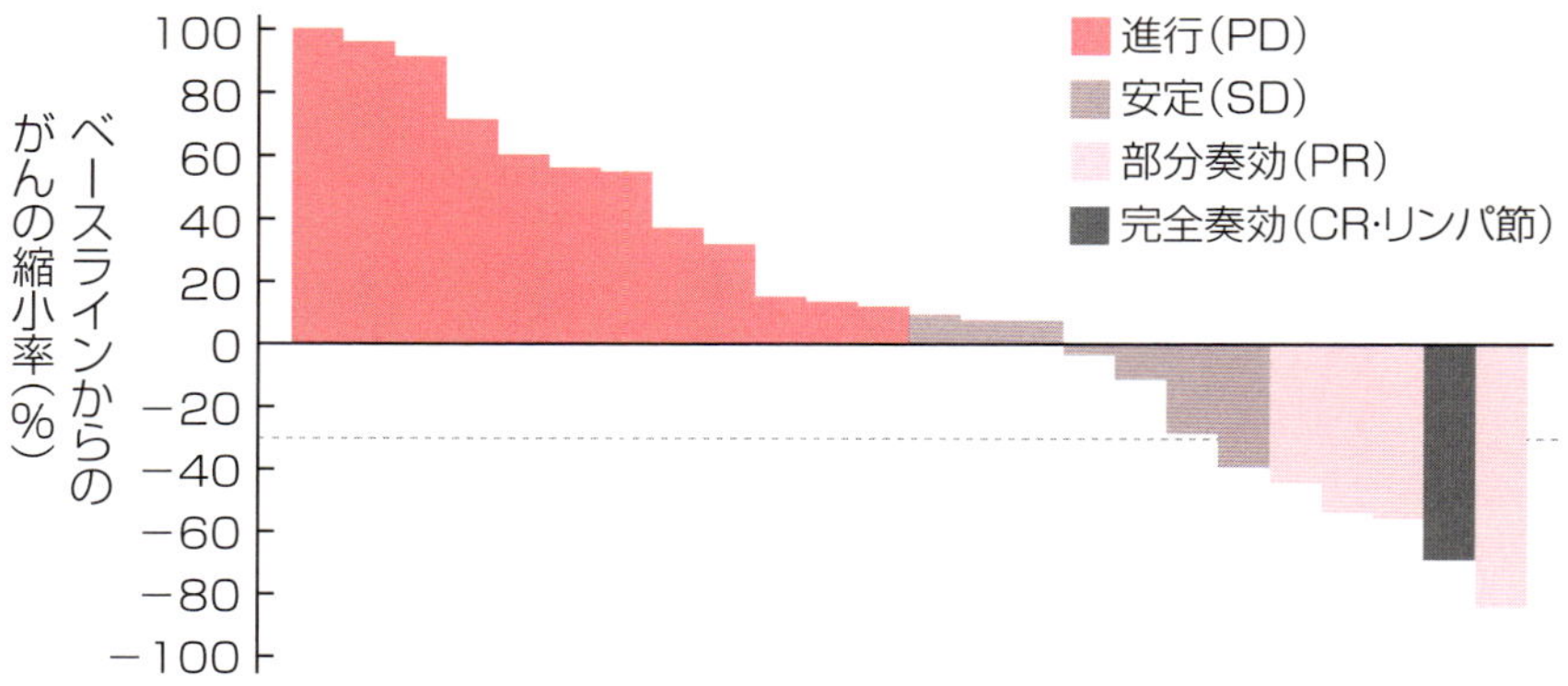

1本の棒が1人の患者さんの治療前後のがんの大きさの変化を示す。この試験の結果、30%以上がんが小さくなった人の割合は27人中5人（18.5%）。

J Clin Oncol. 2016 20;34(21):2460

免疫チェックポイント阻害薬の作用

正常な免疫細胞（T細胞）は抗原提示細胞から情報を得て異物を排除する。

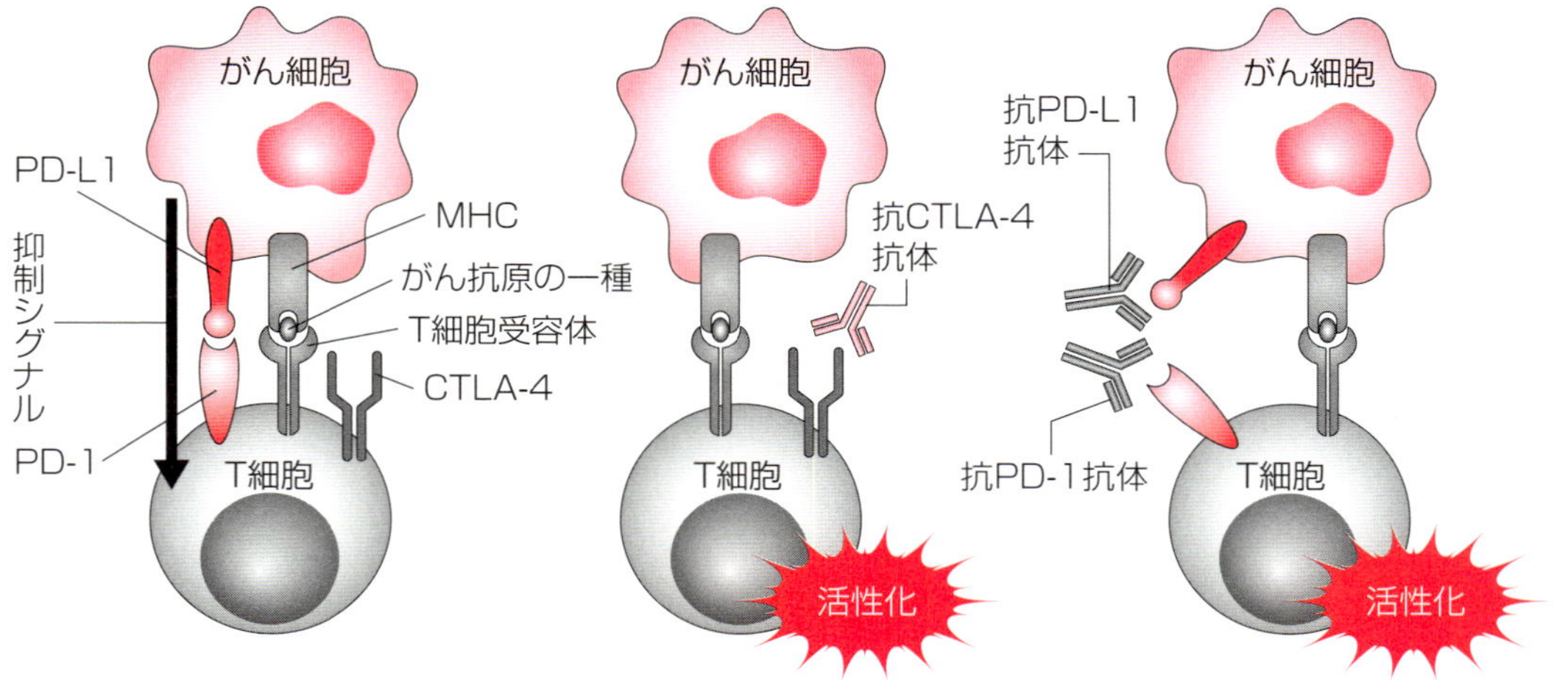

慢性的に免疫が活性化した状態になると、リンパ球（T細胞）上にCTLA-4が現れ免疫を抑える。また、がん細胞にはPD-L1という分子が現れ、PD-1と結合することにより免疫を抑制する。

抗CTLA-4抗体はCTLA-4の働きを抑えることで、リンパ球を再活性化する。

抗PD-L1抗体、抗PD-1抗体はPD-L1とPD-1の結合を妨げ、リンパ球を再活性化する。

＊MHCは細胞表面に出ているたんぱく質。リンパ球（T細胞）はMHCによって自己と非自己を認識している。

D‐L1によるものです。PD‐1はリンパ球上に現れ、PD‐L1と結合してリンパ球の働きを抑える信号をリンパ球に送ります。PD‐L1は過剰免疫を抑えるために抗原提示細胞上に、また免疫機構から逃れるためにがん細胞上に発現します。この働きを抑えることによりリンパ球を再活性化させるのが抗PD‐1抗体、抗PD‐L1抗体です。

抗CTLA‐4抗体であるイピリムマブ（商品名ヤーボイ）や抗PD‐1抗体であるニボルマブ（商品名オプジーボ）、ペンブロリズマブ（商品名キイトルーダ）などは、悪性黒色腫や肺がんで先行して開発され、日本国内でも販売されています。乳がんのなかでは特にトリプルネガティブ（ホルモン受容体陰性／HER2陰性）乳がんや、HER2陽性で免疫細胞を刺激する性質（免疫原性）が強い乳がんが、免疫チェックポイント阻害薬の開発の中心であると考えられています。

トリプルネガティブ乳がんに対するペンブロリズマブ（抗PD‐1抗体）の第Ⅰ相試験では、奏効割合が18・5％であり、第Ⅰ相試験としては非常に良好な成績でした。現在、さまざまな免疫チェックポイント阻害薬が乳がんを対象に開発されており、第Ⅲ相試験が行われています。

（下村昭彦／乳腺・腫瘍内科）

遺伝子パネル

Ⅰ　Ⅱ　Ⅲ
（臨床試験の進行段階）

限られた遺伝子異常を一括で調べる遺伝子パネルという手法を用い、乳がんの罹患《りかん》や術後の再発危険性の予測、遺伝子異常に対応する薬の効果など多くの研究を実施中です。

ゲノムとは、ＤＮＡからなる生命の設計図であり、細胞の核に存在します（下図参照）。がんが増えたり、生き延びたりするためには、ゲノムの一部である遺伝子（エクソン領域）からたんぱく質をつくって、それが機能することが必要です。

近年、乳がんにおいてもゲノムの異常や遺伝子の異常を調べる研究が進んでいます。乳がんと正常な細胞のゲノムの異常や遺伝子の異常を比べることで、がんに特化した治療が行えたり、開発できたりすると考えられるためです。

今までは費用や検査の大変さの問題で、たんぱく質にかかわるエクソン領域だけを調べる解析が行われていましたが、近年、解析技術の向上に伴って全ゲノムの解析が容易に行えるようになりました。これに伴い、がんが正常細胞と違う点として、遺伝子だけではないゲノムの異常を有することもわかってきています。

たとえば、ある報告では、５６０の乳がん患者さんの検体で全ゲノムシークエンス（＊）を行ったところ、93種類のゲノム異常が認められた

ゲノムとエクソン

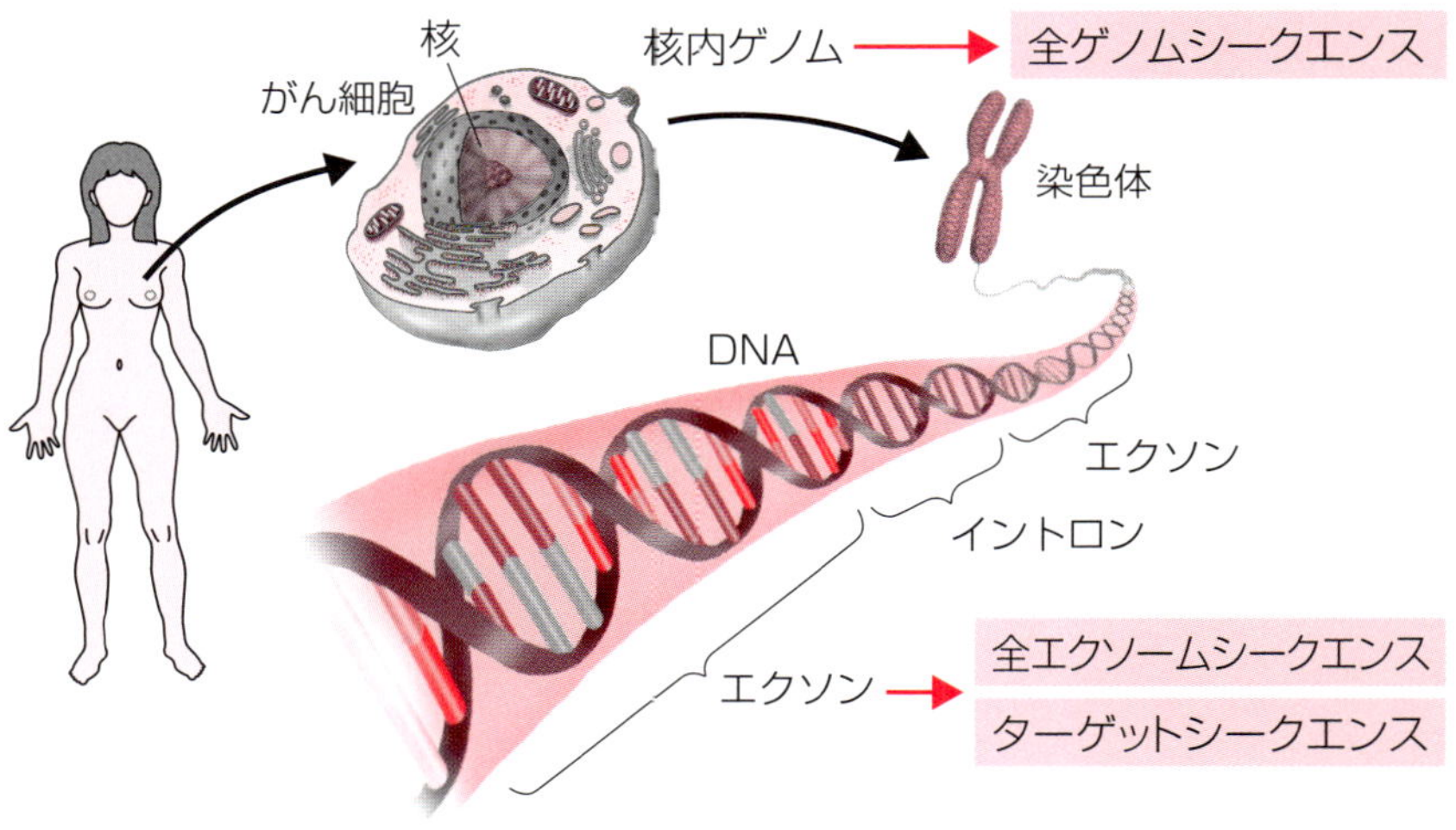

＊ゲノムシークエンス：ゲノムDNAの配列を解析する方法

シークエンスの種類と利点・欠点

方法	利点	欠点
全ゲノムシークエンス （全ゲノムを解析する）	・全ゲノムの解析ができる ・全タイプの変異を調べることができる	・検査費用が高い ・膨大な検体の解析には時間がかかる ・ほかのシークエンスより見落としが多い
全エクソームシークエンス （たんぱく質の設計図であるエクソン領域だけを解析する：全ゲノムの1～1.5%）	・全ゲノムシークエンスの約半分のコストで済む ・全ゲノムシークエンスに比べ、まれな変異の見落としが少ない	・全ゲノムの1.0～1.5%しか解析しない ・融合遺伝子およびがん遺伝子を見落とす頻度が高まる
ターゲットシークエンス （特定の遺伝子異常だけを解析する）	・ほかのシークエンスよりコストが安い ・まれな変異であっても、その変異に限定した検査をすれば、見落としが少ない	・パネルに含まれない多くの変異を見落とす ・対象となるがんによって、特徴的な変異が異なる

と報告されています。

現在は研究としてですが、ターゲットシークエンスという、限られた遺伝子異常の有無を一括で調べる方法（遺伝子パネル）が出現しています。遺伝子パネルは、がん組織だけではなく、健常な人の採血や組織を用いて検査を行うこともあります。

たとえば、健常な人で乳がんの遺伝子検査を行う場合には、乳がん罹患リスクを予測することに使える可能性があります。また、乳がん術後に乳がんの組織を用いて遺伝子パネルの検査を行うと、再発危険性が予測できる場合があります（乳がんのバイオマーカー32ページ、多遺伝子アッセイ102ページなどの項参照）。

さらに、がん組織を調べる場合には、がん特有の遺伝子異常を調べることができるため、その異常が治療の対象となりうるかもしれません。しかし、実際にその遺伝子異常が乳がん治療のターゲットとして定評を得て、そのターゲットに対する薬剤が実際の医療現場で使われるところまで確立したものは、HER2遺伝子の増幅乳がん（HER2陽性乳がん）に対する抗HER2薬しかありません（次ページ表参照）。

また、近年はある治療薬を使うためには、対象となる遺伝子異常を特定の検査方法で検査した場合のみ、保険で承認されているもの（コン

■悪性腫瘍の種類と分子標的治療の指標となるバイオマーカー

がん種	バイオマーカー	治療薬
乳がん	HER2遺伝子増幅	・トラスツズマブ ・ペルツズマブ ・トラスツズマブエムタンシン ・ラパチニブ
白血病	BCR-ABL転座	・イマチニブ ・ダサチニブ ・ニロチニブ ・ボスチニブ
GIST（gastrointestinal stromal tumor：消化管間質腫瘍）	KIT、PDGFRA変異	・イマチニブ ・スニチニブ ・レゴラフェニブ
大腸がん	KRASまたはNRAS変異なし	・セツキシマブ ・パニツムマブ
胃がん	HER2遺伝子増幅	・トラスツズマブ
肺がん	EGFR遺伝子変異	・ゲフィチニブ ・エルロチニブ ・アファチニブ ・オシメルチニブ
肺がん	ALK融合遺伝子	・クリゾチニブ ・アレクチニブ ・セリチニブ
メラノーマ（悪性黒色腫）	BRAFV600変異	・ベムラフェニブ ・ダブラフェニブ

パニオン診断薬）もあります。よって、今後、遺伝子パネルでみつかった異常の結果のみをもとに、新薬を治療に導入できるかどうかは、まだまだ不確定な状況です。

国立がん研究センター中央病院では、「ＴＯＰ－ＧＥＡＲ（Trial of Onco-Panel for Gene-profiling to Estimate both Adverse events and Response by cancer treatment）プロジェクト」という、網羅的な遺伝子検査プロジェクトを開始しています。ここでは、乳がん患者さんに限りませんが、対象となる患者さんの検体にＮＣＣオンコパネル（NCC Onco - Panel）という遺伝子パネルを用いて、１２０あまりの遺伝子の異常を一括で検査します。この遺伝子異常に対応する未承認薬があった場合には、標準治療が終了した患者さんへ、第Ｉ相試験参加という形で、遺伝子異常と関連がある治験を提案できる可能性があります。

海外では、がんの遺伝子異常に基づいて薬剤の効果をみる試験が、いくつか行われています。特に乳がんでは、術前薬物療法としてバイオマーカーに基づいて新薬の効果をみる第Ⅱ相試験（Ｉ－ＳＰＹ２試験）が、米国において多施設共同で行われています。乳がんに限らず、固形がん全般で、バイオマーカーに基づいて新薬の効果をみる試験として、米国ではＮＣＩ－ＭＡＴＣＨ試験やＮＣＩ－ＭＰＡＣＴ試験が行われています。

今後は日本でも、バイオマーカーに基づいた分子標的薬の開発が進んでいくことが期待されます。

（下井辰徳／乳腺・腫瘍内科、希少がんセンター）

遺伝性乳がん

生まれつきの遺伝子異常によりがん発症のリスクが高くなる場合があります。専門医への相談、定期検診が重要で、発症予防のため、抗エストロゲン薬内服や切除も考えられます。

日本人の乳がんの13・5％（約8人に1人）に家族歴が認められると報告されています。家族歴陽性乳がんの一部が遺伝性乳がんと考えられます。というのは、同じ家に住み食生活をともにする家族が共有する生活習慣や環境要因も、がんの発症に関係することがあり、家族歴陽性であっても遺伝性でない場合も考えられるためです。

遺伝性のがんは常染色体優性遺伝という形式で発症する場合が多く、両親から受け継いだ一対の遺伝子のどちらかに生じた異常ががん発症の原因となります。がん細胞を調べると、もう一方の正常遺伝子にも異常がみつかり、正常な遺伝子に発生した異常は後天的なもので、細胞ががん化する場合には一対の遺伝子の両方に異常が生じていると考えられます。

遺伝性の場合にはもともと片方の遺伝子に異常を生じているため、正常の遺伝子に1回傷がつくだけで細胞ががん化するのです。そのため遺伝性のがんでは本人、あるいは家族に若年発症がんが多く認められるという特徴があります。さらに原因遺伝子は親から子どもに50％の確率で受け継がれ、受精卵に生じた異常は全身の細胞に伝えられるので、複数の臓器にがんを発症することもあります。

■家族性乳がん発症者の家族歴とBRCA1/2遺伝子変異

	家族歴の特徴		BRCA1/2遺伝子の変異陽性率
家族歴	本人を含む第2度近親内*に40歳未満の乳がん	あり	12/26名（46.2％）
		なし	22/96名（22.9％）
	本人を含む第2度近親内といとこに40歳未満の乳がん	あり	14/29名（48.3％）
		なし	20/93名（21.5％）
	本人を含む第2度近親内に両側性乳がんあるいは卵巣がん	あり	23/60名（38.3％）
		なし	11/62名（17.7％）

＊第2度近親内とは、当人からみた場合に祖父母、おじ、おば、孫までの範囲の血縁者を指す。

Sugano K. et al. Cancer Sci 2008.99:1967-1976,

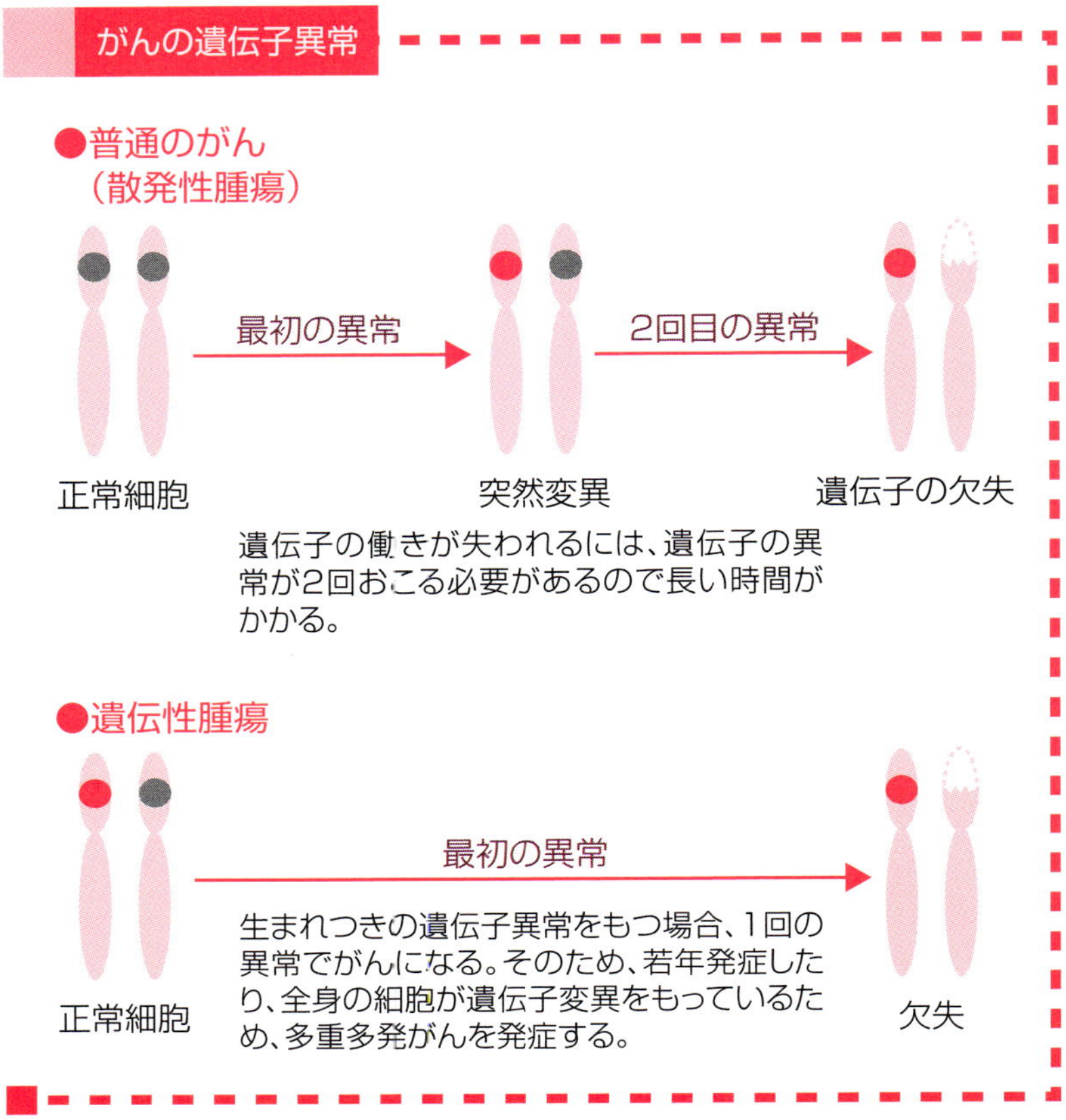
がんの遺伝子異常
●普通のがん
（散発性腫瘍）
最初の異常
2回目の異常
正常細胞
突然変異
遺伝子の欠失
遺伝子の働きが失われるには、遺伝子の異常が2回おこる必要があるので長い時間がかかる。
●遺伝性腫瘍
最初の異常
生まれつきの遺伝子異常をもつ場合、1回の異常でがんになる。そのため、若年発症したり、全身の細胞が遺伝子変異をもっているため、多重多発がんを発症する。
正常細胞
欠失

●遺伝性乳がん卵巣がんと診断されたら

遺伝性乳がん卵巣がん（ＨＢＯＣ：Hereditary Breast and Ovarian Cancer）はＢＲＣＡ１遺伝子とＢＲＣＡ２遺伝子（合わせてＢＲＣＡ１／２と書く）のどちらかに生じた遺伝子変異が原因でおこります。ＨＢＯＣでは乳がんに加えて、女性では卵巣がん、男性では前立腺《ぜんりつせん》がん、そのほかに膵臓《すいぞう》がん等も発症する場合があります。

遺伝子検査で術前にＨＢＯＣと診断された場合、残存乳腺のがん発症予防のため乳房全摘術を実施する場合があります。ＨＢＯＣを発症した乳がん患者では、反対側の乳房の乳がん発症リスクは初発乳がん術後10年で約40％とする報告があり、もう一方の乳房の定期検診も重要です。またＨＢＯＣでは卵巣がんを発症する場合もあります。卵巣がんは早期診断が難しい疾患であることに加え、女性ホルモンを産生する卵巣の切除により、乳がんの発症予防効果も期待されることから、予防的に卵巣と卵管を切除するリスク低減卵巣卵管切除術（ＲＲＳＯ）が実施される場合があります。

同様に乳がんについてもリスク低減乳房切除術（ＲＲＭ）、あるいは女性ホルモン（エストロゲン）の働きを抑制して、乳がんの発症を予防する作用のあるタモキシフェンの内服が行われる場合もあります。現在のところ遺伝子検査やＲＲＳＯ、ＲＲＭはすべて自費診療で行われています。乳がんの術後であれば、タモキシフェンの内服は保険診療で可能です。

●そのほかの遺伝性乳がん

ＨＢＯＣ以外の遺伝性乳がんとしては、リー

・フラウメニ症候群やカウデン病、遺伝性びまん性胃がん等の疾患が知られています。リー・フラウメニ症候群は35歳以下発症の若年発症乳がん、骨軟部肉腫や小児がん等の既往歴や家族歴のある症例で考慮する必要があります。

遺伝性乳がんの診断には発症年齢や家族歴に加え、乳がんの臨床所見等も含めた詳しい検討が必要なので、遺伝性腫瘍を専門とする医師や遺伝カウンセラーによる遺伝カウンセリングを受けることが勧められます。

（菅野康吉・吉田輝彦／遺伝子診療部門）

■遺伝性乳がんの原因遺伝子と臨床的特徴

病名	原因遺伝子名	臨床的特徴および家族歴
遺伝性乳がん卵巣がん	*BRCA1*	トリプルネガティブ乳がん、漿液《しょうえき》性卵巣がん、卵管がん（BRCA1>BRCA2）
	BRCA2	男性乳がん、前立腺《ぜんりつせん》がん、膵臓《すいぞう》がん（BRCA2>BRCA1）
リー・フラウメニ症候群（Li-Fraumeni）	*TP53*	若年発症乳がん（35歳以下）、葉状《ようじょう》肉腫、骨軟部肉腫、副腎《ふくじん》皮質がん、脳腫瘍、白血病
カウデン病（Cowden）	*PTEN*	乳がん、子宮がん、甲状《こうじょう》腺《せん》がん、食道多発ポリープ、血管腫、消化管ポリープ、長頭症
遺伝性びまん性胃がん	*CDH1*	スキルス胃がん、乳腺小葉がん

遺伝的ハイリスク女性に対するMRI検診

遺伝性乳がんも早期に診断できれば、一般の乳がんと比べて生命予後には影響しないことが報告されています。欧米ではハイリスク女性におけるMRI検診に関して多くの研究がなされ、MRIの感度がマンモグラフィや超音波に対して圧倒的に高いことが報告されています。

BRCA1／2遺伝子変異陽性者に対する乳がん検診は25～30歳での開始が推奨されており、若年者が対象となることが多いのが特徴です。この遺伝子変異陽性者を対象とし、電離放射線を用いた被ばく検査歴と乳がん罹患リスクを分析した大規模な研究で、30歳未満では被ばくによる乳がん罹患リスクの上昇がみられたことから、若年では電離放射線を利用したマンモグラフィの使用は慎重に検討する必要があり、診断精度・安全性を重視するとMRIが有効と考えられています。しかし、MRI検診の不利益として造影剤による副作用、費用、時間、偽陽性の増加とそれに伴う生検の増加等が挙げられます。個別のリスクに最適の検査方法が求められています。

（菊池真理／放射線診断科）

遺伝カウンセリング

がんになりやすい遺伝的な体質をもつとわかった場合、そのことを正しく理解し、どう対応するか自ら決めていかなければなりません。そのための支援体制の整備が急務となっています。

「若くしてがんになった」、「血縁関係にある人でがんになった人が多い」、「再発ではなく、自分自身、何度かがんになった」といったような経験がある人がいるかもしれません。これらの特徴をもつ人は、〝生まれつきがんになりやすい遺伝的な体質〟をもっている可能性があります。こうした遺伝的な体質をもっている人と血縁関係にある人（親、子ども、兄弟姉妹、祖父母、孫、おじ、おば、いとこなど）も、同じ体質をもっている可能性があります。遺伝的な体質が原因で発症したがんを「遺伝性腫瘍」と呼んでいます。

遺伝カウンセリングでは、遺伝的な体質でがんになりやすいのはどうしてか、家族で遺伝情報を共有しているのはどうしてか、同じ体質をもつ可能性がある人は誰か、病気の予防・早期発見のために行えることは何か、遺伝子の検査をすることのメリットやデメリット、遺伝子の検査の限界、などの内容についてわかりやすく情報を提供しています。

また、「遺伝性腫瘍」という状況に対する気持ちや、社会的な問題について話し合うことができます。クライエント（来談者）は、自分の病気のことを正しく理解し、医療者と話し合い、ともに考えたうえで自らの意思に基づいた決定を行います。遺伝カウンセリングはそのための支援を行う場です。

近年、私たちの身体の設計図である「遺伝子」の解析技術が急速に発展し、私たちは遺伝子の情報を以前に比べると容易に手に入れることができるようになりました。その一方で、遺伝子の情報は、

①自分自身に将来おこりうることを示す／予測する（たとえば、生涯のうちに「必ずがんにかかる」ということを示す）。
②自分一人の情報ではなく家族で共有している（がんになりやすい体質が、子どもに遺伝しているかもしれない）。
③一生涯変わらない。
④個人の特定につながりうる。

という特徴があり、特別な配慮が必要です。また、遺伝子の情報が保険加入や就職の際に利用される懸念も出てきています。このように、「遺伝」情報は特殊な情報といえます。

家系図の一例（仮想症例）

P↗は、クライエント（来談者）を示している。クライエント本人（Ⅲ－4）の乳がん、母（Ⅱ－3）の乳がんと卵巣がん、娘（Ⅳ－6）の乳がんをはじめ、家系内で遺伝性乳がん卵巣がん（HBOC : Hereditary Breast and Ovarian Cancer）に特徴的ながんの家族歴が認められ、HBOCである可能性が高いと考えられる（実際の家系図よりも、情報を簡略化して示している）。

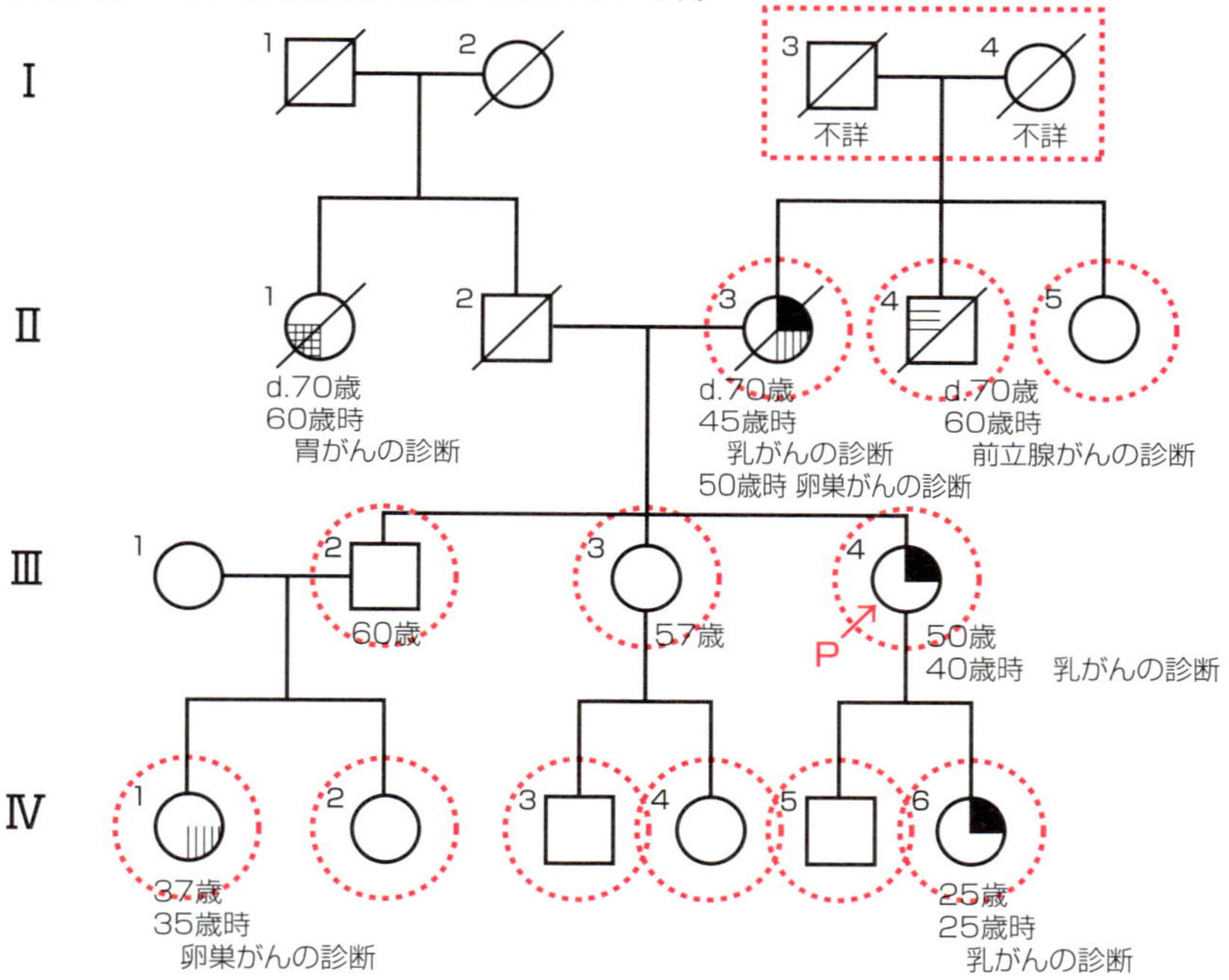

各世代をⅠ、Ⅱ、Ⅲ、Ⅳとし、各個人に番号を付している。

＊Ⅰ－3、Ⅰ－4の詳しい情報は不明だが、子であるⅡ－3およびⅡ－4がHBOCの人がかかりやすいがんを発症しており、どちらかの人が遺伝性乳がん卵巣がんの原因遺伝子に病的変異をもっている（がんになりやすい体質をもっている）可能性があると考えられる。

＊Ⅲ－2の男性（60歳）は、現在のところ明らかながんを発症していないが、Ⅳ－1が卵巣がんを発症していることから、遺伝子の変異をもっている可能性が高いと思われる。HBOCの場合、男性は女性に比べてがんを発症する確率が低いため、みかけ上、遺伝していないようにみえることがあるが、注意が必要である。

＊Ⅲ－3の女性（57歳）は、遺伝子変異をもっていない可能性もあるが、まだがんを発症していないだけかもしれない。

＊Ⅱ－1の胃がんは、HBOCとは関係なく、一般的ながん罹患と考えられる。

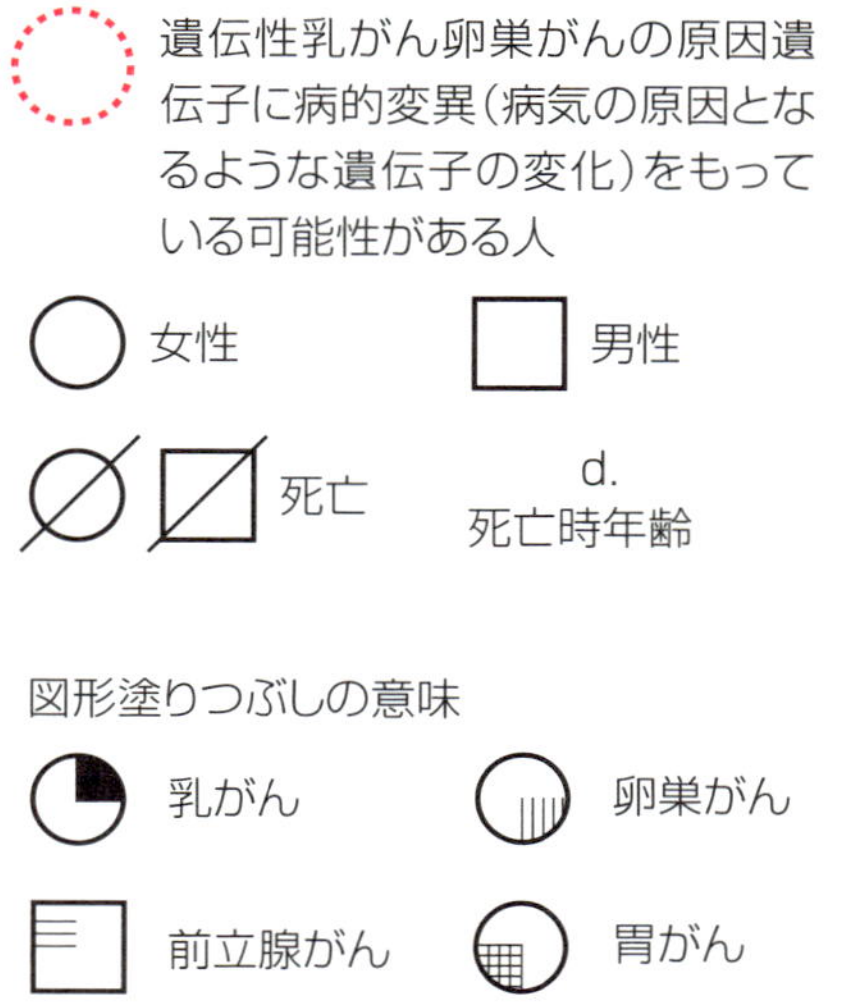

●乳がんの遺伝カウンセリング

遺伝性腫瘍にはさまざまな種類があり、血縁関係がある人に乳がん患者が多くみられるもの、大腸がん患者が多くみられるものなど、それぞれに特徴があります。乳がんが発症しやすい遺伝性腫瘍には、「遺伝性乳がん卵巣がん」「カウデン病」「リー・フラウメニ症候群」「遺伝性びまん性胃がん」「ポイツ・ジェガース症候群」などがあります。このなかで最も頻度が高いものは遺伝性乳がん卵巣がんで、血縁者に乳がん、卵巣がん、前立腺がん、膵臓がんにかかった人が多い、若くしてこれらのがんを発症したというような特徴がみられます。

前ページの家系図に例を示しました。図の矢印（P↗）が、家族にがんの人が多いことから遺伝カウンセリングに来談した当人です。図は家族のなかでどのようながんがどのような時期に発症しているのかをクライエントにたずねて作成した家系図です。遺伝カウンセリング担当者は、本人や家族のなかでおこっているがんの種類・特徴などから、予想される遺伝性腫瘍について、個人の状況に合わせた情報を提供します。また、心理社会的問題について話し合います。来談した個人の状況には、どれ一つとして同じものはありません。遺伝カウンセリングは、クライエントと医療者が対話をもつなかで、クライエントが情報や状況を正しく理解し、正しい理解に基づいたクライエント自身の意思決定を支援する取り組みなのです。

●遺伝カウンセリングの現状と今後の見通し

遺伝性腫瘍の遺伝カウンセリングを実施している医療機関は増加してきていますが、がん治療機関のすべてで行われているわけではありません。また、保険診療で行われるものは一部で、自費診療となっている場合もあります。さらには、国内では遺伝学的検査（遺伝子の検査等）を自費診療で行うと高額な費用がかかります（海外では各種保険の適用となっている場合もあります）。

２０１６年4月には、2種類の遺伝性腫瘍に関連する遺伝学的検査とその診療が新たに保険収載され、保険診療として受診できる遺伝性腫瘍の種類は今後も増えていくと思われます。一方で、遺伝子の検査を実施したあとのフォローアップ（検診等）の体制（特に未発症者対象）が未整備の場合もあり、体制整備が急務となっています。遺伝子パネルを用いた検査も利用拡大が予想されており、ますます遺伝カウンセリングの重要性が増すと考えられます。

（田辺記子／遺伝子診療部門　認定遺伝カウンセラー）

乳がん治療と妊娠・出産の希望

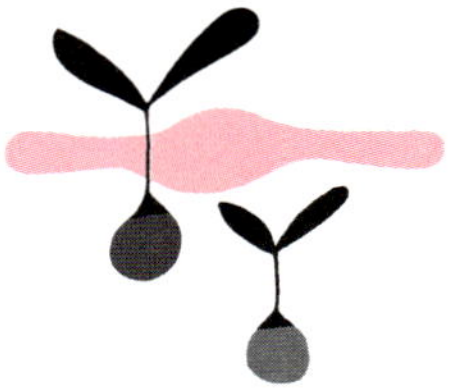

近年、がんに対する治療の進歩により、多くの患者さんが「がん」を克服することができるようになっています。そのため、がん治療後に妊娠・出産することも可能となってきました。

ただし、がんに対する薬物療法や放射線療法、一部の外科治療によって、「妊娠する能力」が低下することがわかっています。乳がんは比較的若い年齢での発症が多く、がん治療に伴う生殖機能の低下と、その機能を保つ方法について理解したうえで、治療選択をすることが大切です。

乳がん治療が生殖機能に与える影響としては、化学療法やホルモン療法による卵巣機能低下や性欲消失などが挙げられます。卵巣機能への影響は、患者さんのもともとの卵巣機能（個人差があります）、年齢、治療の内容によっても異なりますが、将来妊娠・出産を希望する場合は、治療開始前に担当医と「不妊のリスク」や「機能を保つ方法」について話し合い、必要に応じて生殖医療専門家を受診することが勧められます。

具体的には、パートナーがいる場合は受精卵（胚）凍結保存、パートナー不在の場合は未受精卵凍結保存、あるいは卵巣凍結保存が選択可能です。それぞれ、がん治療後の妊娠のしやすさや、費用、処置に要する時間が異なるので、生殖医療専門家からの正しい情報提供と、患者さん本人、および家族も含めた意思決定が重要です。

がん治療後の妊娠は、再発や転移がない状態であることが前提になります。また、術後ホルモン療法中に妊娠を希望する際は、ホルモン療法薬の服用中止が必要になるので、担当医との相談が必須です。現在、当院は乳がん手術後、妊娠希望によりホルモン療法を中断することの安全性に関する国際臨床試験（ＰＯＳＩＴＩＶＥ試験）に参加しています。

実際には、生殖医療を用いることが必ずしも将来的な妊娠・出産を確約するものではありませんし、一方で、治療後に自然妊娠する場合もあります。がん治療後に妊娠を試みる場合は、がん治療の担当医や生殖医療の医師に相談することを勧めています。自身のがんと生殖機能についての正確な情報を得たうえで、自分の生き方と向き合い、自身の価値観をもって、意思決定していく姿勢が大切です。

（北野敦子／乳腺・腫瘍内科）

治療の価値を考える

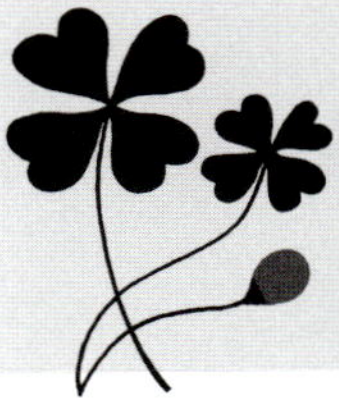

●治療への患者さんの参加

今では、がんの告知は当たり前のことであり、自分ががんであることを知らない患者さんはほとんどいません。がんの患者さんのなかには、その事実を自分なりにしっかりと受け止めたうえで、自身の闘病体験を手記にまとめたり、治療と同時並行的に「ブログ」などで日々のできごとや心情を表現したりする人たちが出てきています。

ひと昔前は、医療者と家族は事実を知っているものの、本人にはがんであることを伝えないということも少なくありませんでした。病気の治療は誰のためであるのか、病気を治すことの主体は誰であるのかを考えれば、それは病気にかかっている本人であるのは当然のことです。しかし、がん＝死に至る病というイメージもあって、そのつらさに本人が耐えられないのでは、といった家族の本人に対する心遣いから、病名の告知を避けたり、病期を正確に伝えなかったりすることがありました。そのことにより、治療方針や具体的な治療法を検討し、選択する過程に患者本人が参加しない、患者本人の意思が反映されないといった事態がおこってしまう可能性がありました。

日本における医療者と患者の関係を示すたとえとしてしばしば引き合いに出されるのが、「先生にすべてお任せします」という言葉です。そこには、自分は素人であり病気や治療法についてはよく知らない、だから専門的な知識が豊富で、治療を実践してきた経験の蓄積もある専門家＝医師を信頼し、全権委任しますといった姿勢がみられます。医師も信頼されている責任から、これを引き受けるという場面が以前は多くみられたかもしれません。

これはパターナリズム(paternalism model：父権主義的な意思決定）という方法に近い状況といえます。小さな子どもに対して、父親がよかれと思って子どもの意向はあまり聞かずにものごとを決めてしまうのに似ており、そこには情報の共有、複数の選択肢の吟味といった医師

シェアード・ディシジョン・メイキング

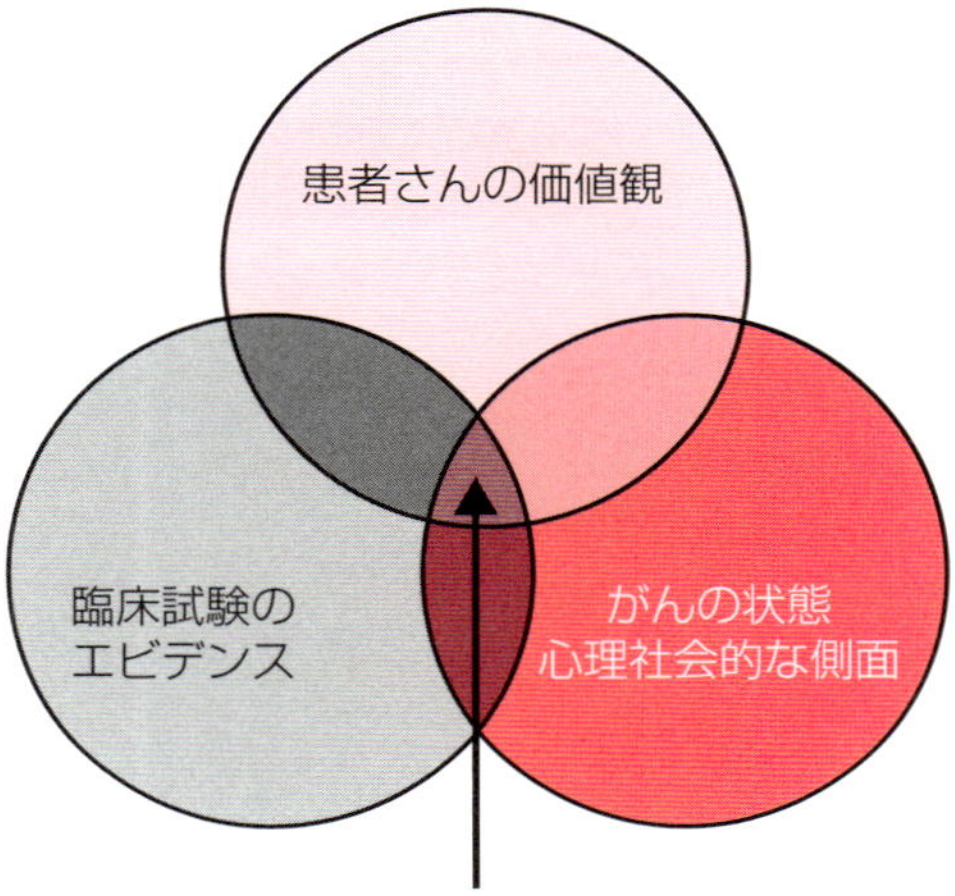

現在、乳がんの臨床現場で望ましいと考えられる意思決定の方法。医師と患者さんが治療に際して必要な情報を共有し、意見を交換、検討したうえで、患者さん本人が自分の意思で治療法を決定する。

治療法を選択するのは？

パターナリズム

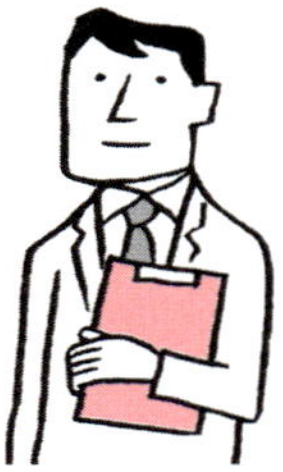

父親と小さな子どもの関係にたとえられる。医師が提供する情報は少なく、医師が意思決定の中心。患者は選択肢を選ぶ機会を与えられることがほとんどない。

シェアード・ディシジョン

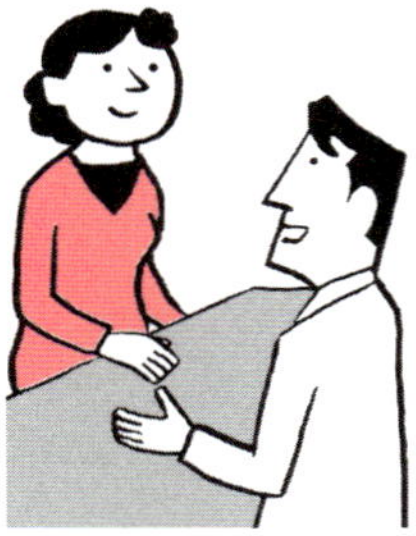

医師は患者の意思決定（治療法の選択など）に必要なあらゆる情報を提供する。医師と患者が話し合いによる検討を重ね、医師と患者で意思決定を行う。

インフォームド・ディシジョン

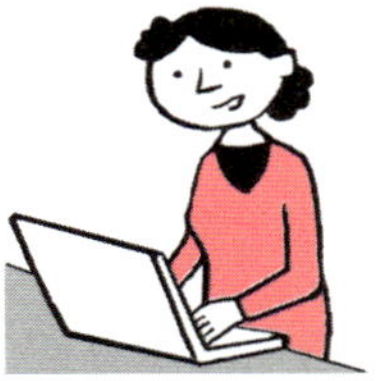

医師から提供される情報だけでなく、幅広く積極的に収集した情報をもとに、医師と一緒に決めるのではなく、患者自身が意思決定を行う。

と患者の共同作業が欠けています。

私たちが、現在、乳がんの臨床現場で望ましいと考える意思決定の方法は、シェアード・ディシジョン・メイキング（shared decision making：情報を共有したうえでの意思決定）です。病名や病期はいうまでもなく、現在選ぶことができる治療法の種類、それらの治療法によってもたらされる効果、副作用や費用など、意思決定するために必要と思われる情報を提供し、共有したうえで、意見を交換し合い、検討するという過程を経て、最終的には患者さん本人が納得のいく治療法を決定するという流れです。

こうした意思決定に至る過程では、患者さんは、その都度、自分にとっての「治療の価値（バリュー）」を問い直すことになります。自分にとって大事なこと（価値のあること）は何なのかに照らし合わせ、治療による最善の効果を得ることを目指しながらも、ある治療によって自分の要求（つらい症状をとりたい、職場に復帰したい、長く生きたい…など）が満たされるのか、その治療にはどれくらいのリスク（心身の負担、副作用、経済的なコストなど）を伴うのか。そのバランスを考えながら、自分にとってふさわしいと思われる治療法を選ぶことができれば、患者さんはより納得したうえで、前向きに治療に臨めるのではないでしょうか。

●「治療効果」と患者さんにとっての意義

こうした「治療の価値」について、今、世界中で問われはじめています。

治療における科学的根拠（エビデンス）の重要性が広く普及したこと、治療法の選択肢が増えるとともに患者さん一人ひとりが治療に求める価値観が多様になったこと、そして新たに導入される抗がん薬が非常に高額になってきていることなどがその背景にあると考えられます。

新しい治療は、臨床試験によって有効性と安全性が科学的に評価され、世の中に出てきます。「治療の価値」の議論のなかでは、臨床試験で認められた効果は実際に意義があるのかどうか、患者さんにとって本当に利益があるのかどうかを、今一度考えてみることが求められています。

臨床研究におけるこれまでの考え方では、効果と対になるのは主に毒性でした。病気を治すために、または元気に過ごせる時間を延ばすために、どれくらいの副作用なら許容できるかというものです。たとえば、科学的には効果があるといわれても、その効果がたった「数週間」だとしたら、または副作用が非常につらいとしたら、「治療の価値」は高くないという判断になります。

一方、近年、脱毛や吐き気といった身体に対する副作用と同じように、お金がないので治療が続けられないことや破産するといったコストの問題も「副作用」であると考えられるようになってきました。経済毒性（ファイナンシャル・トキシシティ）という言葉が生まれ、「治療の価値」を評価する際の要素として位置づけられはじめています。

この流れを受けて、ＡＳＣＯ（米国臨床腫瘍学会：アメリカのがん治療の学会、がんの学会として世界最大規模）では、効果や副作用だけではなく、コストも含めて、「治療の価値」を考えなくてはならないという考え方を提唱しています。つまり、治療にどれくらいの効果があれば、かけた費用に見合うのかという考え方です。

実際には、これまでも患者さんの意思決定において無関係ではなかった「コスト」という問題が、新たな治療を開発したり、その効果を検討したりする際にあらかじめ検証されるべき、医療者側の課題となったといえます。

●「国民皆保険」におけるコストと治療の価値

個人や雇い主が加入している医療保険によって治療費の償還が決まる米国では、コストは日本よりもシビアな問題ですが、ひるがえって、日本の医療保険制度は、すべての国民が何らかの公的医療保険に加入し、保険料を負担し合う

ASCOの「治療の価値」の枠組み

分子標的薬の使用で治療効果・患者さんの利益は上昇しているが、コストも大きく上昇している。

HER2陽性乳がんに対する術後トラスツズマブ（分子標的薬）使用例

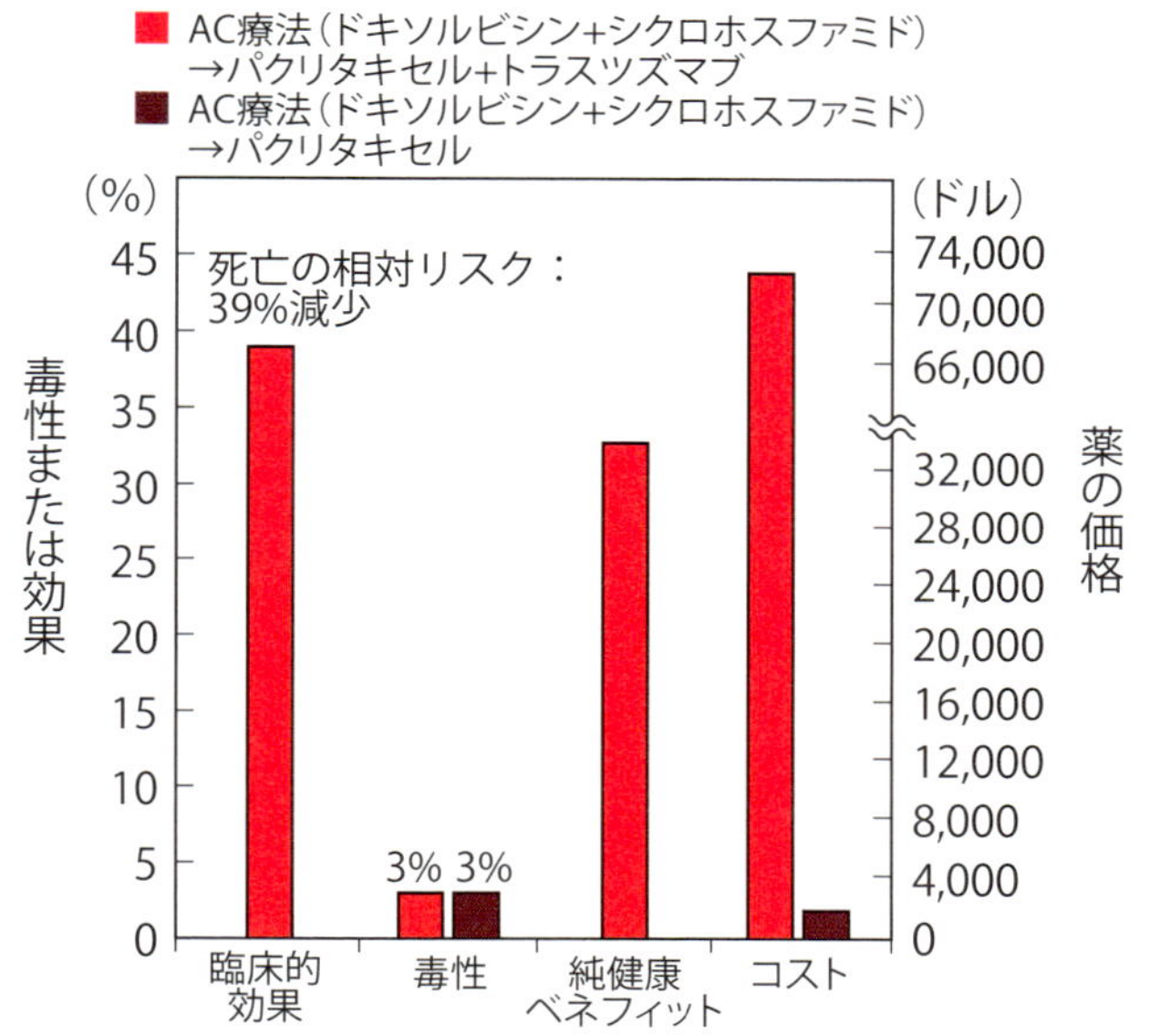

J Clin Oncol 2015;33:2563-77

「国民皆保険」で成り立っています。また、高額療養費制度によって、月当たりの自己負担限度額の上限が定められています。

しかし、がん治療の薬、特に分子標的薬は高価であり、毎月数万円の金額を払い続けることは、患者さんにとって大変な負担になっています。社会にとっても、医療費は医療の進歩や高齢社会に伴って年々増え続けており（平成26年度には40・8兆円を超えました）、日本でも医療コストの問題について考えざるをえない時代になってきています。

その一つの試みとして、平成28年度の診療報酬改定（医療保険から医療機関に支払われる診療報酬の見直し、2年に一度行われる）では、医薬品・医療機器の「費用対効果が高い・低い」といった評価を価格に反映させていこうという検討が始められています。

「医療におけるコスト」の考え方は、非常に大きな視点で取り組むべきテーマであると同時に、患者さん一人ひとりにとってはとても身近で、切羽詰まった問題でもあります。経済的格差の広がりが指摘される日本においては、それによって患者さんが受けられる医療の質に差が出ないかといった懸念もあります。今後の活発な議論が望まれるところです。

いずれにしろ、「治療の価値」を考える際に欠かせないことは、患者さんと医療従事者との間のコミュニケーションです。効果や副作用、費用などを含め、治療がどのように生活に影響を与える可能性があるか、可能な限りの情報を共有し、そのうえでそれぞれの患者さんが納得感をもって治療法を決定できるように、率直な話し合いの機会と場を常にもち続けることが大切ではないでしょうか。

（野口瑛美／乳腺・腫瘍内科）

解説

薬の効果を示すグラフの見方

ある薬を用いて治験・臨床試験などが行われた場合、その薬の治療効果を確認するために生存率や奏効率を用いたグラフが作成されます。この章にもそのようなグラフを掲載していますが、一般にはあまりなじみのないものであり、どのように見ればよいかを解説しています。

生存曲線（カプランマイヤー曲線）　掲載は104ページ

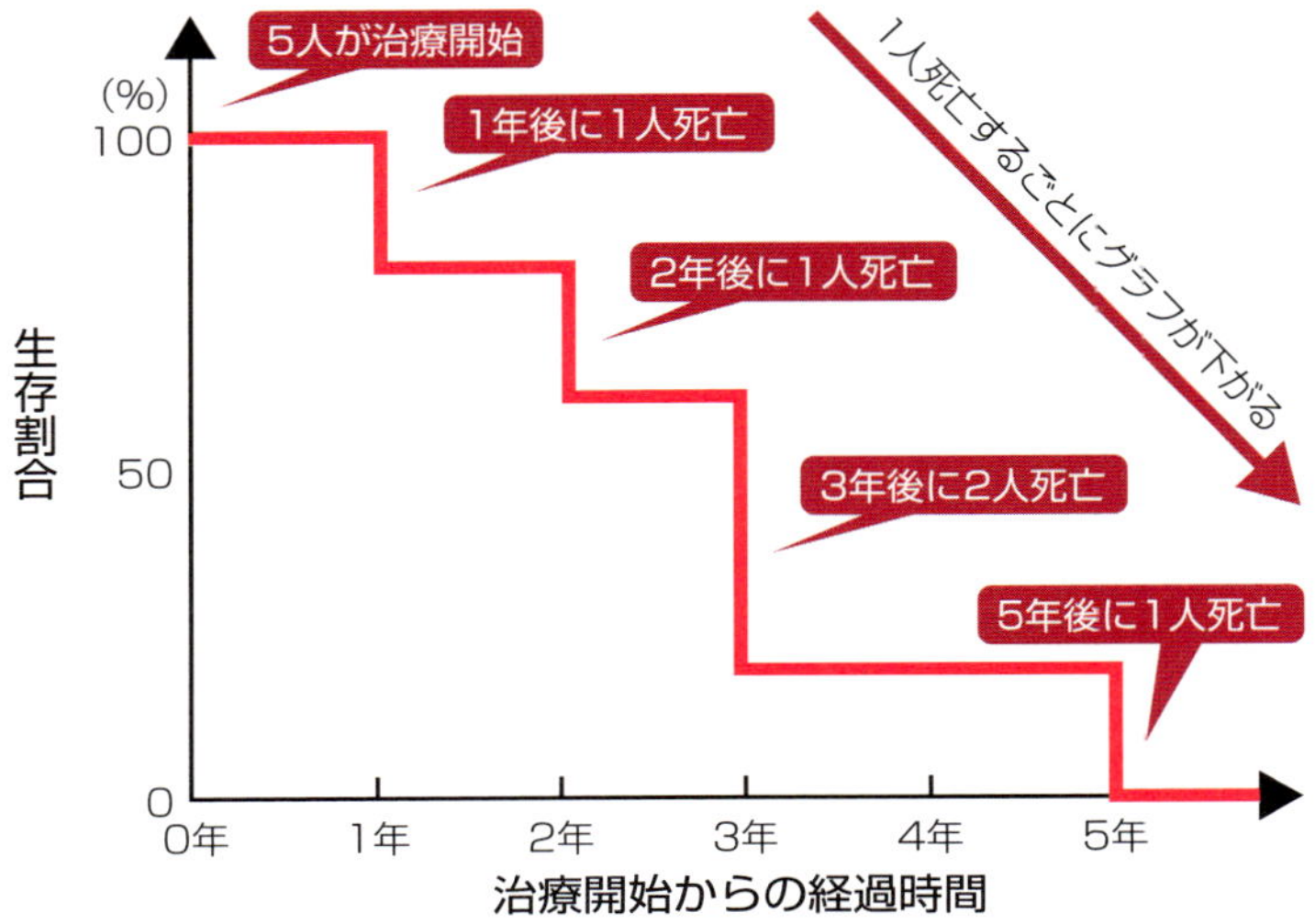

患者さんが一定数死亡＝
部分的に有効な治療の生存曲線

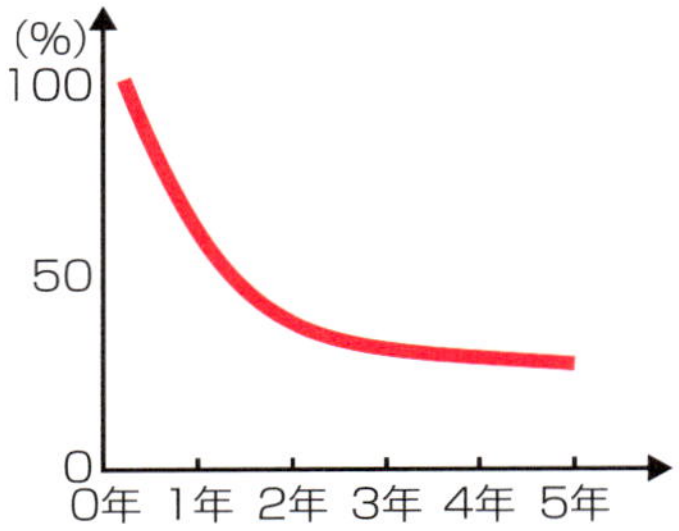

まったく死亡しない＝
効果の高い治療の生存曲線

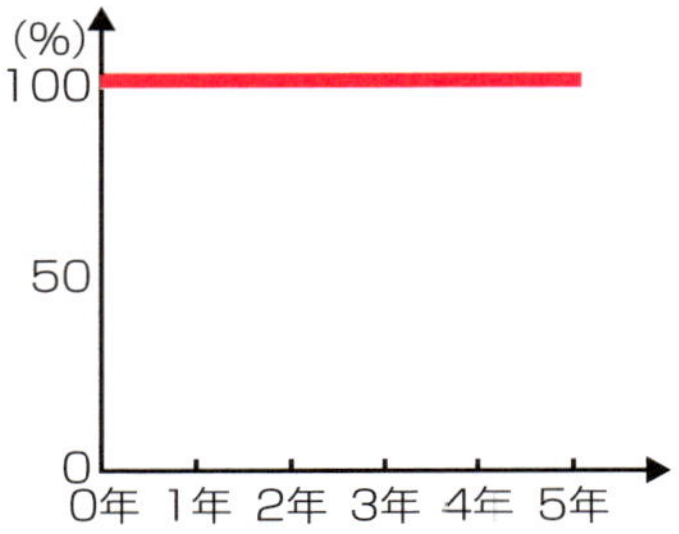

早期に多く死亡＝
効果の低い治療の生存曲線

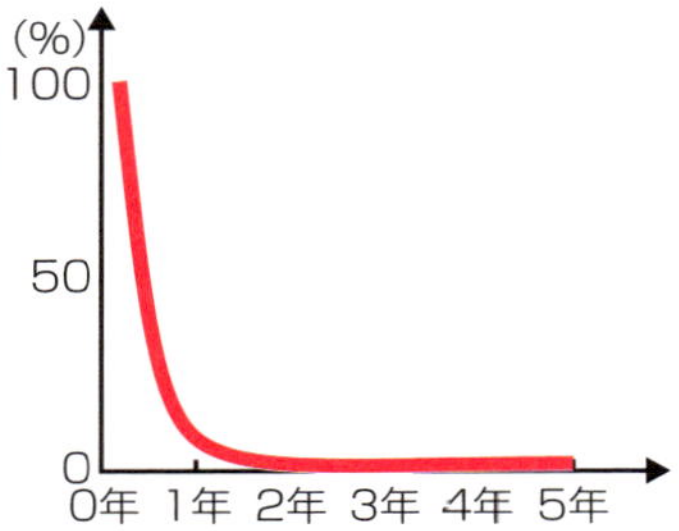

生存割合：生存している患者の割合

※生存曲線では縦軸に生存割合のほかに、無増悪割合（がんの増悪／死亡なく生存している患者の割合）、無再発割合（がんの再発／死亡なく生存している患者の割合）などの指標を用いることもある。

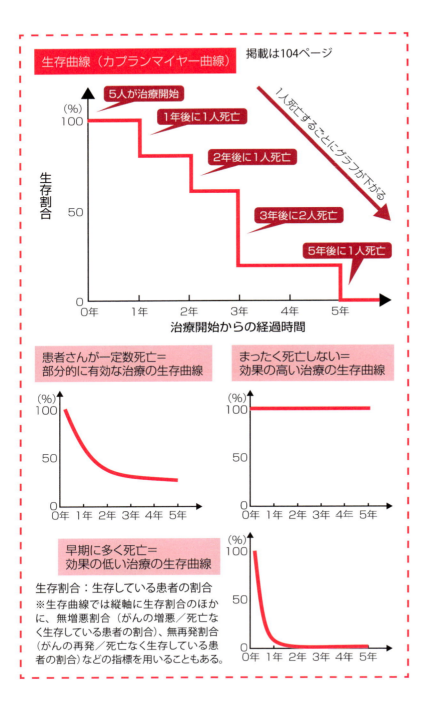

奏効率を示すウォーターフォールプロット（Waterfall plot）

掲載は108ページ

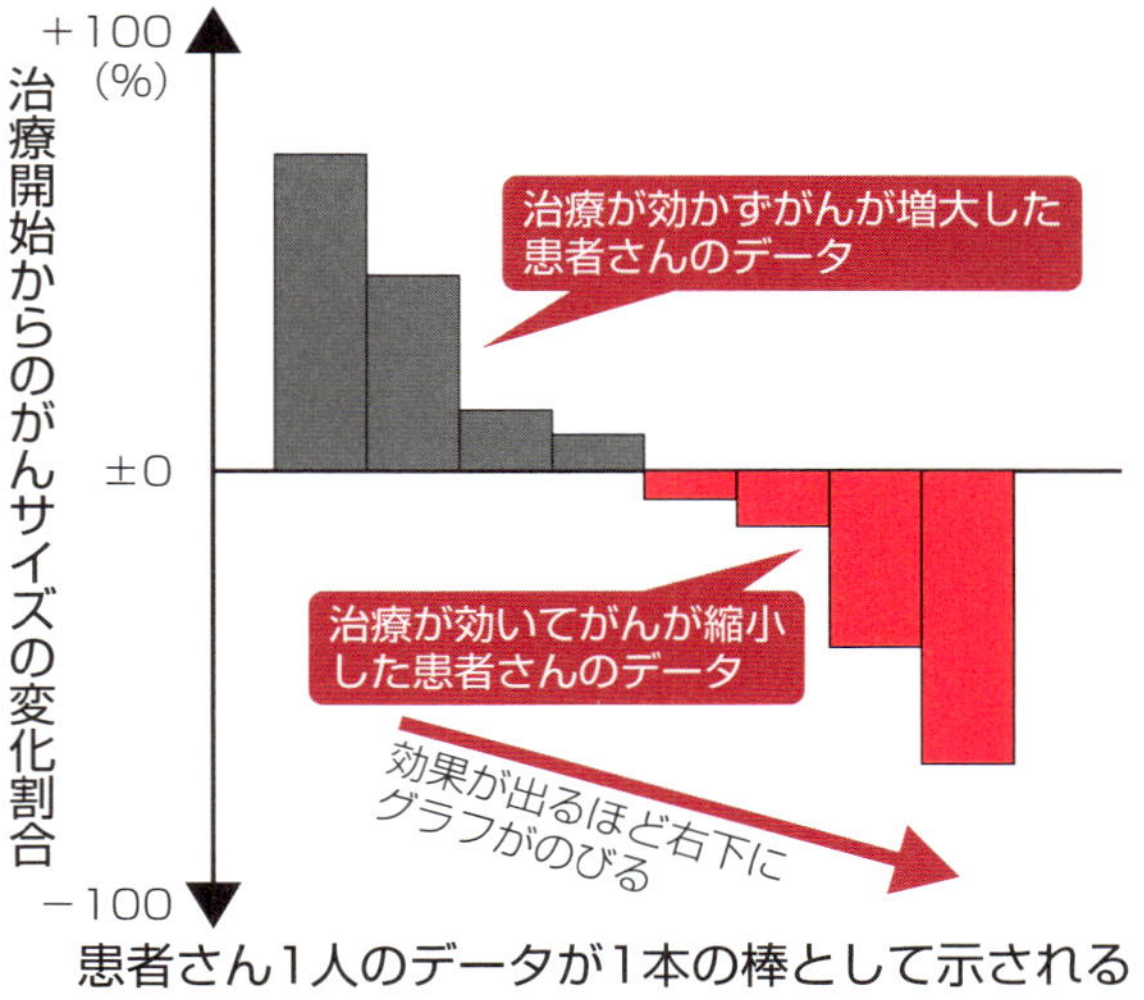

全患者さんのがんが縮小＝効果の高い治療のウォーターフォールプロット

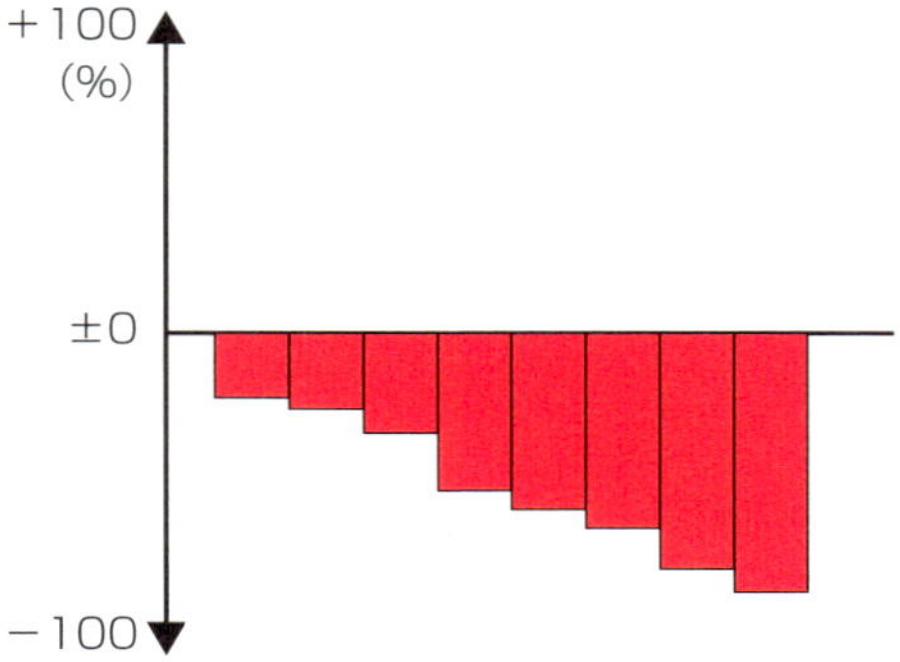

患者さんのほとんどでがんが増大＝ほぼ無効な治療のウォーターフォールプロット

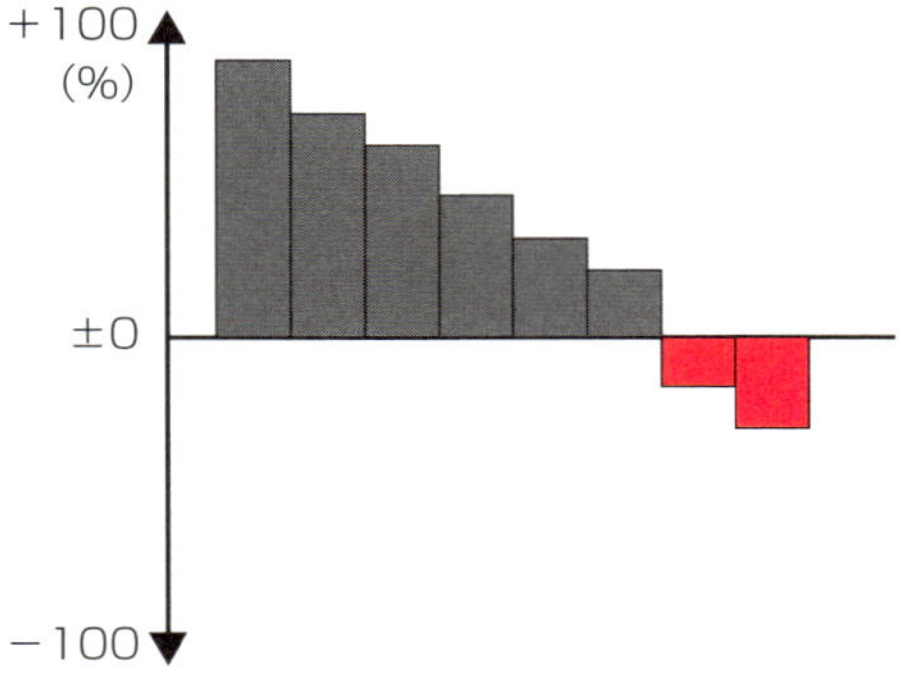

患者さんの一部でがんが縮小＝部分的に有効な治療のウォーターフォールプロット

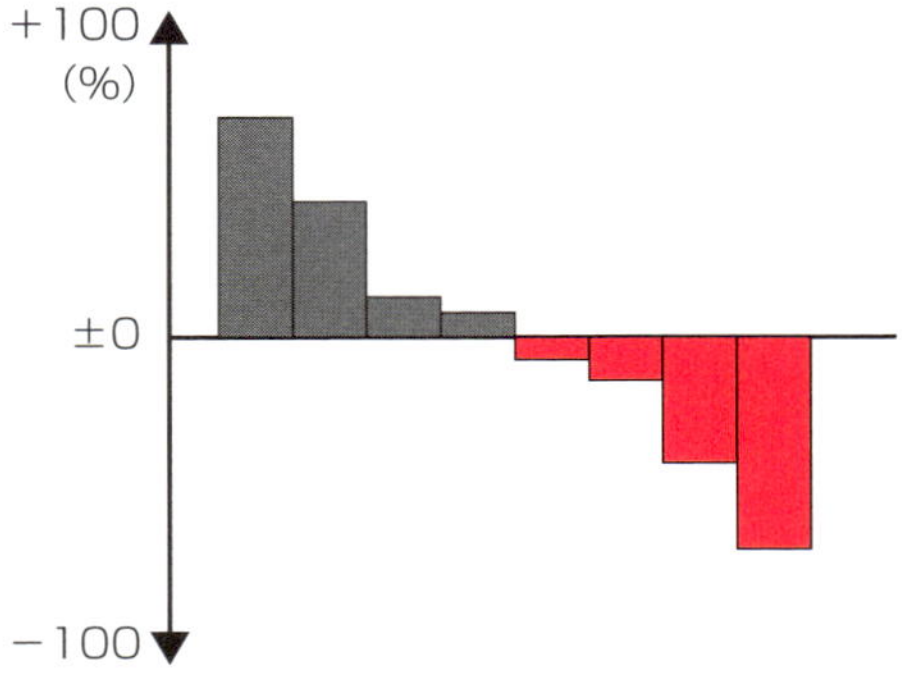

奏効率：薬物療法の効果を示す割合で、CTなどの画像診断で評価する
完全奏効（CR／Complete Response）：がんが完全に消失した状態
部分奏効（PR／Partial Response）：がんの大きさの和が30%以上減少した状態
安定（SD／Stable Disease）：がんの大きさが変化しない状態
進行（PD／Progressive Disease）：がんの大きさの和が20%以上増加、または新病変が現れた状態

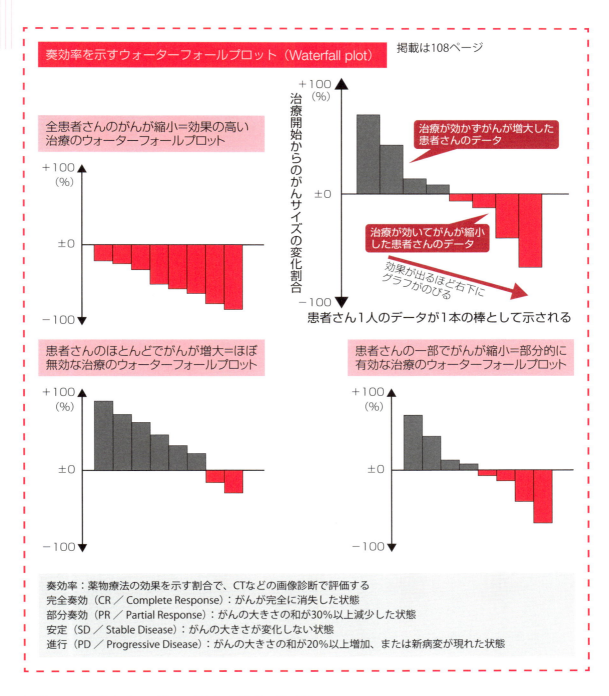

第3章 乳がん治療を受ける患者さんへ

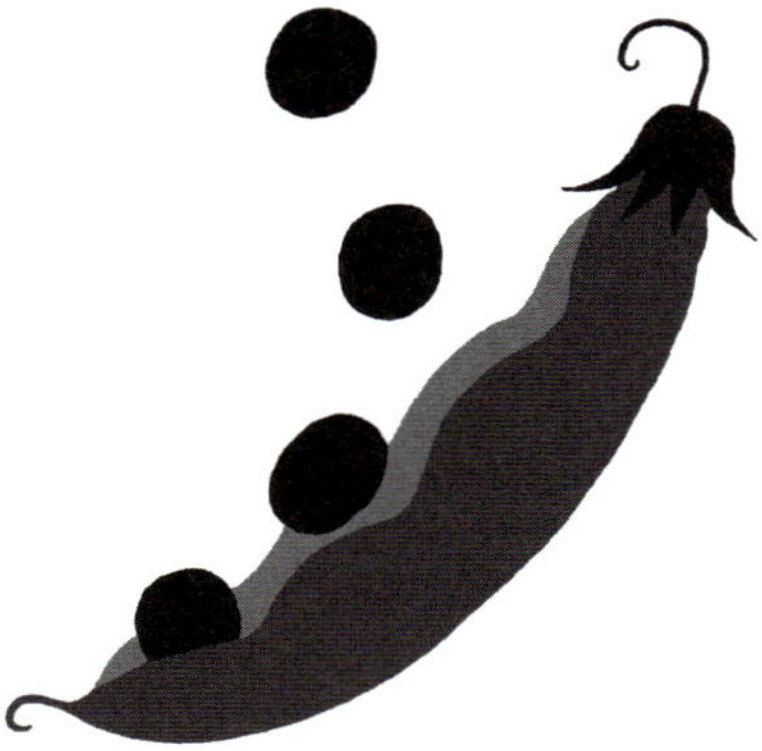

国立がん研究センター中央病院のかかり方

国立がん研究センター中央病院は、がんの診療、研究、臨床試験など、種々のがんの征圧を目指す中核拠点となるがん専門病院で、よりよいがん治療を求めて、日々多くの患者さんが受診します。

　とはいえ、がん専門病院は普段は縁遠い存在であり、敷居が高いと感じていたり、受診に際していろいろと不安を抱えていたりする患者さんも少なくありません。

　そこで、ここでは、国立がん研究センター中央病院の受診はどのようにしたらよいのか、治療はどのように進められるかなど、乳がんの患者さんを中心に、具体的な手順を追って紹介していきます。

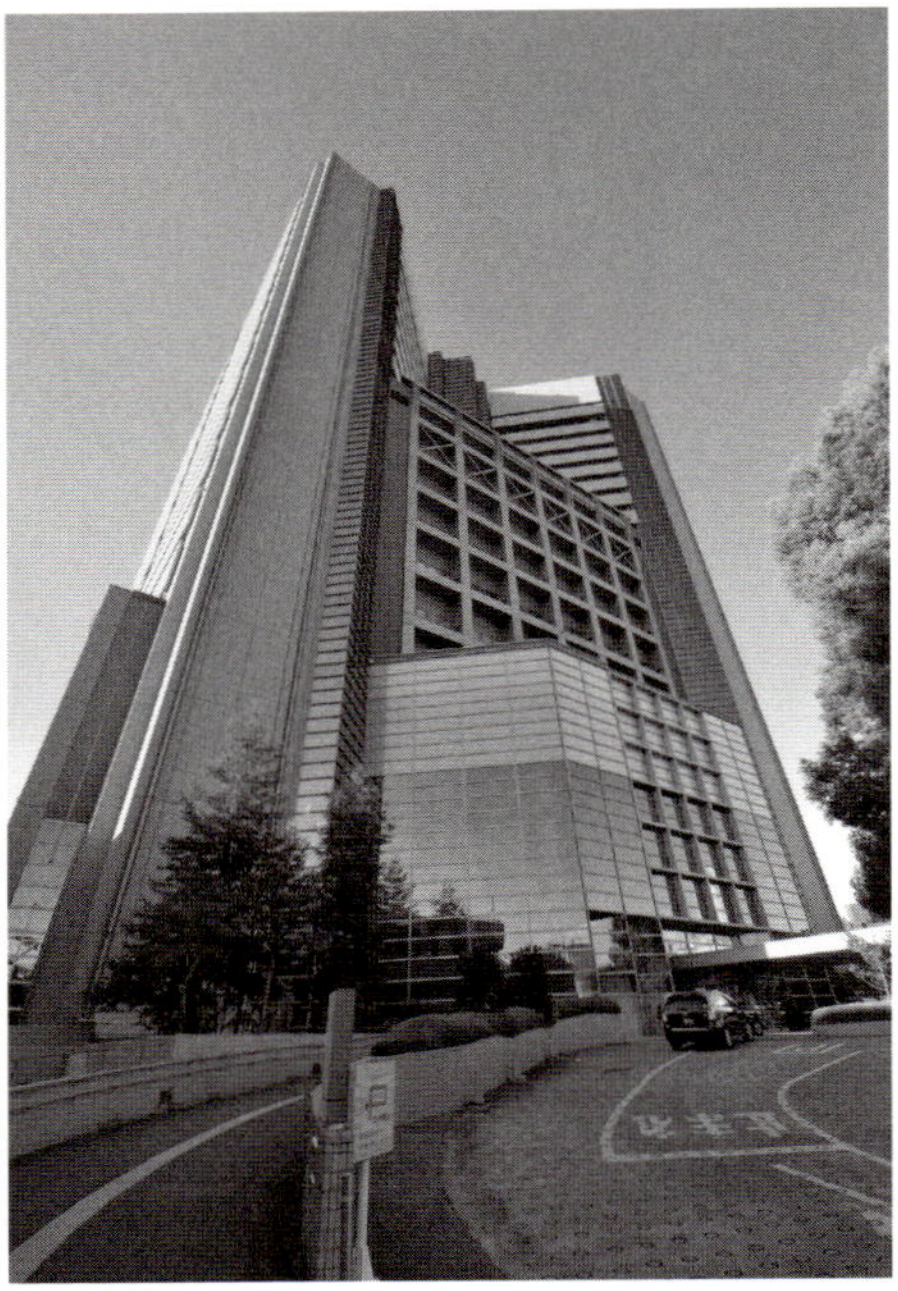

国立がん研究センター中央病院の正面からのアプローチ

■乳がんの患者さん

　乳がんの治療を求めて、幅広い患者さんが受診します。たとえば、

- 検診などで乳がんと診断され、治療を目的として受診
- 乳がんが疑われ、これから診断や治療方針を検討
- すでに治療中で新しい治療、臨床試験の情報などを求めて受診

　それぞれの患者さんに合わせた、適切な治療方法を選択するために、乳腺《にゅうせん》外科、乳腺・腫瘍《しゅよう》内科、放射線治療科をはじめとする、多部門の多くの専門医が情報を共有し、協力し合って考えていきます。

受付から治療にいたる流れ

初診

❶受付（初診までの手続き）

国立がん研究センター中央病院を、乳がんの疑いや診断に基づいて受診する場合、予約センターに電話で申し込めば、最短で翌日の初診予約をとることが可能です。乳がんの診断、治療にはさまざまな情報が必要なため、かかりつけ医、または今回の病状を診断した医療機関からの紹介状（診療情報提供書）を準備し、予約当日に持参する必要があります。

当日は初診受付で、診療券（IDカード）を作成するための事務手続きを行い、病歴や内服薬、体質などに関する問診票の記入、バイオバンク事業に関する説明、持参した診療情報（画像データなど）の電子カルテへの取り込み作業などが進められます。

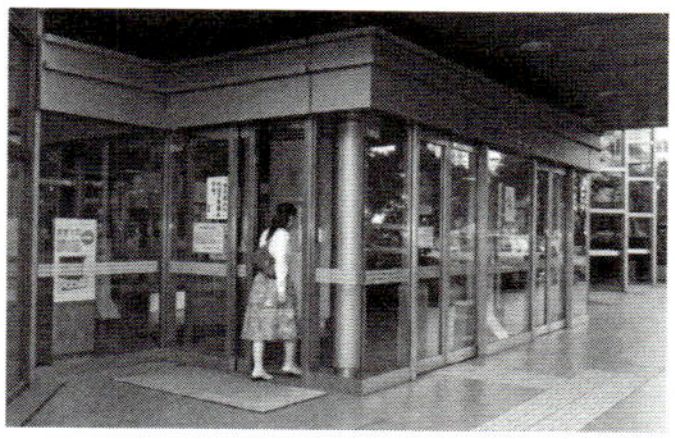

病院入り口を入ると、左側に受付のカウンターがある

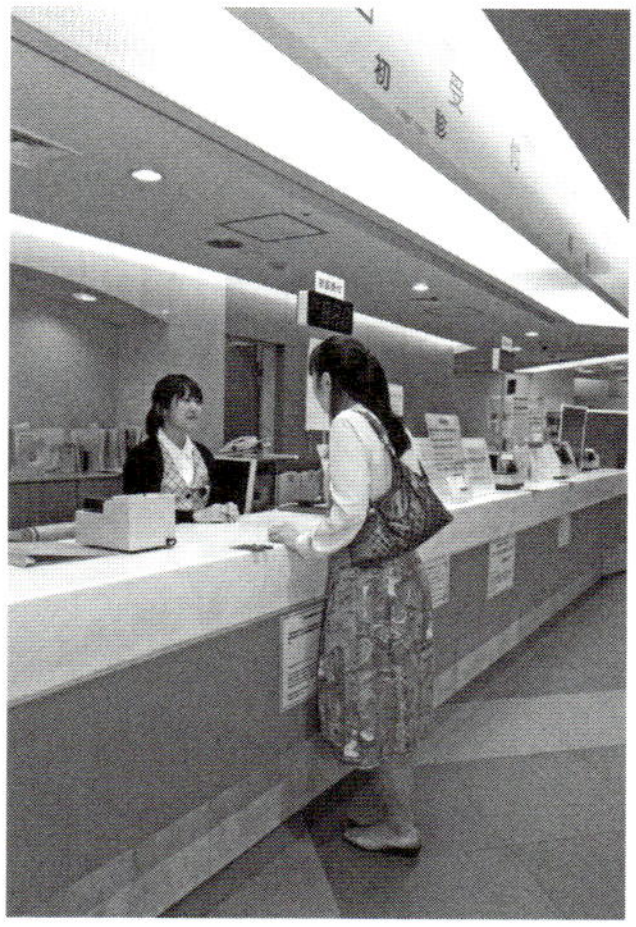

予約当日は最初に初診受付のカウンターで事務手続きなどを行って受診の準備をする

❷バイオバンク事業

がんのなりやすさ、予後、治療効果、副作用に関する研究が進歩することで、患者さんによりよい治療が提供できます。その研究の取り組みの一つとして、バイオバンク事業があります。同意に基づいて、患者さんの血液やがんの組織、それに付随する情報などを保管し、研究のために活用するシステムです。

国立がん研究センターでは初診受付時、すべての患者さんに専門のスタッフがわかりやすく説明して、事業への協力を呼びかけています。

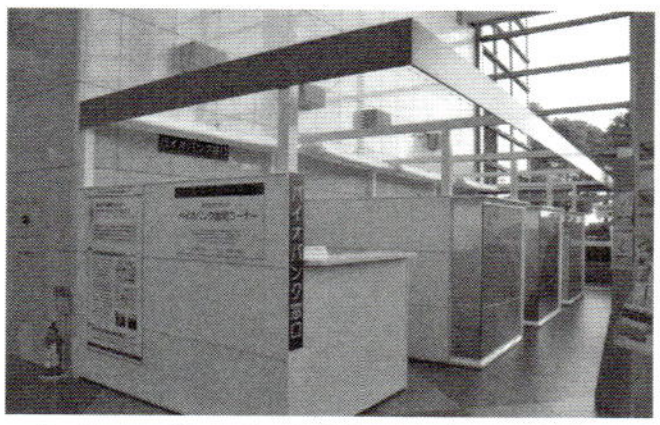

バイオバンク事業の説明ブース

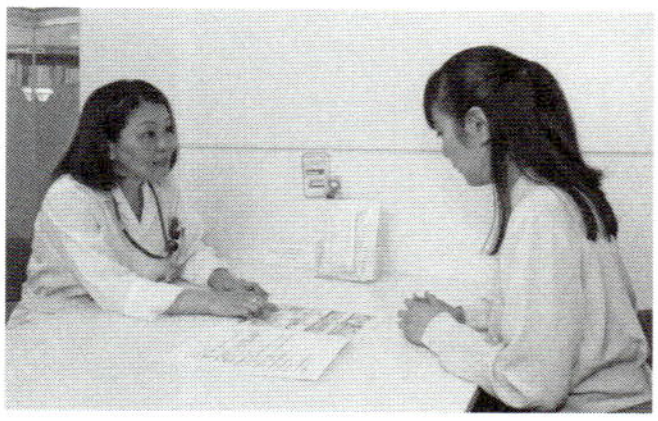

専門スタッフが丁寧に説明する

❸診察（初診ですること）

受付が終了したら専門医の待つ外来に移動し、当日の診療予約の順番に沿って診察が行われます。乳がんの場合、診断や病期が確定していなければ、初診は乳腺外科の医師が行います。

初診日には、問診、診察、紹介元から提供された検査データの確認、必要に応じて実施した追加検査結果をチェックします。そのうえで、病状の説明、治療開始までの予定や治療内容などの提案が行われます。

初診の際には看護師が同席し、わかりにくい部分の追加説明を行うことで、患者さん、付き添いの家族が安心できるように配慮しています。

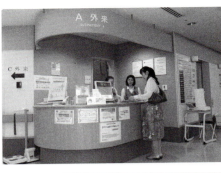

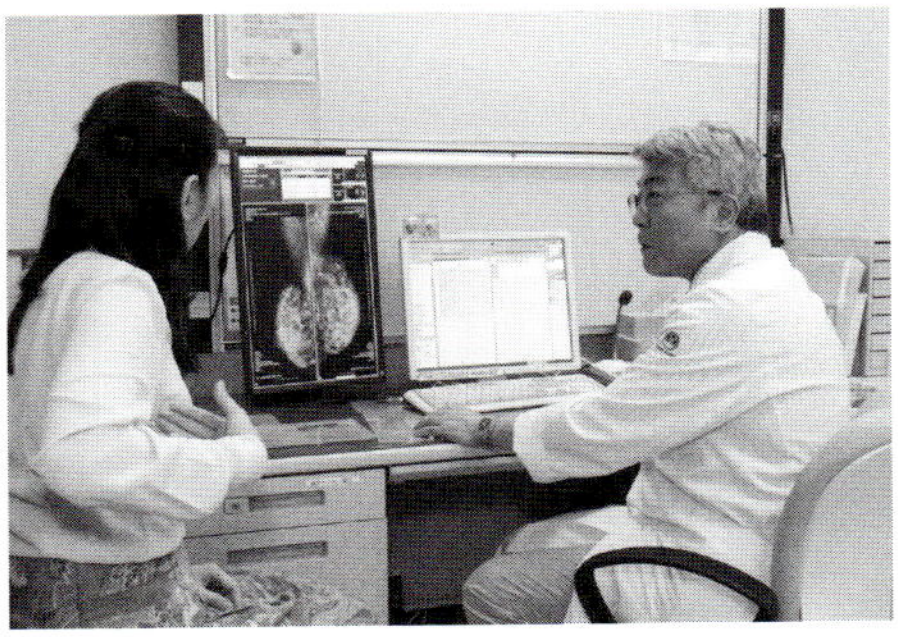

〈上〉乳腺外科の外来受付
〈下〉診察室ではさまざまな診療情報に基づき、医師が病状を説明する

■乳がんの検査について

乳がんの診断、治療には、さまざまな検査の積み重ねが必要とされます。画像検査としては、まず乳房のマンモグラフィと超音波（エコー）検査が行われ、必要に応じてMRIや、CT、骨シンチグラフィ、PETなどにより、がんの大きさや広がりが確認されます。確定診断、さらに、患者さん一人ひとりの乳がんの性質を調べるために、細胞や組織を採取して顕微鏡で調べる病理検査も行われます。このような検査は、1回だけでなく、時間経過とともにくり返し実施されることがあります。

そのため、国立がん研究センター中央病院を受診する段階ですべての検査結果がそろっている必要はありません。大切な検査は新たに予定する、くり返すなどして、スムーズに治療につながるようにしています。

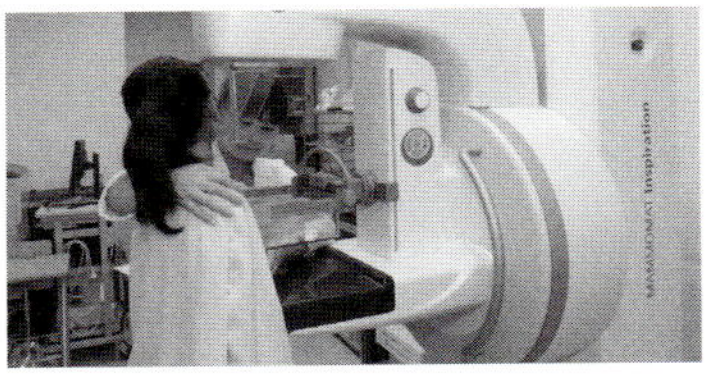

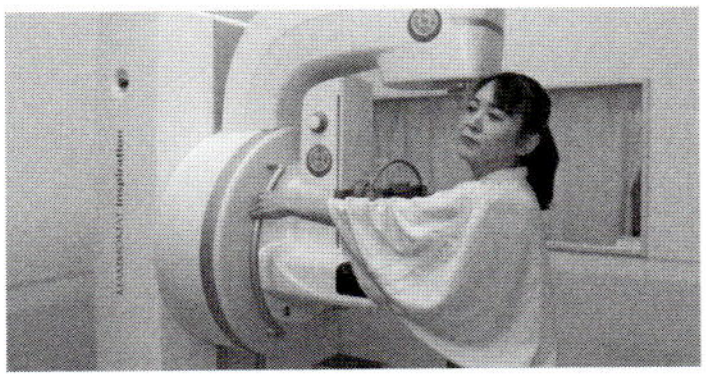

マンモグラフィ検査：ピンクのケープで胸を隠し、診療放射線技師がセッティングの補助を行う

治療方針の説明

初診時、または初診後に検査を実施したあとの受診時に、具体的な治療方針について相談します。医師はまず、「標準治療」について説明します。標準治療は、これまでに患者さんの協力により実施された臨床試験によって効果や副作用が明らかになり、現在、最も確立された治療法といえます。

乳がんの場合、可能であれば外科的にがんを切除する手術が、第一の選択肢となります。

手術の選択に際して、術前薬物療法を組み合わせる場合には、乳腺・腫瘍内科の医師の診察を受け、個々の患者さんに適した薬の説明が行われます。

また、がんが進行していて手術が選択できない患者さんも、乳腺・腫瘍内科の医師から薬物療法の治療方針について説明を受けることになります。

標準治療と同時に、支持療法（がんの症状や治療の副作用を予防、軽減する治療）、緩和ケアがすべての患者さんに提供され、有効な治療ができるだけ安全、安心に受けられるよう配慮されます。

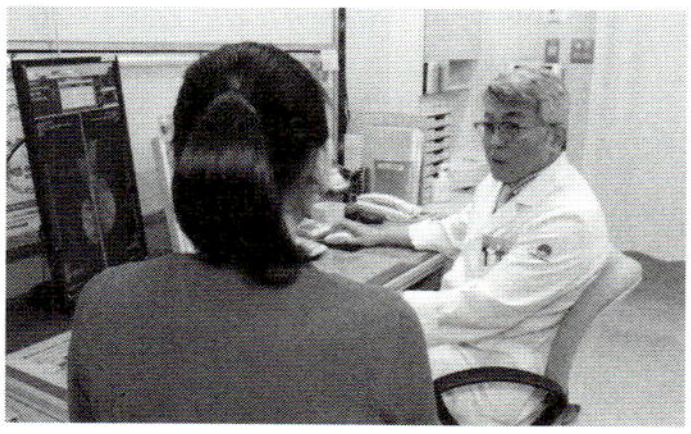
検査後の受診時に、患者さんと担当医が具体的な治療方針を話し合う

●臨床試験・治験の提案

国立がん研究センター中央病院では、国内でも有数の幅広い臨床試験・治験を実施しており、治療の選択肢の一つとして提示できるよう努力しています。患者さんが参加可能な臨床試験、治験があれば、治療方針の相談のなかで提案していくことになります。試験の目的、その効果や副作用、研究的な検査や処置などについての十分な説明がなされ、参加への同意には、本人や家族の自発的な意思が尊重されます。

■臨床研究コーディネーターとは

臨床研究コーディネーター（CRC：Clinical Research Coordinator）は、臨床試験、治験などが円滑に行われるように、研究全体を調整する役割を担う職種です。研究に関する事務的な業務や、患者さんと医師・製薬会社間の調整、患者さんの心と体のケアなどを行います。医療従事者としての経験が必要とされるため、看護師や薬剤師などを経験した人がその役割を果たすことが一般的です。中央病院には多数のCRCが在籍しており、患者さんの臨床試験への参加を支援しています。

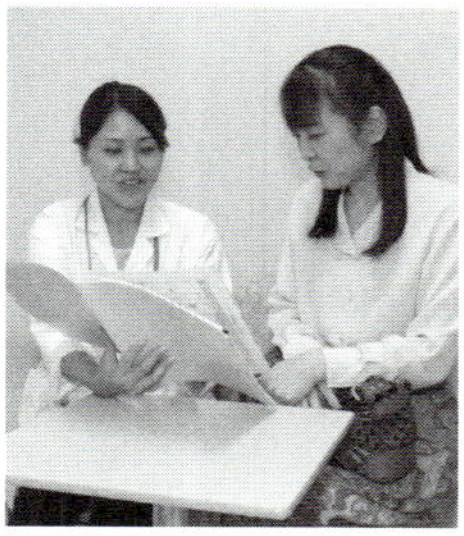
臨床試験・治験に関心がある場合や、参加を勧められた場合には、臨床研究コーディネーターから、納得のいくまで疑問点を説明してもらう

治療法の選択と治療開始

●手術療法

治療法の選択にあたっては、担当医から手術の目的、選択可能な手術法、手術前後の薬物療法、放射線療法との組み合わせや効果、術後の副作用などの説明が行われます。患者さんと医師が十分に話し合って治療法を選択し、入院と手術のスケジュールなどを決めます。

入院時には、担当医、麻酔医から説明が行われ、看護師からは入院中の過ごし方についての説明があります。入院期間は約1週間です。

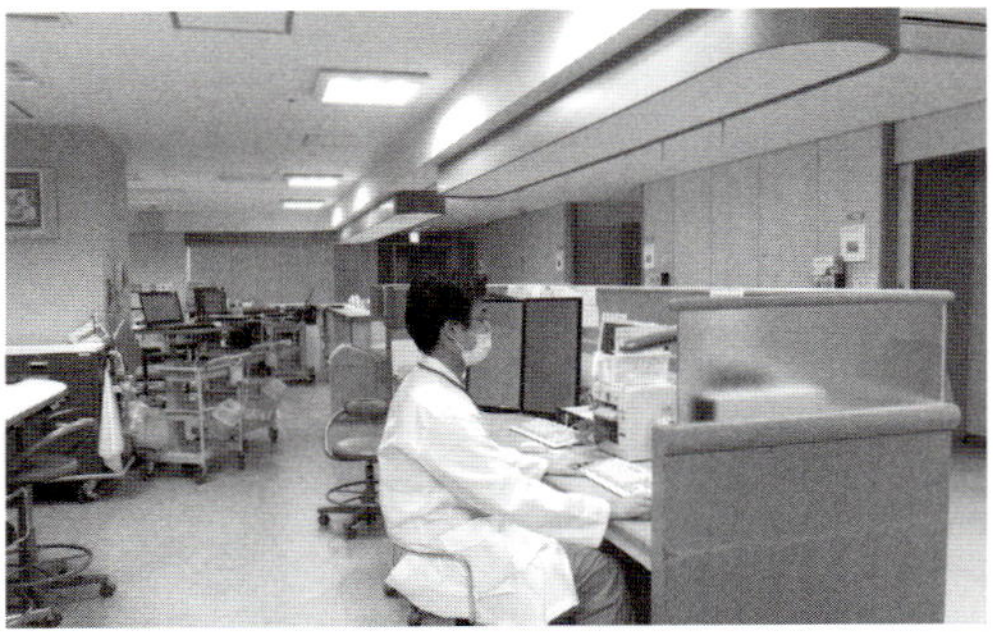

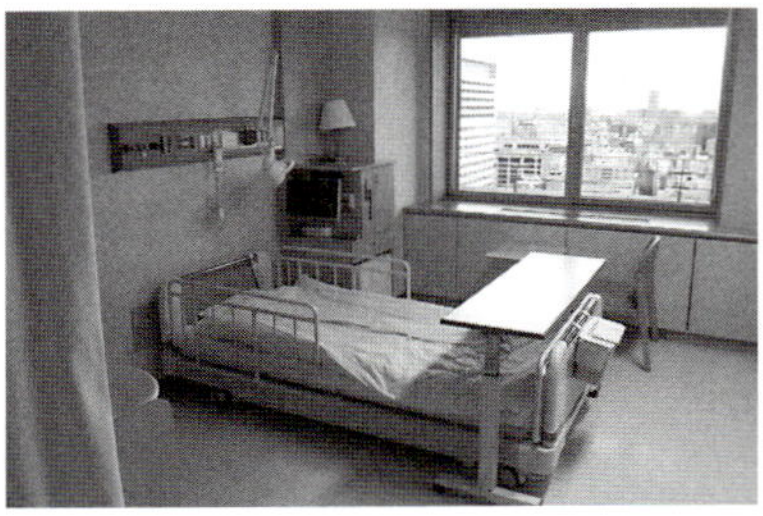

〈上〉乳腺外科病棟のナースステーション
〈下〉手術の際は乳腺外科病棟に入院。病室の一例

手術で摘出したがんは病理科で検査され、その患者さんのがんの性質が最終的に決定されます。その結果をもとに今後の薬物療法の効果や再発の可能性などを予測し、以後の治療の選択に生かしていきます。

●放射線療法

患者さんが乳房部分切除術を選択した場合、乳房内の再発を防ぐため、術後に放射線療法を行うのが標準治療となっています。乳房切除術では再発の可能性が高い場合に放射線療法を追加します。治療は放射線治療科において通院で行われ、週5日間×5週間が標準となります。

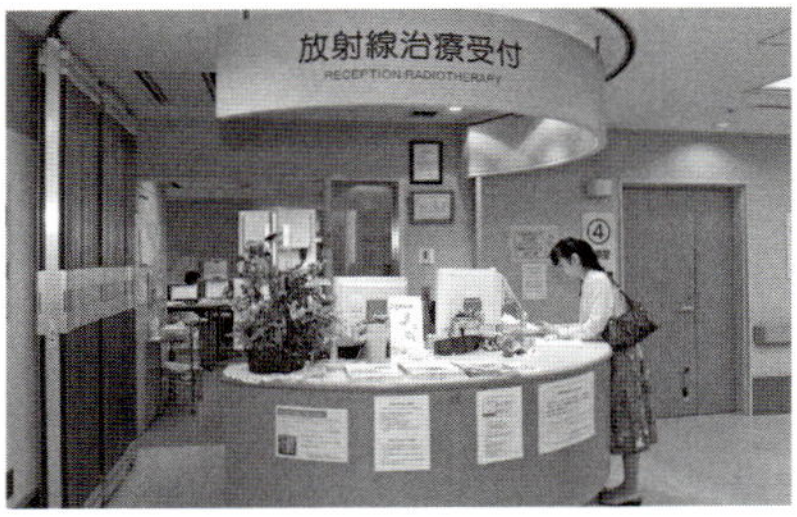

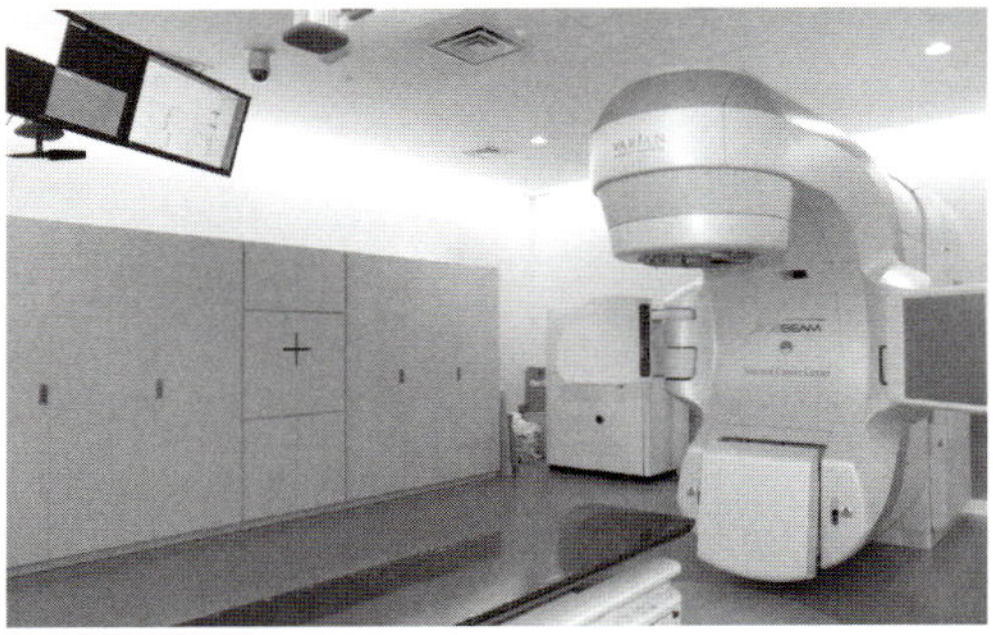

〈上〉放射線治療科の受付
〈下〉放射線治療装置。患者さんは台の上にあお向けに横たわって治療を受ける

●薬物療法の選択

薬物療法は、再発を防ぐことなどを目的に、手術や放射線療法と組み合わせ、術前、術後に行われます。また、手術が適応とならない患者さんには、薬物療法が選択されます。

薬物療法では乳腺・腫瘍内科の専門医が担当となり、患者さんごとに適切な薬を選択します。治療を始めるにあたっては、治療の目標、治療薬の特徴、効果、副作用、治療スケジュールなどについて説明が行われます。必要に応じて、薬剤師からは治療薬についての補足の説明が、看護師からは治療中のケアや、生活上の過ごし方についての説明があります。

●薬物療法の開始

治療は基本的に外来通院で進められます。乳がんの薬物療法にはホルモン療法薬、化学療法薬、分子標的薬、またその組み合わせがあり、投与方法も点滴、筋肉注射や皮下注射、内服などがあります。治療開始期に最も注意が必要なのは、副作用の出現状況と対処方法、そして治療薬のスケジュールへの患者さんの理解です。

自宅療養と外来通院での治療が始まりますが、通院の間隔やタイミングは治療薬によって決まり、間隔が短い場合は毎週の通院が、長い場合でも毎月1回の定期的な受診（検査、診察）が必要です。

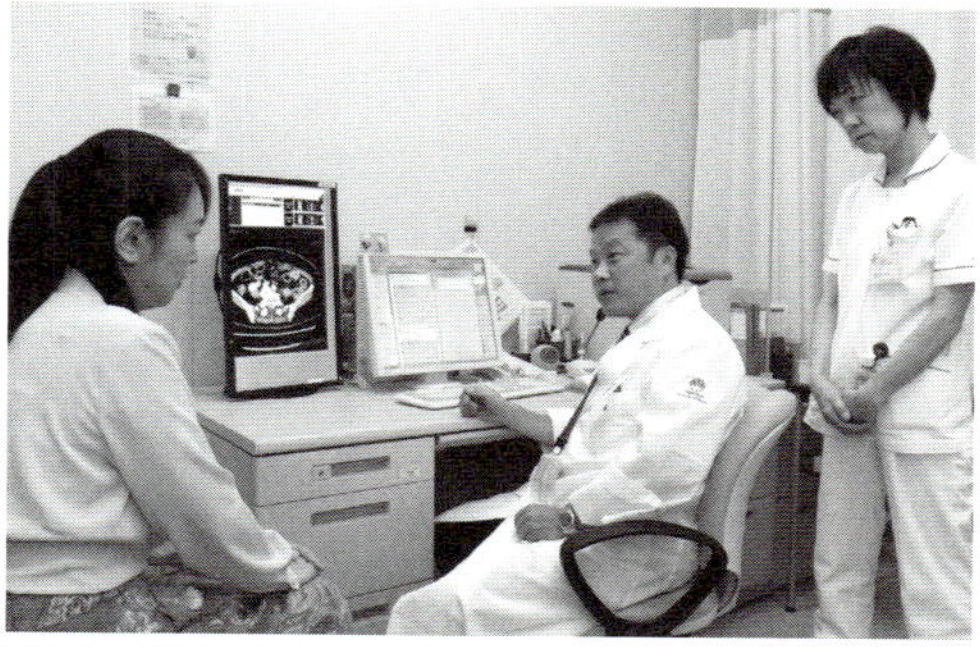

乳腺・腫瘍内科の医師から薬物療法についての説明を受ける

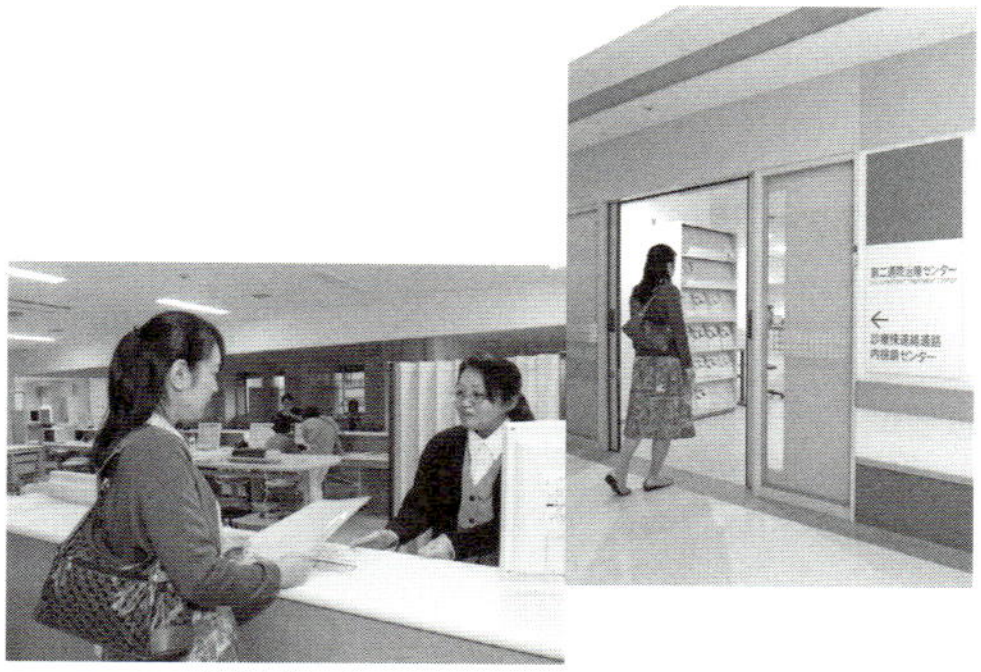

点滴治療のための通院治療センター。センター内にはリクライニング式のいす（上）とベッド（下）が設置されている

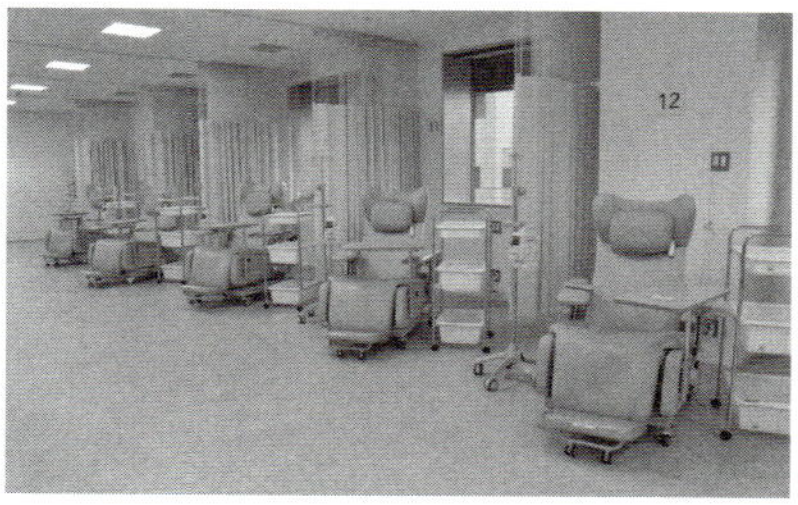

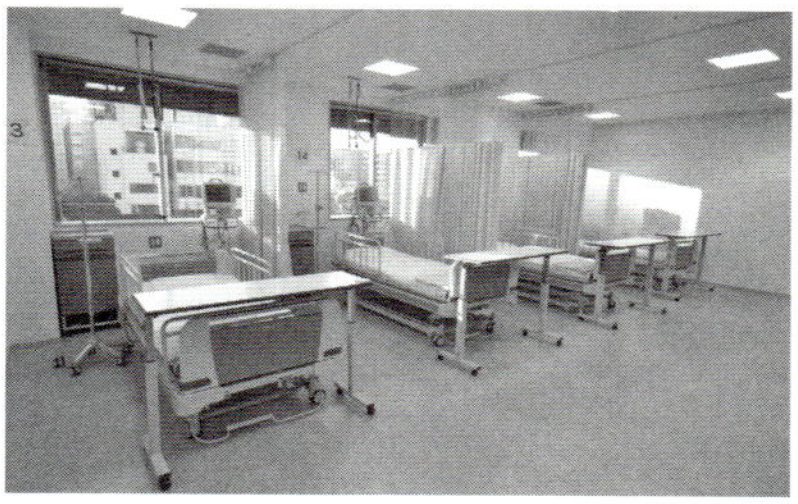

点滴の治療薬の場合には、通院日にまず検査と医師の診察があり、体調や検査データに問題がなければ通院治療センターで点滴を受け、終了後帰宅します。内服の治療薬の場合にも、通院日の検査、診察で治療継続に問題がなければ、薬の処方を受けて自宅で毎日内服を続けます。

ほかの薬や食べ物との相互作用や感染予防のための対策、直ちに病院に連絡したほうがよい体調の変化などあらかじめ注意すべき点は、メディカルスタッフより説明し、できるだけ、これまでどおりの生活が続けられるようにします。

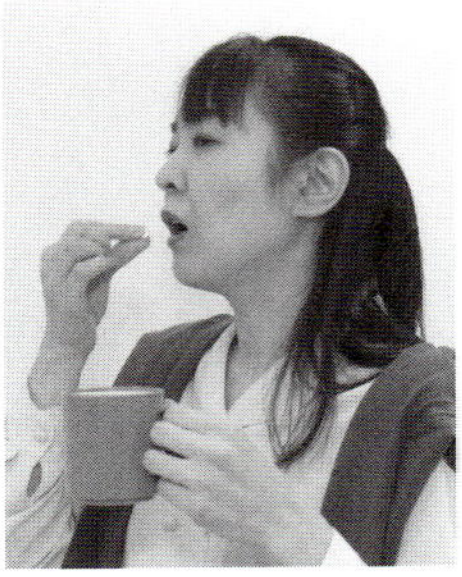
内服薬は、自宅で毎日服薬する

●治療後は

化学療法薬や分子標的薬による治療終了後も、ホルモン療法薬による治療は5年、長い場合は10年継続されます。治療継続中はもちろん、治療終了後も3カ月から6カ月に1回は、問診、視触診を中心とした検診、1年に1回のマンモグラフィ検査を定期的に受けることになりますが、自己チェックをして気になる症状があれば、すぐに医療機関を受診することが大切です。

5年が過ぎたら、一般に定期検診は年に1回になります。初期治療を終えたあとのフォローアップは、地域の乳腺専門医と連携して実施しています。

再発・転移の場合は、薬物療法が有効な限りは治療を継続します。患者さんが地域の専門病院など、他施設での治療継続を希望する場合には、連携医療機関の紹介も行っています。

■診断時からの緩和ケア

日本だけでなく、世界的に「がんと診断されたときからの緩和ケア」の重要性が提唱されています。患者さんやその家族と接する最初の段階から、がんを制御する治療と、治療に伴う副作用やがんに伴う症状をやわらげる支持療法や緩和ケアを、同時に実施していくことを説明しています。

一般の方にはまだまだ終末期を連想されがちな緩和ケアですが、実際は専門医の増加、ケアに利用できる薬剤など手段の充実に伴い、診断期から、治療早期、そして終末期まで、患者さんのニーズに合わせて常に利用できる態勢づくりが進められています。

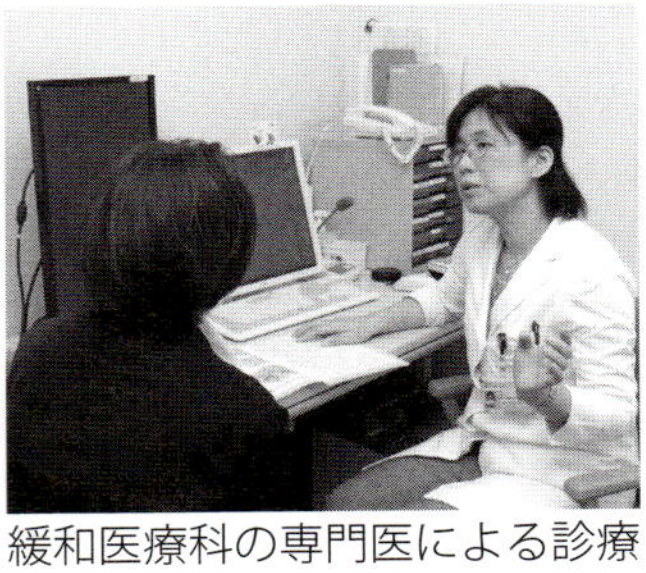
緩和医療科の専門医による診療

患者さんのための相談窓口●

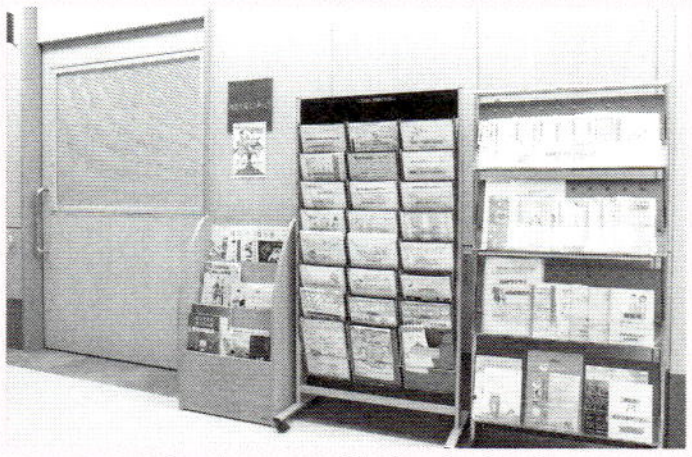

■相談支援センター

患者サポート研究開発センターの一角にある相談支援センターでは、がんの治療に伴う不安、治療にかかる費用の問題、退院後の生活、仕事のこと、子どものことなど、医療ソーシャルワーカーが患者さんや家族のさまざまな悩みの相談にのり、ともに考えます。

在宅生活を支援する制度や施設の紹介も行い、退院後の患者さんの暮らしを助けます。

■患者サポート研究開発センター

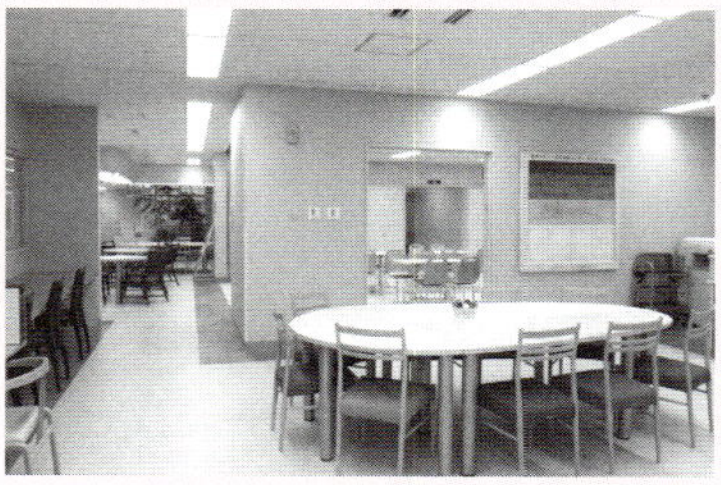

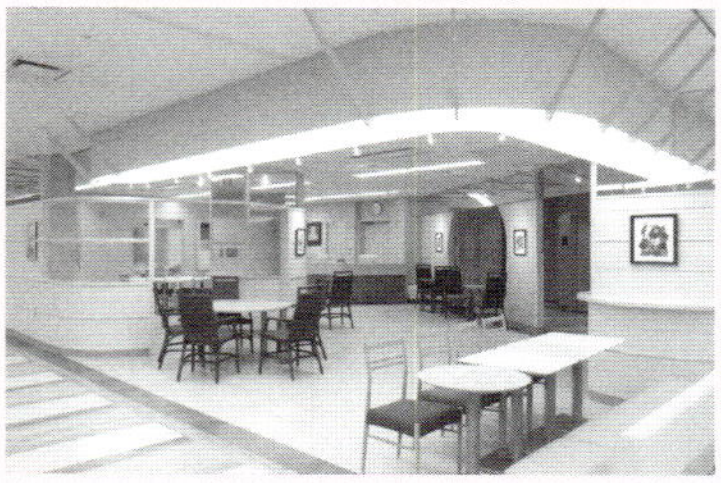

中央病院に通院中、入院中のがん患者さんや家族のさまざまな相談を受ける場として、2016年9月に病院8階に開設されました。看護、リハビリ、薬、栄養、リンパ浮腫《ふしゅ》のケア、緩和ケア、ストレス対処、口腔《こうくう》内の問題など、患者さんの悩みに、各領域の専門家が対応する常設プログラムが行われています。また、乳がん術後ボディイメージ教室、出張ハローワーク相談会、親と子サポート教室、リラクゼーション教室など、多くの患者教室も開かれています。

がん治療にかかわる備え付けのパンフレットや書籍を、ゆったりとした空間に配置されたテーブルやいすで読んだり、無料インターネットの利用もできます。

■遺伝相談外来（遺伝子診療部門）

近年、遺伝性のがんの原因遺伝子が続々と発見され、その研究成果活用のために1998年に開設されました。遺伝性のがんを心配している人の相談にのり、必要な情報を提供すること、家族歴や遺伝子検査の結果により、遺伝性のがんの早期発見、早期治療を行うことを目指しています。遺伝性乳がんについては、予防的切除を選ぶ女性もいます。遺伝相談外来では、専門医、専門のカウンセラーが不安を抱えた人の理解や対応の手助けをしています。

■アピアランス支援センター

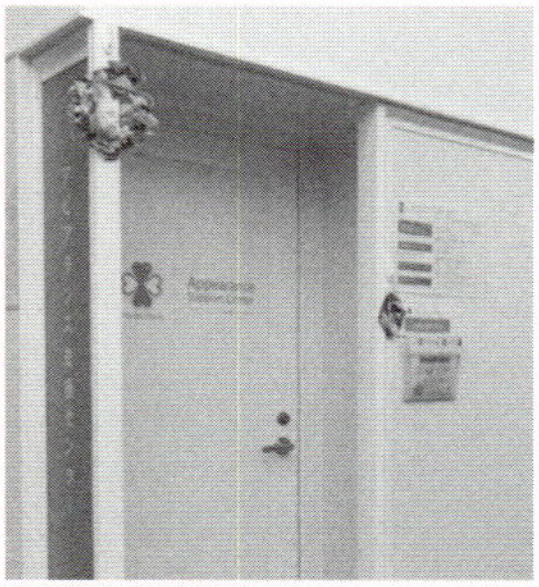

アピアランス支援センター入り口

がんの治療による傷あと、脱毛、皮膚の変色、爪《つめ》の変化など、患者さんの苦痛となる外見の変化についての悩みを軽くし、治療中も今までどおり自分らしく過ごせるように支援を行います。患者さんの相談を受け、すぐに役立つ外見のケアに関する情報を発信し、心身の悩みに対応すると同時に、皮膚科医、形成外科医、腫瘍内科医、心理士、薬剤師、看護師、美容専門家がチームを組み、常に新たな問題に対応していく態勢をとっています。

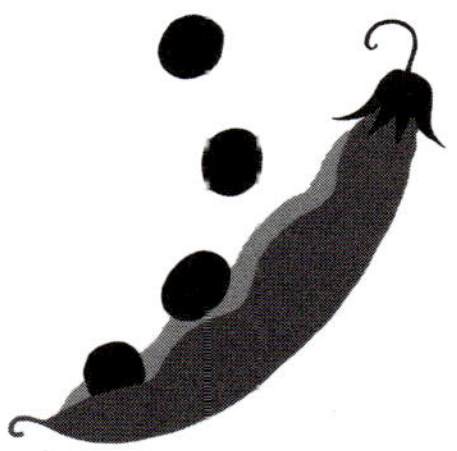

私たちが〝チーム乳がん〟です

乳がん治療の特徴として、患者さんを中心にそのニーズに応じて医療専門職同士が協力し合うチーム医療が挙げられます。国立がん研究センター中央病院でも、多くの診療科、医療スタッフが協力して日々の診療にあたっています。

がんの治療には主に手術療法、放射線療法、薬物療法があり、これらを組み合わせる集学的治療が、現在の乳がん治療の基本です。さらに近年の分子生物学の発展により、乳がんのより細かな性質を踏まえた治療が行われるようになりました。乳がん治療は、患者さんごとのがんの状態や性質、患者さんの生活や価値観に合わせた個別化が進められています。

そのために各科の連携は欠かせません。初期の集学的治療は、乳腺外科、乳腺・腫瘍内科、放射線治療科によって行われます。その治療方針決定の基本となる患者さんごとのデータを提供するのは放射線診断科や病理科です。治療にあたっては、看護師、薬剤師、臨床研究コーディネーター、ソーシャルワーカーなどのメディカルスタッフのチームワークが欠かせません。手術後の乳房再建は形成外科、遺伝性乳がんについては遺伝相談外来が対応しています。そして、診断時から終末期まで、必要に応じて緩和医療科や精神腫瘍科のチーム支援を得ながら、患者さんの心身の苦痛の軽減を図っています。

乳がんは比較的若い世代での発症が多く、30歳代後半から増えはじめ、40歳代をピークに60歳代くらいの女性がかかる危険性が高いがんです。この年代の女性は仕事、家庭、育児や介護など、さまざまな役割を果たしていて、その点でも一人ひとりの生活に合う治療の選択が重要になります。国立がん研究センター中央病院では、多くの診療科や検査部門、各相談室などが情報を共有し、相互に連携して、患者さん一人ひとりに適した最良の診療を目指しています。

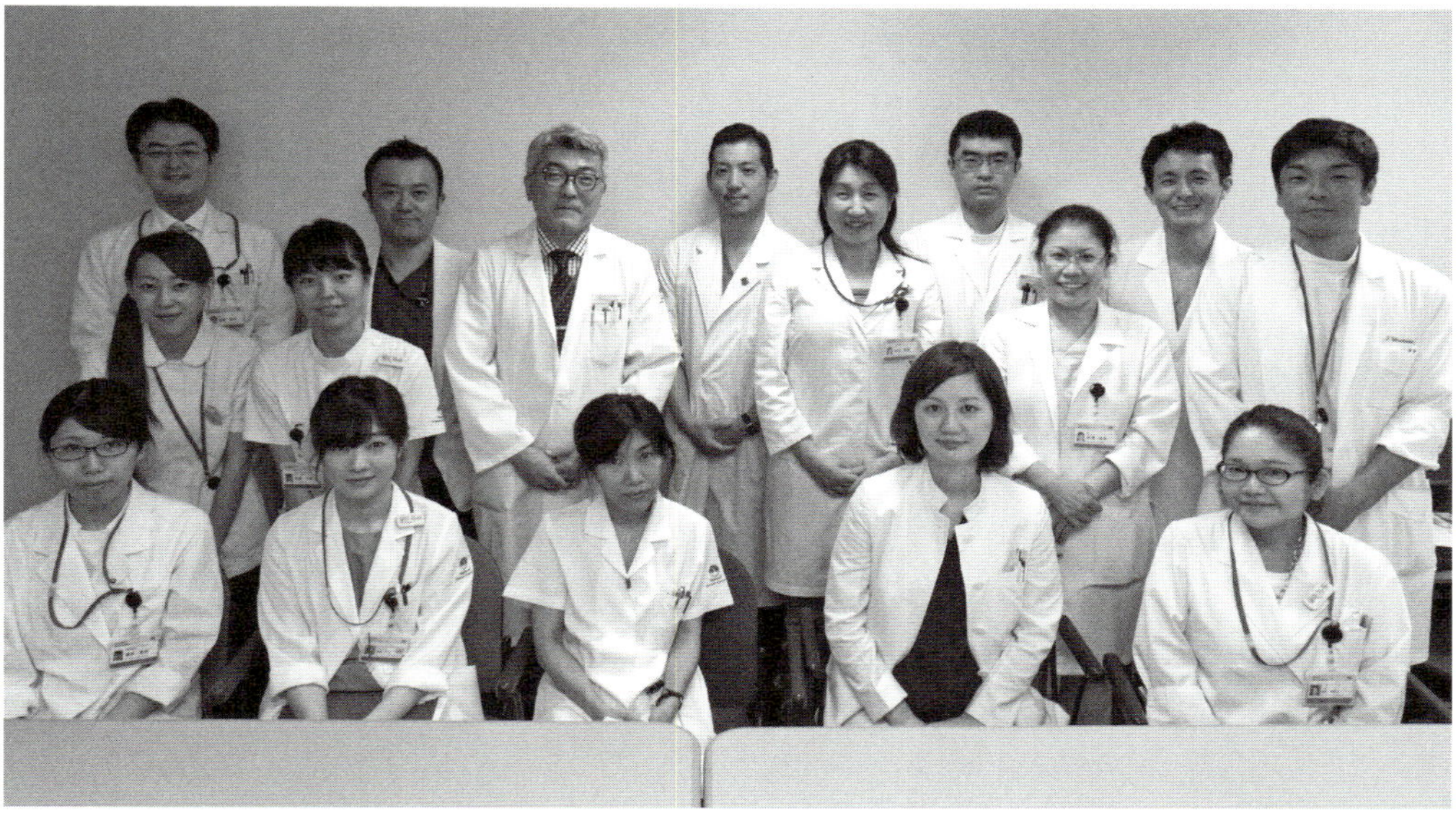

●乳腺外科／放射線診断科

乳腺外科では、乳がんの疑いのある患者さんの診断、乳がん患者さんの手術を行う。放射線診断科では、乳腺領域の画像診断を専門とする医師が乳がんの検査・診断を行っている

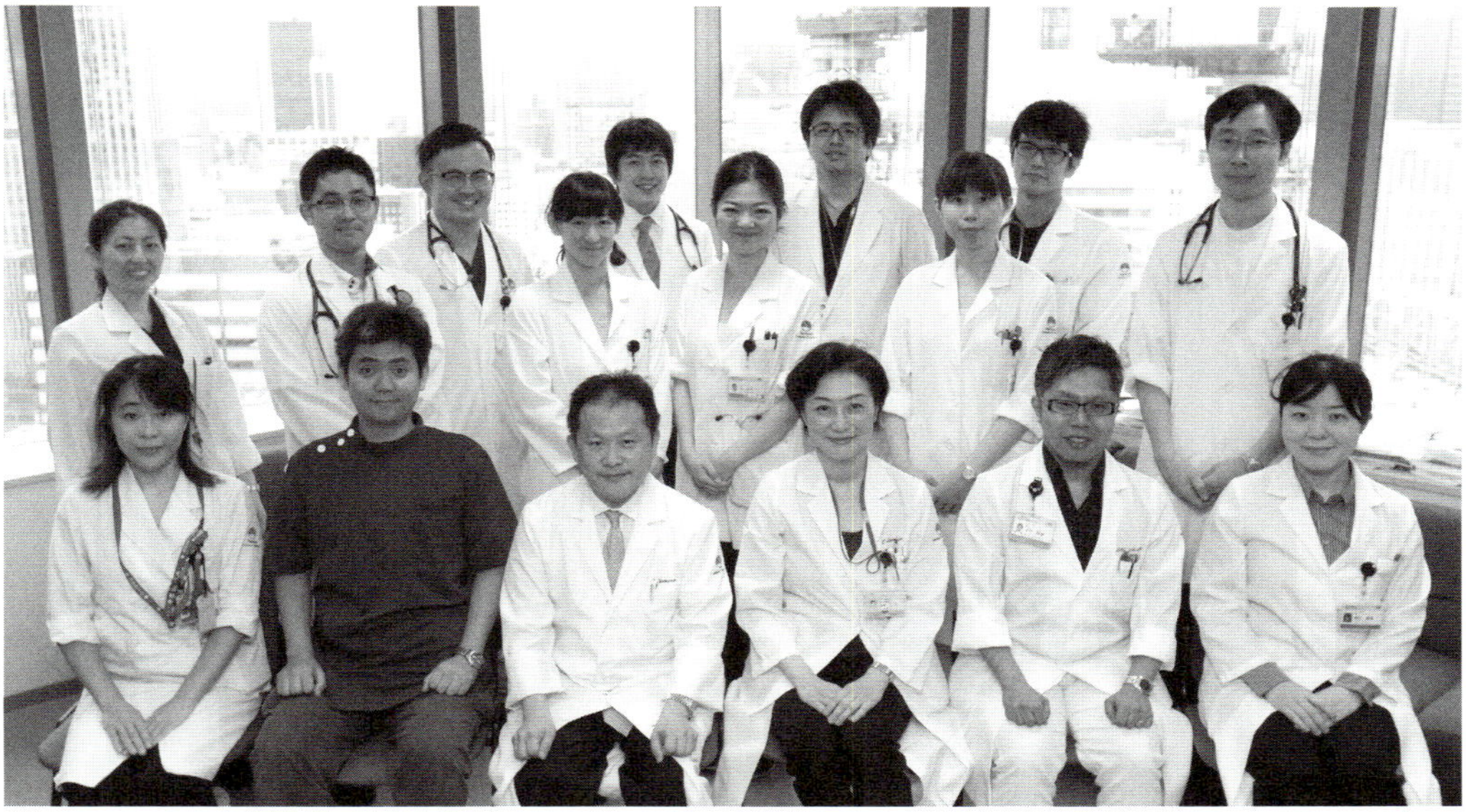

●乳腺・腫瘍内科

薬物療法にかかわる先進的な研究を実施しつつ、患者さんの生活の質の向上を目指して、個々の患者さんに適した薬物療法に取り組んでいる

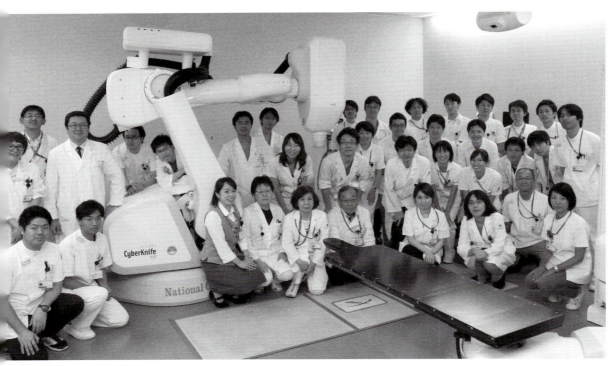

●放射線治療科

他科と提携して放射線による治療を行う。乳がんに対しては術後照射や転移がんの症状緩和を目的とした照射が行われる

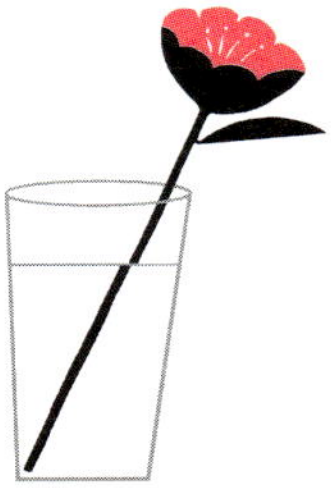

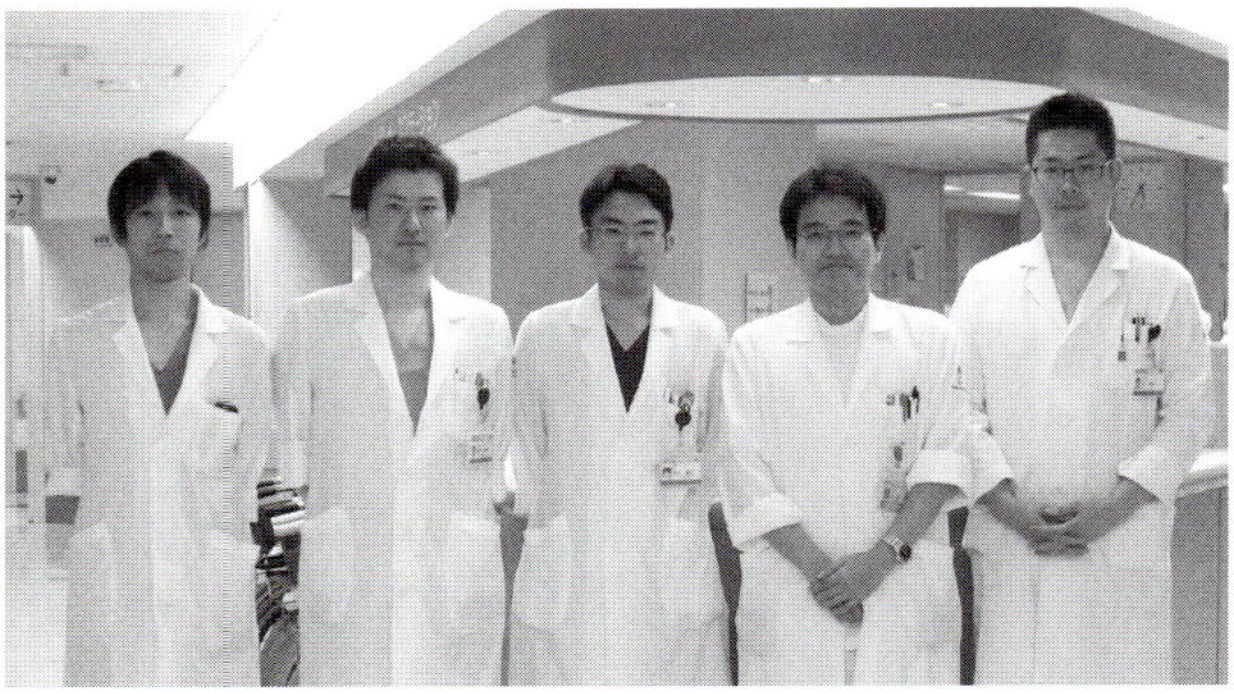

●形成外科

がん切除後の組織の再建を専門とし、乳房再建に積極的に取り組んでいる

●乳がん看護認定看護師

乳がんの治療において、習熟した知識と技術により看護実践ができると認定された看護師たち。患者さんの身近な存在として、臨床の場でケアにあたっている

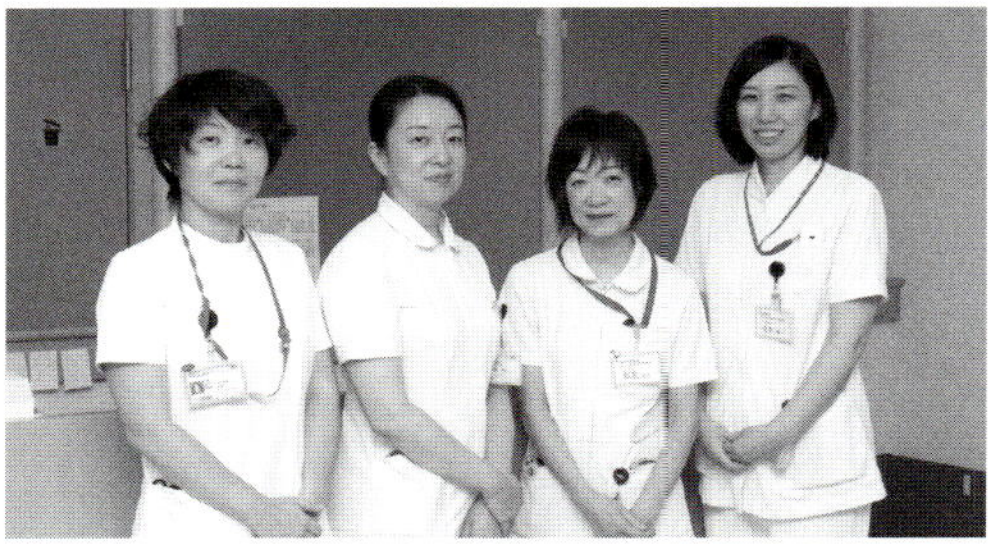

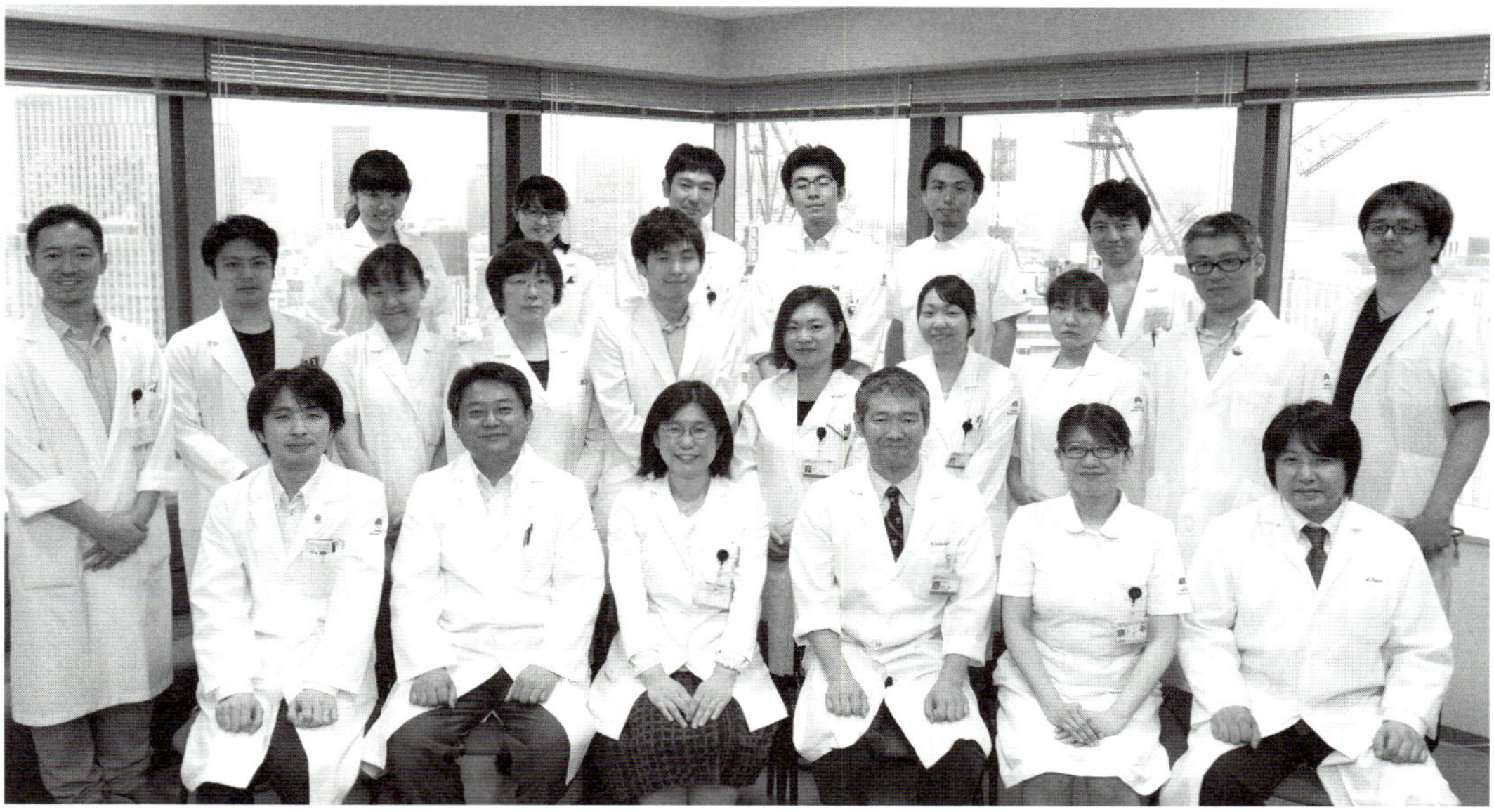

●緩和ケアチーム

緩和医療科、精神腫瘍科の医師を中心に、看護師、薬剤師、心理療法士、ホスピタルプレイスタッフなどがチームを組み、患者さんの日々のケアに対応している

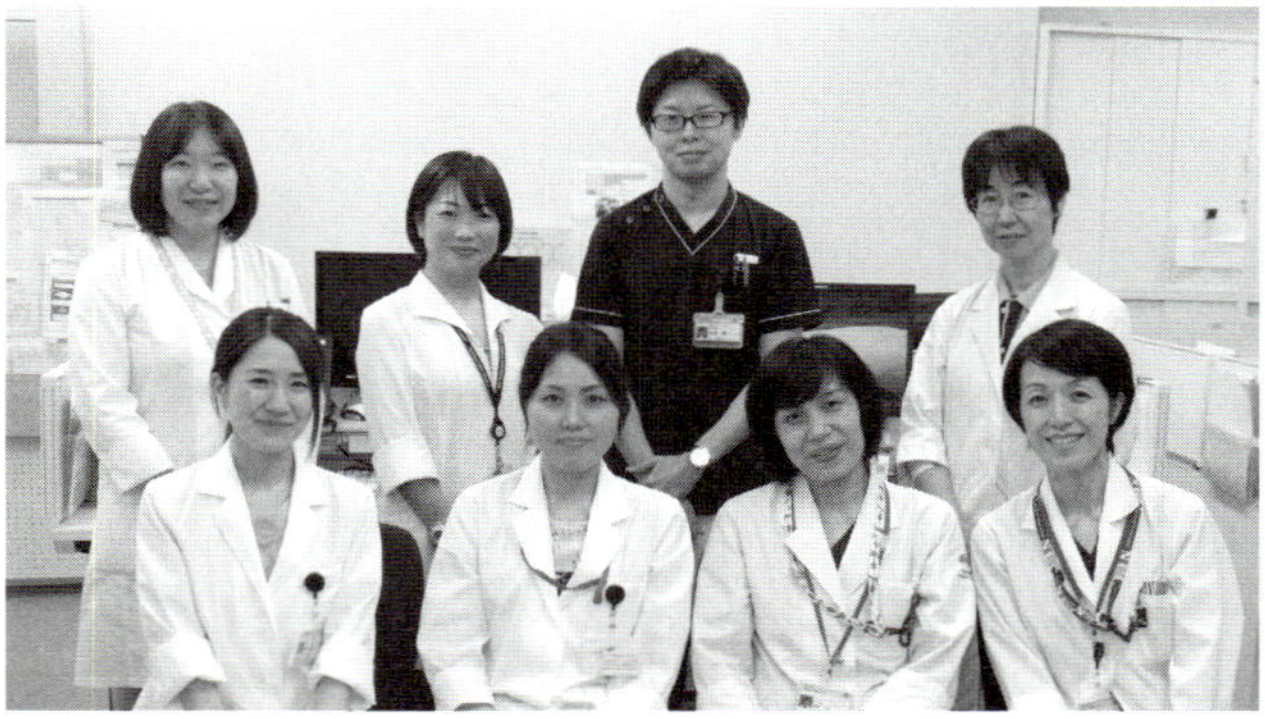

●臨床研究コーディネーター（CRC）

乳がんなどの治験・臨床試験を円滑に実施するための専門スタッフ。試験を行う医師や製薬会社間の調整、参加する患者さんや家族への説明や支援を行う

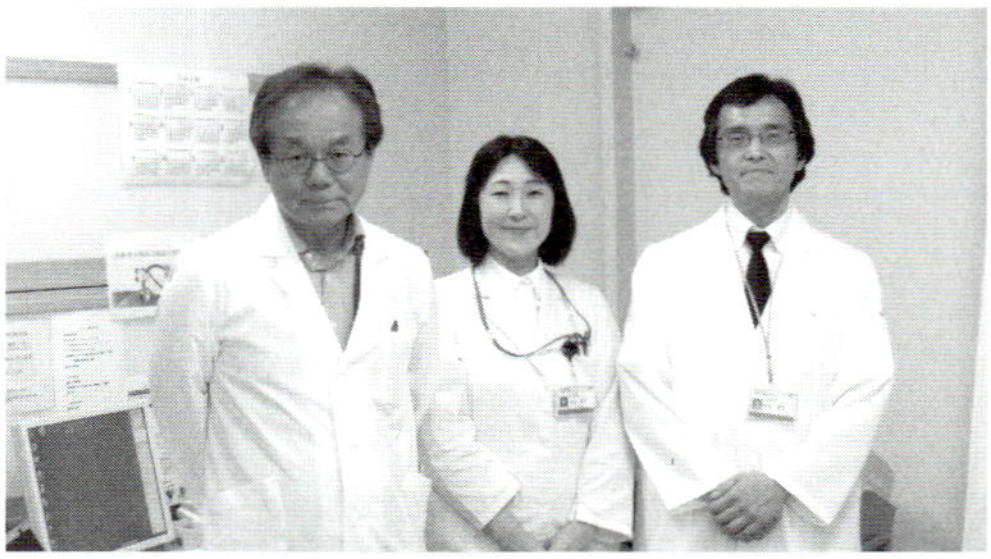

●遺伝子診療部門

遺伝性のがんについての相談と情報提供、遺伝子検査、遺伝性のがんの早期発見、早期治療の支援を目的とする。遺伝カウンセラーによるカウンセリングも行っている

●病理科

生検や、手術で切除された組織の検査により、がんの有無、がんの種類、広がりなどを診断。この診断が治療方針決定や治療効果判定に重要な役割を果たす

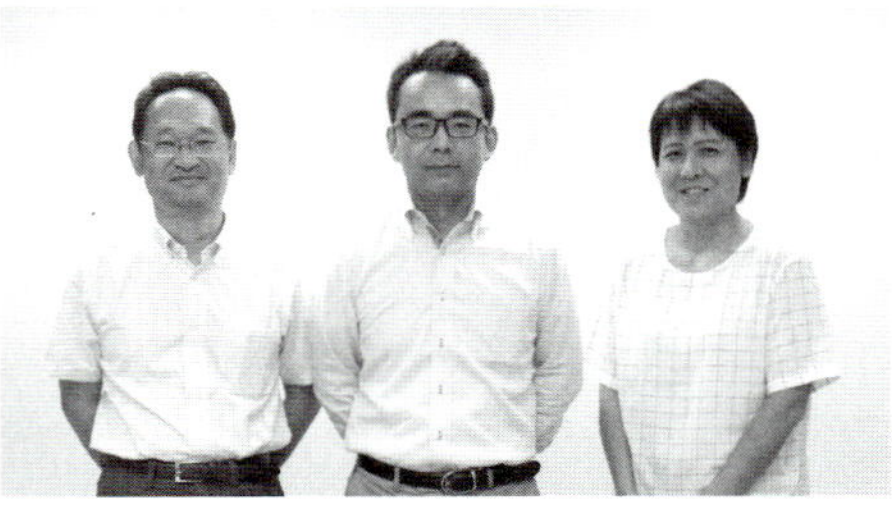

乳がん治療にかかる費用の例

国立がん研究センター中央病院で乳がん治療を受けた場合の、標準的な費用の例です。

ここに示した費用以外に、診察費・検査費・処置費などの諸費用がかかります。それぞれの患者さんの病状によってもかかる費用は変わってきます。また、治療を受ける医療機関によっても費用は異なる場合があります。

(2016年12月調べ)

＊自己負担額は、公的医療保険適用による３割負担の金額の概算です。
＊身長160㎝、体重50㎏をモデルケースとしています。
＊1カ月間の自己負担額が一定限度を超えると公的医療保険から払い戻しを受けられる「高額療養費制度」が利用できます。

●50歳代（閉経後）、Ⅰ期、HER2陰性／ホルモン受容体陽性

乳房切除術（腋窩リンパ節郭清なし）＋術後薬物療法（ホルモン療法薬）＋自家組織による二次再建

治療法	治療スケジュール	自己負担額（概算）
手術	乳房切除術、リンパ節郭清なし （センチネルリンパ節生検）：1週間の入院	82,560円
術後薬物療法 （ホルモン療法）	アロマターゼ阻害薬：アナストロゾール 1日1回×5年間	135円×365日×5年＝246,375円
乳房再建	腹直筋皮弁法：10日～2週間程度の入院	252,150円
	計	581,085円

人工乳房による二次再建の場合

乳房再建	ゲル充填人工乳房を用いた乳房再建術 ・エキスパンダー（組織拡張器）挿入 ：5日間の入院／5日間の通院 ・人工乳房（インプラント）に入れ替え ：５日間の入院	組織拡張器挿入手術→160,000円 拡張のための通院→45,500円 インプラントへの入れ替え手術→ 180,620円
	計	386,120円

一次再建：乳房切除術と同時に乳房再建を行う
二次再建：乳房切除術終了後、一定期間をおいてから乳房再建を行う

●40歳代、Ⅱ期、リンパ節転移2個、HER2陽性／ホルモン受容体陰性

乳房温存療法（リンパ節郭清あり）＋術後薬物療法（化学療法薬、分子標的薬）

治療法	治療スケジュール	自己負担額（概算）
手術	乳房部分切除術、リンパ節郭清あり： 1週間の入院	127,050円
放射線療法	5日間×5週間の通院	160,000円
術後薬物療法（化学療法、抗HER2療法）	化学療法薬：AC療法＊　3週間ごと×4回 ／パクリタキセル　1週間ごと×12回 分子標的薬：トラスツズマブ 3週間ごと×18回 ＊AC療法：ドキソルビシン・シクロホスファミド併用	AC → 1回6,710円×4回=26,840円 パクリタキセル→ 1回8,670円×12回＝104,040円 トラスツズマブ→ 1回49,200円×18回＝885,600円
	計	1,303,530円

●30歳代、Ⅲ期、リンパ節転移4個、HER2陰性／ホルモン受容体陽性

術前薬物療法（化学療法薬）＋乳房温存療法（リンパ節郭清あり）＋術後薬物療法（ホルモン療法薬）

治療法	治療スケジュール	自己負担額（概算）
術前薬物療法（化学療法）	化学療法薬：AC療法　3週間ごと×4回 ／パクリタキセル　1週間ごと×12回	AC → 1回6,710円×4回=26,840円 パクリタキセル→ 1回8,670円×12回＝104,040円
手術	乳房部分切除術、リンパ節郭清あり： 1週間の入院	127,050円
放射線療法	5日間×5週間の通院	160,000円
術後薬物療法（ホルモン療法）	抗エストロゲン薬：タモキシフェン 1日1回×5～10年間 LH-RHアゴニスト製剤：ゴセレリン 12週間ごと×5年間	タモキシフェン→ 54円×365日×10年＝197,100円 ゴセレリン→ 1回11,000円×20回＝220,000円
	計	835,030円

インタビュー

見た目の変化へのケアが目指すもの

国立がん研究センター中央病院には、がん治療による外見の変化に不安やつらさを抱えている患者さんの相談に応える「アピアランス支援センター」があります。センター長の野澤桂子先生にお話を伺いました。

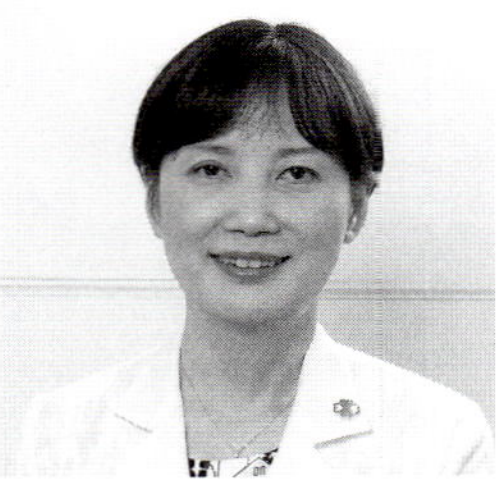

野澤桂子
立教大学法学部卒業。フランス滞在中に患者の外見の問題に関心をもつ。帰国後、臨床心理士資格、心理学博士号取得。2002年～北里大学病院、05年～国立がんセンターにて患者のサポートプログラム実施。山野美容芸術短期大学教授を経て、13年より現職。

――こちらは日本で初めて、そして唯一のアピアランス支援センターですね。

野澤　現在のセンターは、２０１３年７月に開設されました。それ以前も患者さんのニーズは高かったので、２００５年から月に２回の患者教室「コスメティック・インフォメーション」として、脱毛をはじめとする外見の悩みについての情報提供プログラムを行っていました。

抗がん薬の治療を受けている患者さんに対して、苦痛度の高い副作用の症状を調査したことがあります。その結果、男女ともに、トップ20のなかに脱毛や顔色のむくみやくすみなど外見に関するものが多くみられました。痛みなどの自覚症状を伴わないだけに、多くの医療者にとっては意外な結果だったようです。

――乳がんの患者さんに何か特徴はありますか。

野澤　乳房は女性性を象徴していると考える方が多いので、乳房切除は大きなインパクトですね（表参照）。そのほか脱毛、爪の変化、むくみ、皮膚の変色など全体としては外から見られる身体症状が苦痛度ランキング上位20の60％を占めていることが特徴です。ほかのがんの患者さんより年齢層が若い、体内の臓器に対する治療ではない（食べられない、飲み込めないといった症状は出にくい）、回復が早いといったところ

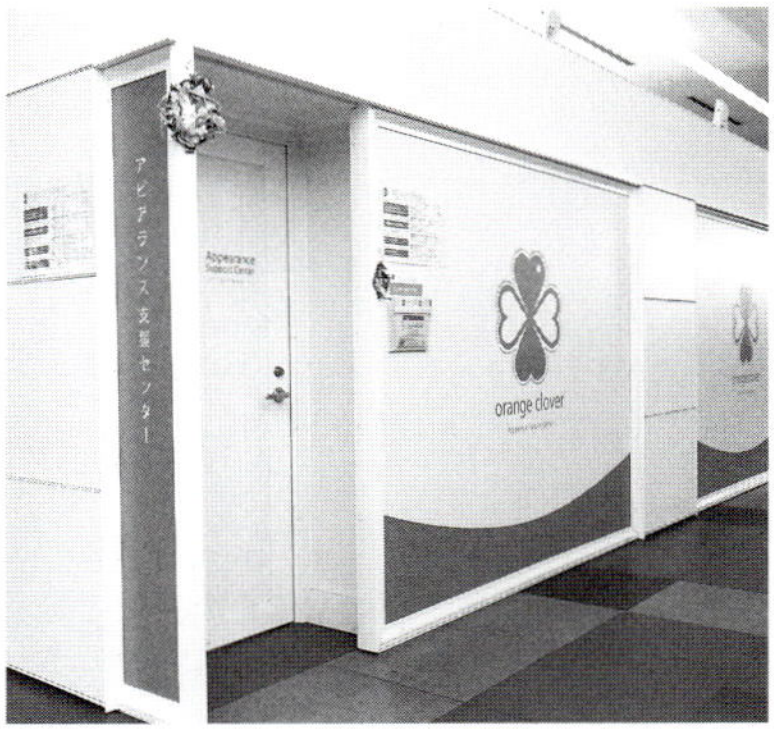

病院1階、オレンジ色のクローバーが目印となっているアピアランス支援センター。治療に伴う髪やまゆ、肌や爪など、外見の変化を苦痛に感じる患者さんの相談にのり、患者さんが自分らしく生きる支援を行う

■乳がん抗がん薬治療による副作用の苦痛度ランキング

（2009年に通院治療センターで抗がん薬治療を受けた乳がんの患者さん174人の回答から）

順位	症状	苦痛度得点(1～4点評価)
1	髪の脱毛	3.47
2	乳房切除	3.22
3	吐き気・嘔吐	3.14
4	手足のしびれ	2.84
5	全身の痛み	2.82
6	まゆ毛の脱毛	2.77
7	まつ毛の脱毛	2.76
8	体表の傷	2.76
9	手の爪割れ	2.75
10	手の二枚爪	2.75
11	便秘	2.75
12	足爪のはがれ	2.71
13	だるさ	2.71
14	口内炎	2.70
15	発熱	2.70
16	足のむくみ	2.64
17	手爪のはがれ	2.61
18	味覚の変化	2.61
19	顔のむくみ	2.58
20	しみ・くま	2.57

＊ピンクの部分は、外から見られる身体症状

Nozawa,et al,2013

から、外見に対する苦痛度は高くなる傾向があるようです。

●消えないアイブロウ、落ちないマスカラを求められて

――実際にはウィッグやメイクについて指導されるのですか。

野澤　確かに「アピアランス＝外見」の悩みに対応する場ですから、「どんなウィッグが自然に見えますか」「顔色が悪くて…」といった患者さんの問いかけから始まります。それに対して、私たち医療者がいわば瑣末《さまつ》なスキルで「こうすれば顔色がよく見えますよ」とか、あるいは「こんなウィッグだったら自然に見えますよ」という商品のアドバイスをして終わるのであれば、メイクアップのマニュアルや販売店のカタログをお渡しすれば事足ります。

　ある日、若い女性（Aさん）が「消えないアイブロウと落ちないマスカラを教えてください」といって訪ねてきました。少し唐突に思えたので「どうしたんですか」と聞くと、「明日、退院して初めて会社に戻るんです。きっとみんなの顔を見たら泣いちゃう…。そうしたら、メイクが落ちてまゆ毛もまつ毛も消えてしまうと思うので…」といいます。

　ここが、もし化粧品売り場であれば、強力なウォータープルーフの商品を勧めればそれで終わります。しかし、それではAさんに対する本当の意味でのケアにはなりません。そこで、会話は続きます。

私「絶対泣いてしまうの？」

A「はい」

私「そのくらい温かい人たちのいる場所に帰るのですね。それなら気にせず泣いてよいのでは？　たとえまゆ毛やマスカラが落ちたとしても、笑う人はいないでしょう。

一緒に泣いてくれるか、よく帰ってきたね、と泣き笑いになるのではないかしら…」

A「あ、そうか。気が楽になりました」

治療が一段落し、いよいよ職場に復帰するAさんに意識してほしいのは、涙で化粧が落ちてしまうことではなく、涙が止まらなくなるほどに、温かい場所にまた帰ることができたという幸せです。そのいちばん大切なことを見失わないように言葉をつなぐ。その幸せの実感が、次への元気につながっていくはずです。

――メイクの指導が目的ではない？

野澤　外見を整えてきれいに見せることではなくて、それを気にしなくてもいいと気づいてもらうことが解決になる場合もあるのです。気になる部分をカバーすることで不安がなくなるなら、そのためのスキルは大切です。もちろん、それが必要な人に対して、あるいは必要な場合（多くの人と過ごすイベントなど）には具体的なアイディアやスキルをアドバイスします。

ただ、ケースバイケースですが、外見を気にすることの裏には何かほかのこだわりがある場合が少なくありません。そこを見逃さず、本人のこだわっているところを解きほぐしながら、何が本質かを一緒に考える。治療経過などの背景を知っている医療者だからこそ公平なアドバイスが可能になります。私たちのゴールはあくまで「患者さんと社会をつなぐこと」。いくらきれいになっても、外に出られないのであれば、支援としては失敗です。

――見た目の変化がもたらす苦痛は一筋縄ではいかないということでしょうか。

野澤　患者さんたちにとっては、家族やほかの人との関係がぎくしゃくする要因にもなり、これまでの生活に大きな影響を与えます。

先に、抗がん薬治療の副作用の苦痛度について触れましたが、頭痛や腹痛などの症状は、場所や状況にかかわらず現れます。ところが、たとえば、患者さんたちに、「無人島に一人でいたら髪を整えたり、お化粧をしたりしますか」と質問すると、みなさんが一様に「しない」と答えます。同じように脱毛も気にならないし、たとえ顔が半分欠損していたとしても平気だろうとまでおっしゃる方もいます。

つまり、外見の悩みは社会が消えると、消え

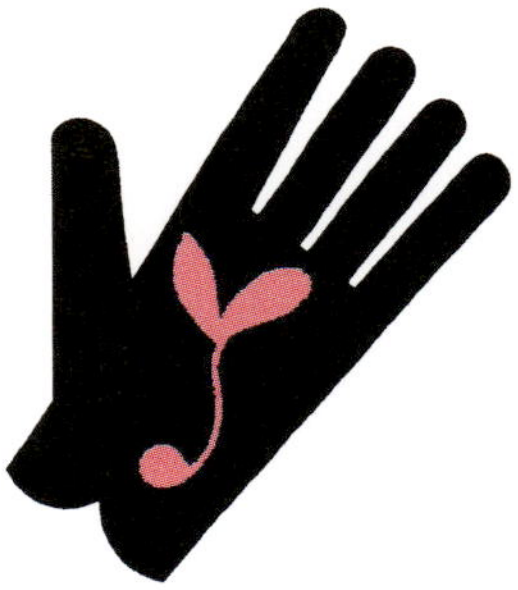

る悩みなのです。社会とつながって生きるからこその悩みであり、脱毛があるから毛髪単体の問題として、爪の変色があるから爪単体の問題として解決するのでは済まないことを理解しなくてはいけません。患者さんにとっては「（こんな格好で）今までどおり社会のなかでやっていけるのか」という大きな不安が問題なのです。

●落ち込むのも心が健康なしるし

――見た目の変化は患者さんの自信を低下させるのでしょうか。

野澤　がんは命にかかわる病気、いわば特別な病気ですから、「人生これで終わり…」と思考がネガティブになってしまう人は多いです。これも患者さんによくする質問なのですが、「心が健康な人はどんな人ですか」と聞くと、よく出る答えが「ポジティブな人」「明るい人」。でも、よく考えてみると、どんな状況であっても、常にポジティブで明るいことは、メンタルヘルス的にいうと極めて不自然です。逆に常にネガティブというのも問題です。

　結局、心が健康な人というのはプラスとマイナスの両面をもっている人。ですから、患者さんには、命にかかわる病気だと告げられて落ち込んだなら、私は健康な心のもち主なんだと思ってください、と話します。ただ、ずっと落ち込んでいると心が病気になってしまうので、そうならないようにすることが大切です。

――それで患者さんは納得できますか。

野澤　気づいてほしいのは、落ち込んだ気持ちや、これでやっていけるのかしらといった不安に対する特効薬はないということです。できるだけ、これまでどおりの生活を送ることが大切なのです。全部が全部今までどおりというのは無理かもしれませんが、できることをあえて止めない。やれることは続けるようにする。

　ときどき、治療計画が出た途端に、人間関係から仕事にいたるまですべてを整理して（断ってしまう）、準備万端整いましたといって治療

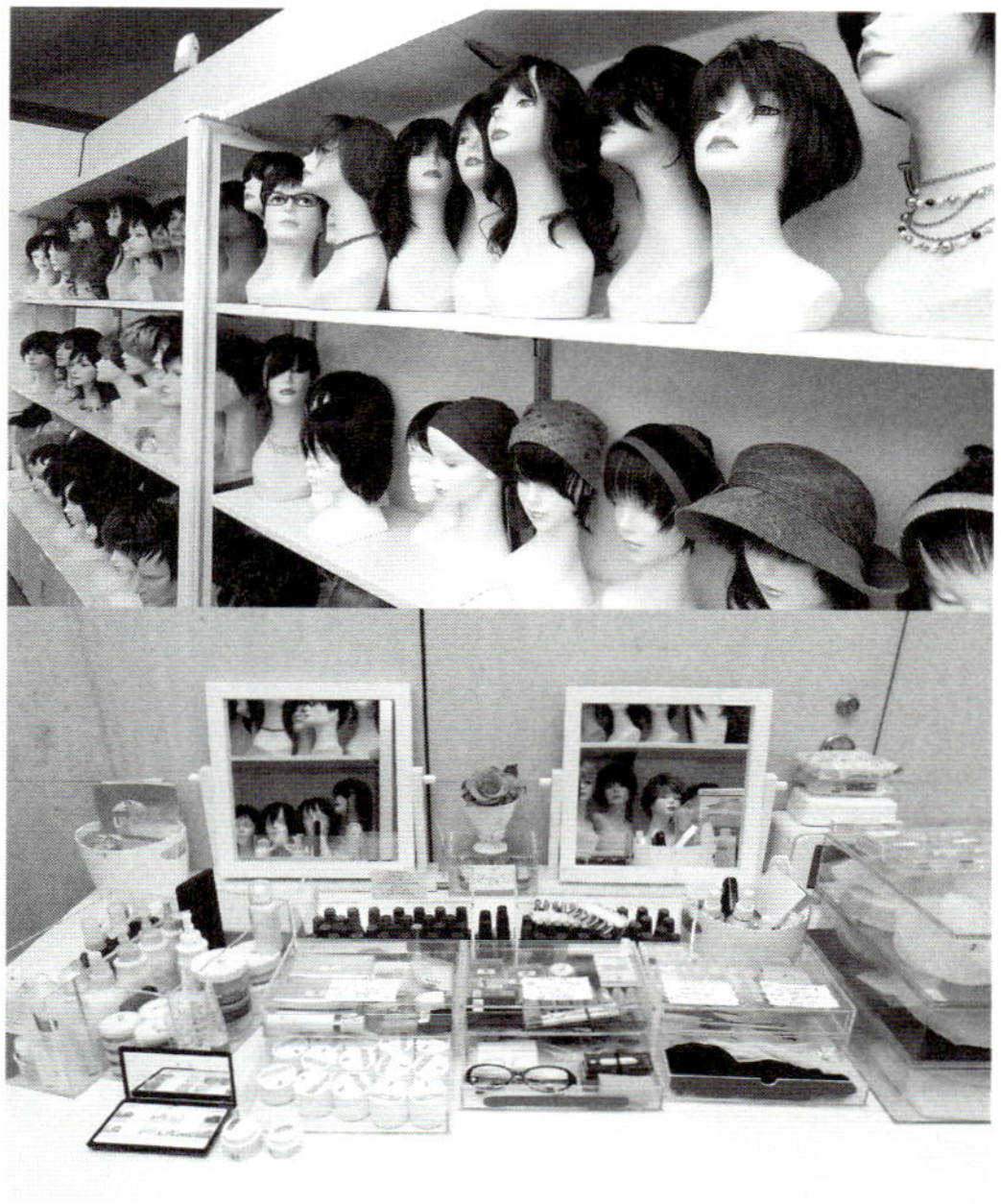

アピアランス支援センターでは種々のコスメティック、たくさんのウイッグが、ちょっと試してみようかな…という気持ちを誘うように患者さんを迎える

に臨む方がいらっしゃいます。それは逆効果です。人間はそもそもいろいろな役割を演じて生きています。子どもの前ではお父さんやお母さんとして、実家に帰れば娘や息子として、職場では仕事のできる人としてなど、一人の人間がさまざまな役を無意識に演じ分けています。人間の性《さが》といえるかもしれません。その役の一つに患者が加わってもかまいませんが、それだけになりきる必要はないのです。

　これまでと変わらない生活を送るにあたって、「見た目」が何か支障となってしまうのなら、それを解決する支援をするというのが、このセンターの役割です。

●これを機にイメージチェンジを楽しんでみても

――ウィッグやスキンケア商品など、事前に用意する場合の注意はありますか？

野澤　スキンケアなどの基本は、変化が出たら考える。変化しない方もいるので、まずは、できるだけ以前と同じものを使い、不具合があれば（肌が過敏になって従来の化粧品では刺激が強いなど）、その時点で適切なものをそろえれば十分です。いくつか科学的な根拠がある方法もありますが、外見に対するケアで明確な効果が証明されているものはほとんどありません。過剰な情報、誤った情報に患者さんが惑わされることも多く、いかにも有効であるかのような情報には注意が必要です。

　ウィッグは新たに求めるものなので、少し準備が必要かもしれません。違和感を少なくしたいならば、白髪の人は事前にナチュラルなブラウンに染めておくとか（価格帯やスタイルの選択の幅が広い）、好きなスタイルを決め、地毛をそれに合わせておいて、抜けはじめたらウィッグに変えると自然に見えるでしょうか。

　今の髪型が人生でいちばん似合っているとは限らないので、これを機にイメージチェンジと考え、ヘアスタイル選びを楽しむのも一つの考え方です。がんを隠そうとしてウィッグを探し、自分の今の髪型に似たものを探せば探すほど、違いが目立ち、気になります。

　一定の年齢層以上の方であれば、数十万人の人がおしゃれウィッグを利用しています。そのつもりで「染めるのが面倒になって」「髪に腰がなくなって」ウィッグにしたといえば誰も不思議に思いません。ちょっとした発想の転換で気

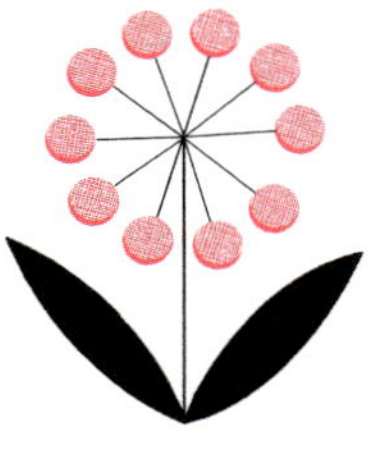

持ちがずいぶん楽になります。

患者さんの経済状況もいろいろなので、それに合わせて決して無理をせず、自分でよいと思える納得感が何よりの選択の基準となります。その基準をはずすと自信がなくなり、髪の毛をやたらに触る、目の前の人と視線を合わせられなくなるなど、行動に好ましくない変化が現れてしまいます。

——以前との違いにこだわるのではなく、新しさや変化を楽しむという姿勢が大切なのですね。

野澤　患者さんはどうしてもネガティブな認知になっています。だから、ここでは、クスッと笑顔になれる瞬間をつくれるように心がけています。感情がプラス方向に揺れると、ネガティブに傾いていた認知＝頭との間にズレが生じて修正が働き、頭のほうが感情に少し寄ってくるようになり、「人生捨てたものでもない」「治療もよい方向に向かうかもしれない」といったシフト転換がおこります。これまでと違う髪型がちょっとうれしい、ネイルの色がきれいと爪を見てニコニコするといった、ささいなことがシフト転換のきっかけになることもあります。

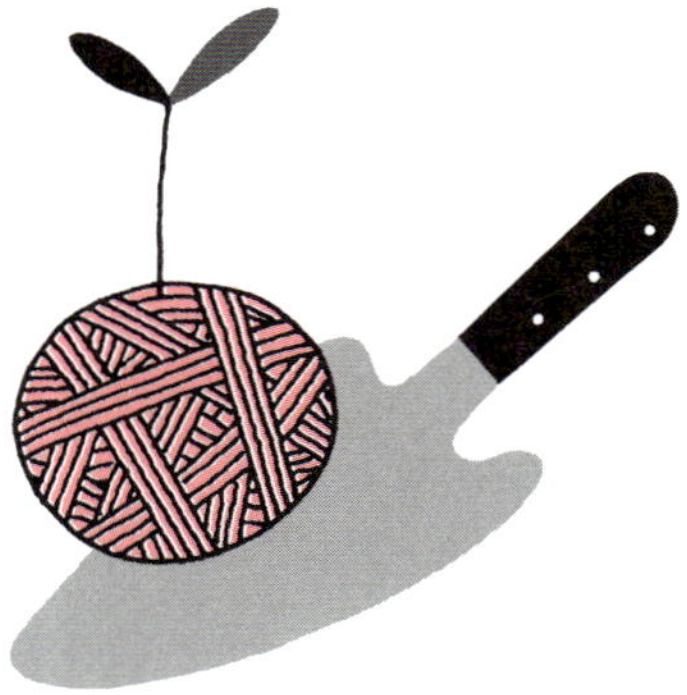

——医療者向けの研修会も開催されていますね。

野澤　全国のがん診療連携拠点病院のスタッフを中心に徐々にほかの施設のスタッフにも広げていこうとしているところです。当初は実技のプログラムもかなり取り入れていましたが、必要性を吟味しながらどんどんそぎ落としていき、現在はまず、医療者がかかわる意味をよく理解してもらうようにしています。決して美しくお化粧する方法を指導することが目的ではないということです。まゆの描き方ひとつでも、きれいにこちらが描いてあげるのではなく、大体こんな感じでと患者さん本人にやってもらうようにします。患者さん自身が「私、こんなこともできるんだ」という達成感や自己効力感を抱くことが重要なのです。

「できる」という実感が、どんどんほかの場面にも影響を与え、可能性を広げていくこと、それが社会につながる支援の趣旨であり、私たちがかかわる意味だと考えています。

インタビュー

がんでも参加できる社会を目指す

がん患者の視点を活かしたさまざまな活動を通じ、誰もが自分らしく生きられる共生社会の実現を目指すユニークな会社「キャンサー・ソリューションズ」。社長の桜井なおみさんにお話を伺いました。

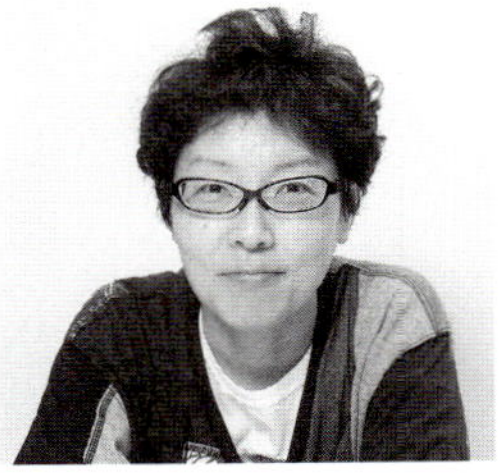

桜井なおみ
2004年、設計事務所勤務中の37歳のときに乳がんがみつかり手術。抗がん薬治療のため８カ月休職後、職場復帰するが治療と仕事の両立に悩み06年退社。社団法人勤務を経て、07年、がん患者を支援する社会貢献型企業「キャンサー・ソリューションズ（株）」を設立。

――桜井さんが、立ち上げ、社長を務めるキャンサー・ソリューションズ株式会社の特徴を教えてください。

桜井　私は自分のがんを通じて、がんを経験した人の就労の問題、働きづらさを痛感しました。この会社は、その名のとおり、キャンサー、つまり「がん」をめぐるさまざまな問題を解決する（ソリューションズ）ために、就労を含めた社会的支援の提供を意識して始まった会社です。がん経験を社会に生かす、社会貢献型の株式会社といえます。立ち上げたのは２００７年ですが、本腰を入れて運営しはじめたのは２００９年12月からです。現在、社員（コアスタッフ）８人、準社員（メイト）４～５人体制で、治療中の人も含め、みんながん経験者、互いに無理はせず、元気に楽しく働いています。

――桜井さんが経験した「働きづらさ」とは？

桜井　会社側の経験値や制度運用上の問題もあると思いますが、とにかく、初期治療が終われば「治った→動きたい」けど動かない体がある。実感としては、辞めざるをえなくなるというのが現実です。やれることがあっても柔軟に受け入れる意識もシステムも不十分で、こちらの気兼ねや周囲の気遣いがうまくかみ合わず、居場所がなくなっていく感じでした。

●バリバリ働いていたら、突然「がん患者」に

――がんをわずらうまでは、バリバリ働いていらしたんですよね。

桜井　チーフとしてスタッフを抱え、常時５～６本仕事が動いているという状況でした。失うことになって改めて気づいたのですが、順調にキャリアを積んできていたのだと思います。仕事への自負ややりがいは大きく、早出や深夜ま

での残業も全然苦になりませんでしたね。

――乳がんと知ったのは、どんな経緯でしたか。

桜井　確定診断が出たのは２００４年７月６日。37歳のときです。その日を境に私は「がん患者」になりました。

きっかけは職場の健診です。触診で異常があるということでエコーとマンモの検査を受けました。担当の先生からは、半年後までようすをみましょうかといわれたのですが、エコーの検査を受けるまでの２週間でさえ、宙ぶらりんで気が狂いそうだったのに、これから６カ月も耐えられない、とバイオプシー（生検）をお願いしました。

実は、父は膵臓《すいぞう》がんを経験しており、運よく早期で発見できたので、がん種としては珍しくサバイバーとして暮らしています。さらに、私のおばは２人とも30歳代で乳がんをわずらい、１人は12年間闘病し、結局亡くなっています。

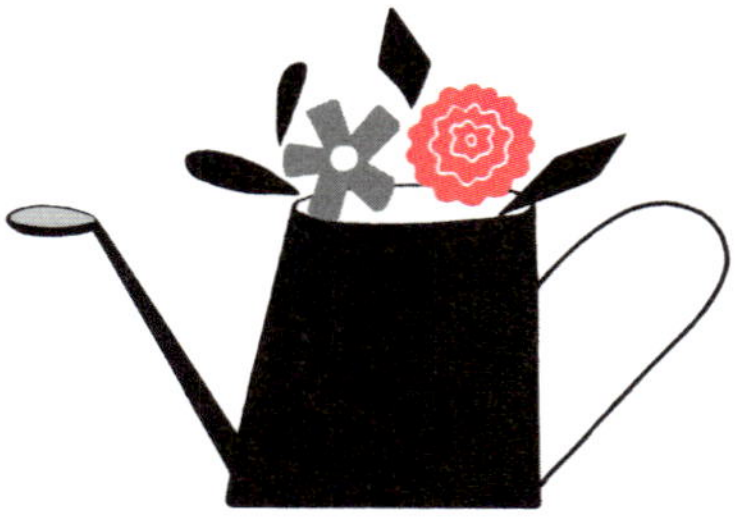

思春期のころ、その姿をずっと見ていました。一般には乳がんは治りやすいという印象があるかもしれませんが、私にとっては乳がん＝死。「私、死ぬかもしれない、死ぬんだ」というイメージしか浮かばなくて、本当に怖かったです。

――でも、そうした経験から自分の意思でバイオプシーを頼んだから、診断できた…。

桜井　私のがんは粘液がんといって、乳がん全体で１～２％程度しかない特殊なタイプ。画像にも映りにくい。あのときバイオプシーを受けていなかったら、今、生きていなかったかもしれない。遺伝性腫瘍などもわかってきていますが、検査はすべて自己負担。家族歴など個別の条件に応じた形で受けやすい検診が必要だと痛感しました。

診断がついてからの病院選びに頭を抱え、さらに悩んだ末に選んだ病院の予約をとるまでもひと苦労。病気になるって大変だぁ、と思いました。自分にとってのよい病院、自分にとっての名医へのイメージをもっておかないと…。でも、そんな準備をしておくのは難しいですが。

●がん治療をしながら勤務、そして退社

――職場へはどの段階で報告したのですか。

桜井　結果が出た（診断確定した）日にいいました。若い職場で、社員の平均年齢がちょうど

当時の私の年齢くらい。社員自身はもちろん、親ががんにかかったことがある人もほとんどいない。がんだけでなく、病気とは無縁の環境でした。そこへいきなり「がん」。心配はしてくれますが、具体的にはどうしてよいかわからないというのが実情だったと思います。私自身は、とにかくクライアントに迷惑がかからないようにと、引き継ぎと進行中の仕事の資料整理など、私がいなくても仕事が回る状況にしました。

手術後に、抗がん薬治療を開始してみると、禁忌《きんき》事項が一覧表にびっしり。働きながら治療をする可能性も検討しましたが、アウトドアの調査の多い職務内容を考えると感染のリスクも低くありません。総務担当からは、すでに有給休暇がないので休むとすべて欠勤扱い、給与の手取りをキープするには、傷病手当てに切り替えたほうがよい、とアドバイスされ、休職。

どんな制度があり、どれが自分に合っているのか、会社も自分もいろいろ勉強しながらの状態でした。動けるけれど休まなければいけないという不思議な日々、放っておくとどんどん内向きな思考になっていく。よくないですよね。

――職場への復帰はいつごろでしたか？

桜井　抗がん薬治療を6クール続け、翌年4月に職場復帰しました。ただ、ホルモン療法は続きます。当時の会社は慢性的に忙しく、一人当たり150％くらい、私が休んだことで同僚は200％くらいのペースで働いている。徐々に肩慣らしという環境ではありませんでした。でも、私は、それまで一度も帰ったことのないような定時の5時半で帰らせてもらわざるをえない。「迷惑おかけして、すみません」と謝りながら帰る。苦痛でしたよ。誰も「大変だ！　忙しい！」とはいわない。そうした優しさに、こちらはうまく気づけず、即戦力になれないことを気にして、後ろめたく思うだけ。お互い、フラストレーションがたまっていく…。

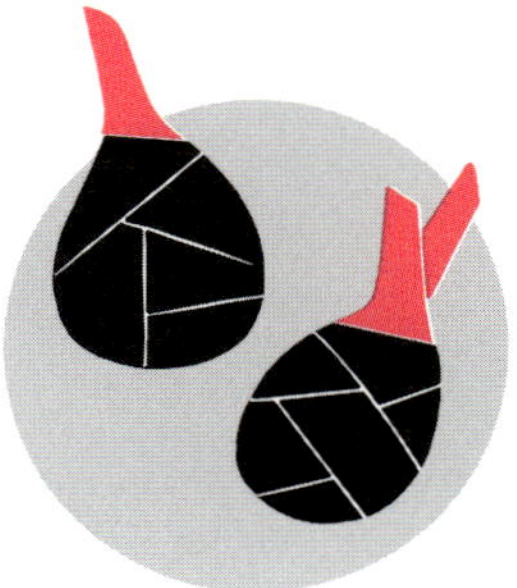

身体的にはパソコンのマウスの作業が大変でした。リンパ節を20数個摘出しているので、腕がむくみやすい。朝から仕事を始めると午後の2～3時には握力や感覚がなくなってしまう。今までどおりにはできないもどかしさでいっぱい、仕事へのモチベーションは低下する一方でした。自分から役職を降り、年俸ダウンを申し出て、居心地の悪さを抱えながら、それでもや

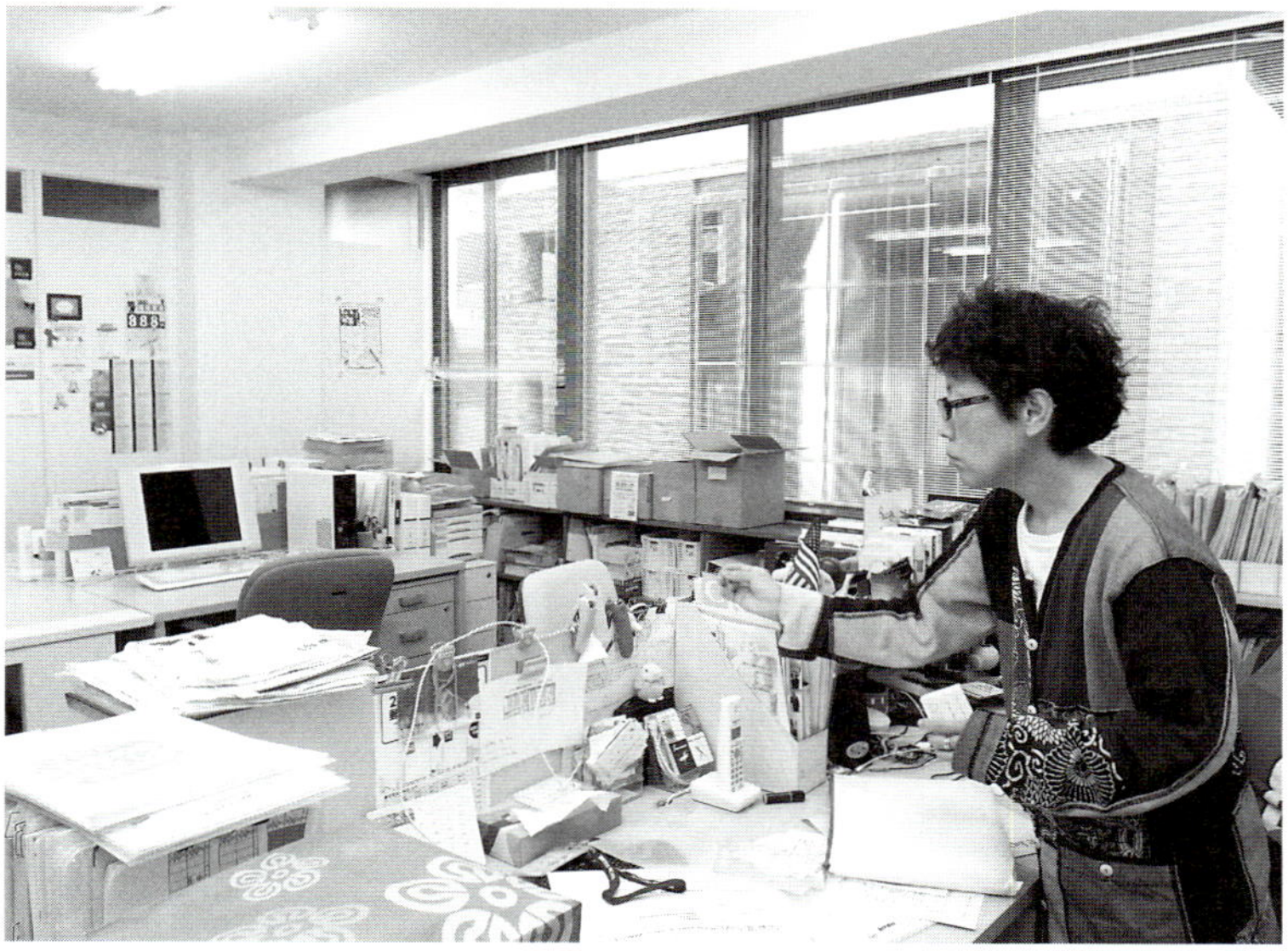

キャンサー・ソリューションズ社内。スタッフは自身のがん治療や生活に合わせた勤務体制をとっている。社長がインタビュー中でも社内にはほかに誰もいなくなることも

■キャンサー・ソリューションズ株式会社の主な活動

〈Consulting〉
企業内でのがん患者復職支援や雇用継続プログラムのほか、社員教育への講師派遣

〈Planning〉
学会・フォーラムなどのイベントの企画・運営

〈Recruiting〉
医療系人材サービス企業との協業（計画中）のもと「スキルマッチング」や「スキルアップセミナー」、および人材の派遣

りたい仕事なのかわからなくなってきました。そのうち、治療を通じて知り合った友人が亡くなり、仕事だけの人生で終わっていいのか、と改めて考えさせられたり……。

人っていろいろなカバンをもっていますよね。妻としてのカバン、遊んでいるときのカバン、趣味を楽しんでいるときのカバン、そして仕事のカバン。どのカバンがいちばん重いかなと考えたら、仕事のカバンでした。これを置いちゃえば楽になれるかな、と会社を辞めたんです。２００６年12月でした。

●率直なコミュニケーションで働きやすい環境を実現

――いきなり専業主婦ですか。

桜井　治療費くらいは自分で出したいなと思って、いろいろ模索……。失業保険をもらいつつ、職業訓練にも通いました。40人のクラスで同世代のがん患者さんが５人。がんで会社を辞める人がこんなに多いんだという現実を知りました。結局、もとの仕事の延長線上のパート勤務をしばらく続けましたが、責任の重みや収入の金額などにもの足りなさや疑問を感じて、やはり正社員を目指すことにしたんです。

――けっこう、難しい道ですよね。

桜井　それが、ある社団法人なのですが、資格

を生かせ、かつ、やりがいを感じられ、しかも、休日にイベントがあるから平日に代休がとれる（通院に当てられる）とラッキーだらけの条件のところがたまたまみつかったんです。どうしても採用してほしかったので、最終面接にはこれまでの業務内容をすべてファイリングして、プレゼンテーションしました。何ができるかというポジティブモードでお互いに話が進む。自分から「これができます」ときちんと提示すれば、可能性は次々につながっていくということを感じました。

採用していただけて、初日、上司にがんのことを正直に話しました。こちらはいきなりクビも覚悟していたのですが、返ってきたのは「病気はお互いさまですから」という言葉。しかも「こちらにできることはありますか」。即座に「禁煙」をお願いした。職場によってこんなに違うんだと、これもまた目からウロコでした。自分から仕事ができる環境を整えるためのお願いを率直にし、応えてもらったことには率直に感謝の気持ちを返す。普通のコミュニケーションをすればよいのだということを学びました。

その後のさまざまな調査活動などの経験からいえることは、大企業はやはり社員の人数が多いぶん、どこかに病気の人がいて、経験があるから対応できる。それに比べると、中小の企業だとその確率が低く、そういう環境で大病を患う第一号にでもなったら（まさに私がそれ…）、それは居心地が悪くなります。

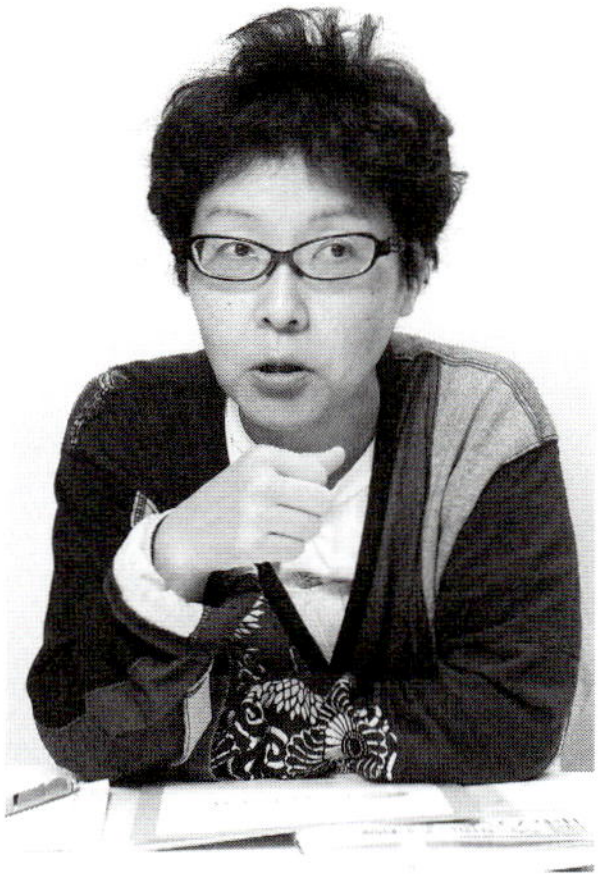
自分から「これができます」ときちんと提示すれば、可能性は次々につながっていく

●患者も生きやすい社会を目指し、その仕事を本格始動

——それだけ恵まれた環境であれば勤め続けるという選択もあったのでは？

桜井　そのとおりです。ただ、そのころＨＳＰ（東京大学医療政策人材講座：Healthcare and Social Policy Leadership Program）に参加し、がん患者の就労と雇用支援に関して私が研究班の代表になり、研究を進めていたんです。そのときのメンバーのなかには難病（内部障害＊）の患者さんもいました。彼女は30歳代半ばで亡くなってしまったんですけど…。その彼女が私に「がんから拡げていってほしい」と再三いっていたんです。

＊内部障害：心臓、呼吸器、腎臓、膀胱・直腸、免疫、肝臓など体内の臓器の機能障害をいう。外見では障害がわからないため、周囲の理解を得にくい。

がん患者自身、差別されているとか自分らしく生きにくいとかいろいろな思いがあるけれど、よくも悪くもがんという病気へのイメージはほとんどの人がもっていて、認知度は高い。それに比べるとさまざまな難病、たとえば彼女が患っていた「内部障害」にしろ、まず、見た目に異常はない。さまざまな内臓に不具合がおきていて症状も一様に説明できないくらい複雑。それを相手に説明し理解してもらい、さらに病気に伴う問題点を共有してもらうというのは至難の業。少なくともその部分では「がんは恵まれている」。だから、がんという病気から、それを経験した者の生きづらさや社会につながり続ける大切さを訴え、意識を変え、社会を変えていってほしい、それをほかの病気にまで拡げていってほしい…と、それは遺言というか、果たさなければならない約束のように感じて。

実際、患者会活動などを通じて、私宛てにいろいろな相談・問い合わせ（働き方に対する悩み、書籍の構成・目次建て、調査に対するアンケート内容の項目など）がどんどん増えていて、会社勤めを続けながら、帰宅後は夜中までその対応に追われるような日々が続いていました。問題が次から次へとおこる。確かに相談は受けて対応はしますが、これでは「問題」そのものはなくならないと、ふと気づきました。

がんだって、病巣を取り除かずそのままにして治療を続けても意味はない、それとまったく同じで、そもそもの問題を取り除く必要がある、と思い立った。それには勤めながらでは時間が足りないし、二足のわらじもつらい。いっそ、

■桜井さんがHSPに参加し、研究論文にまとめた7つの提言

—今の仕事を続けるために—

提言1 定期的な通院が必要ながん患者への「治療休暇制度」の確立

提言2 がん患者の就労に対する社会・企業の理解促進、医療者とのパートナーシップの構築

—これまでの経験を活かして働くために—

提言3 体力や治療計画に見合った緩やかな就労環境の提供

提言4 がん患者の雇用促進法の制定等による行政の後押し

—がん体験を活かし、自分らしく生きるために—

提言5 よりよい医療の提供のための「体験」の活用

提言6 がん患者・患者支援活動に対する社会的研究の推進

提言7 地域における総合的ながん患者コミュニティグループの普及・促進

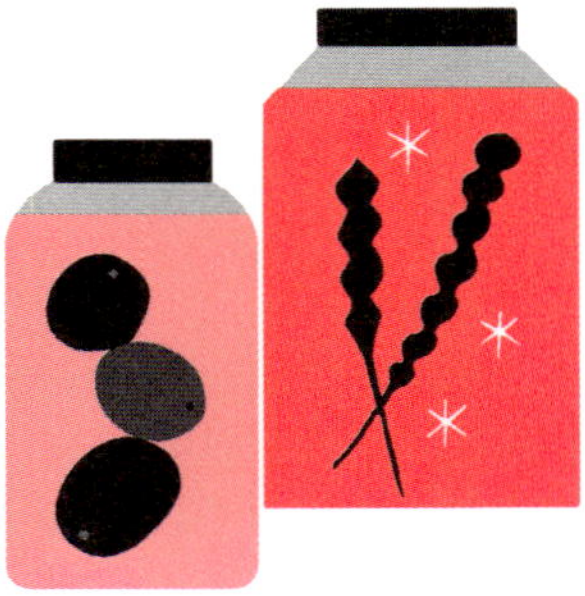

これを仕事にしてしまおう、と心を決めたわけです。そこで、キャンサー・ソリューションズの本格始動です。

――具体的な仕事の内容は?

桜井　医療と社会をつなぐことをモットーにしています。特に「就労」については、HSPの研究のまとめとして発表した『がん患者の就労・雇用支援に関する提言～病とともに歩む人が、自分らしく生きていくために～』のコンセプトを形にしたものです。約400人のがん患者にアンケートをとり、浮き彫りになったのは「今までどおりに働きたい。これまでどおりの仕事を続けたい」けれど、それが実現できない現状です。それを解決するには、がん患者であっても働けることを世の中に周知させ、かつ、働ける場を生み出すこと。それらをできるだけ具体的に解決することを目指しています。

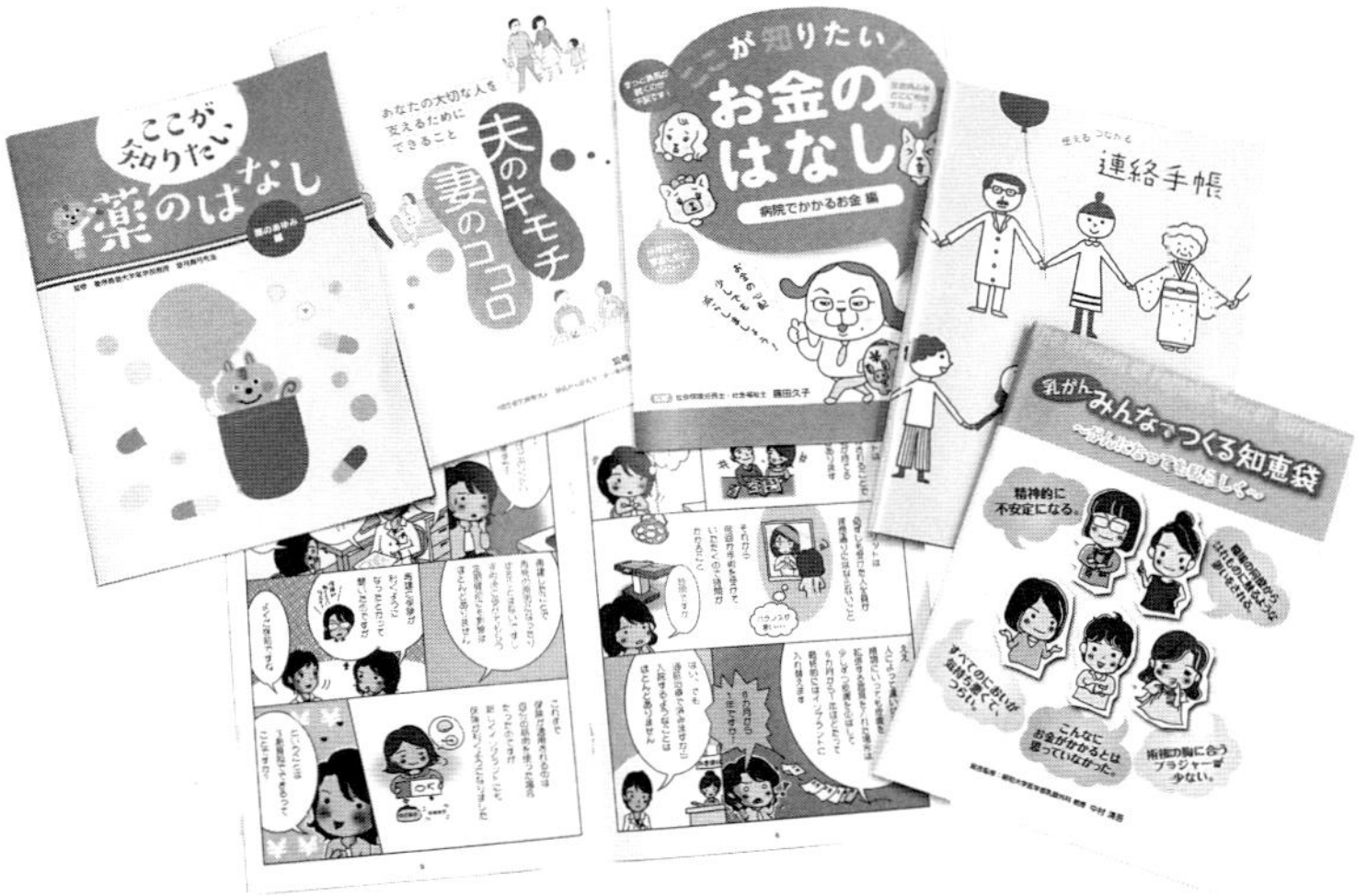

キャンサー・ソリューションズで企画制作した、製薬会社が患者さん向けに病院などに置いている冊子。患者自身が患者の目で作っているため、それまでのものと患者さんの受けがまるで違い、10万部を超えるヒット作品も

――がん経験者としての視点が役立っている?

桜井　製薬企業さんなども患者向けのツールはたくさん出していらっしゃいます。患者として私もたくさんもらいましたが、私が知りたいのはそこじゃないとか、専門用語やほかの表現もまわりくどくて伝わりにくいといった内容が多く、ピントがずれているという印象が強かった。そうしたツールと患者との距離感を近づけたいと考えて、いろいろ企画、提案をさせてもらっています。たとえば、お金のこと（裏技を含めた制度の使いこなし方など）、禁忌事項への対策（何かおこったらどうすればよいかなど）など。全般的に好感触で、企業からはよく読まれるようになったと評価を受けています。

ライターやイラストレーターなど制作スタッフとしてがん患者さんに参加してもらえば雇用創出にもつながる。そうやって一歩一歩、がん経験者が社会とつながるための支援をしています。いちばんやりたかった職業紹介事業も始めています。

●患者自身の意見が、医療の改革や政策に反映される社会にしたい

――今後の方向性は？

桜井　もっと発信できるがん経験者、その発信を受け取れる社会の実現。アメリカに、とても尊敬すべき、私の親愛なる友人がいます。私は彼女から、「私」の経験を「私たち」の希望や要望として政府や議員に働きかける大切さを学びました。海の向こうでは患者にコンシューマー（消費者）であると同時にタックスペイヤー（納税者）としての意識が確立し、両方の視点をバランスよく保つことができている。患者、病気経験者としての生き方に主体性が感じられる。日本には欠けている部分だと思います。

海外では一般的になっている、患者も参加できる学会のあり方や、自分たちの意見を伝え、治療の改善や政策などに反映できるようにする活動、医療を変えることに患者がより能動的にかかわる社会にしていきたいですね。

医療者を元気にすることが、患者へのパフォーマンスを高めることにつながるのなら、そのための活動なども視野に入れていきたいですし…。社名にCancer（がん）と入れましたが、そこもこだわらず、難病や高齢者のQOL（生活の質）のアップや生きがいなどにも通じる共通の課題をみつけ、解決策を探ることも今後の役割の一つかもしれません。

本当は、うちの会社がなくなることが究極の目標。解決すべき問題がなくなっているということですから（笑）。

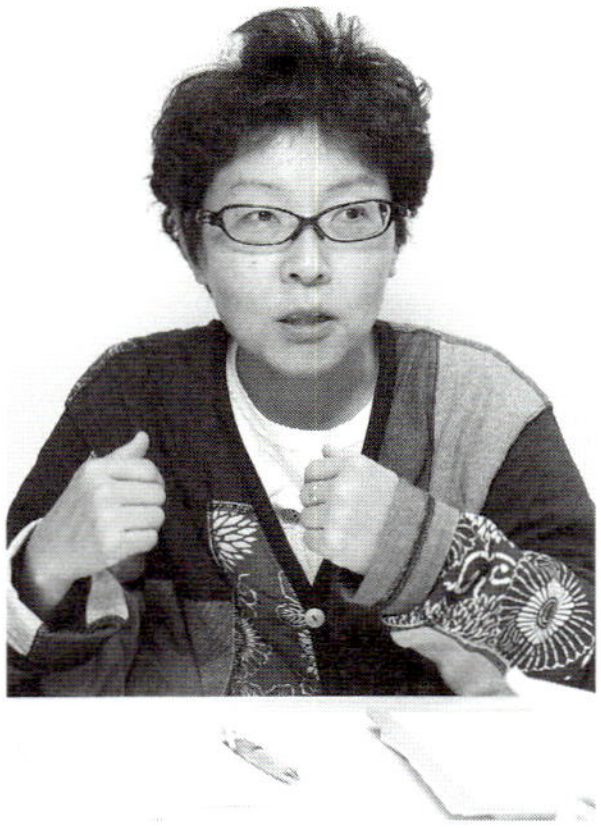

さまざまな提案もしているけれど、本当は、うちの会社がなくなることが究極の目標

■キャンサー・ソリューションズのマニフェスト

――愛する人に同じ思いをさせないために、未来を描くために――

■キャンサー・サバイバーの就労モデルとなりえる組織体を目指す。

■病で人を区別することなく、キャンサー・サバイバーのスキルと意欲、生きる意志を社会還元する。

■体験を束ね、大きなうねりを巻き起こし、社会を変革する。団結は大きな力となる。

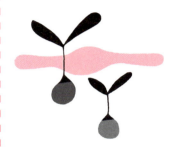

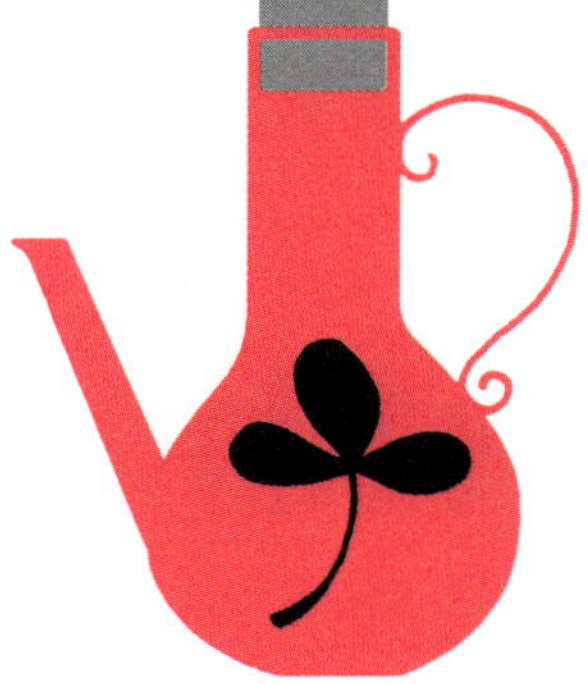

乳がんの治験・臨床試験で実績のある主な医療機関リスト

（2016年9月現在）

日本各地で、数多く「乳がん」の治験・臨床試験を行っている主な医療機関リストです。編集部により調査し、掲載許可をいただきました。

なお、治療を受ける際は、紹介状などが必要な場合がありますので、詳しくは各医療機関までお問い合わせください。また、治験や臨床試験の内容や期間、費用などは、それぞれの医療機関によって異なります。

医療機関名	郵便番号	住所	電話番号
国立病院機構北海道がんセンター	003-0804	北海道札幌市白石区菊水4条2-3-54	011-811-9111
岩手医科大学附属病院	020-8505	岩手県盛岡市内丸19-1	019-651-5111
東北大学病院	980-8574	宮城県仙台市青葉区星陵町1-1	022-717-7000
筑波大学附属病院	305-8576	茨城県つくば市天久保2-1-1	029-853-3900
自治医科大学附属病院	329-0498	栃木県下野市薬師寺3311-1	0285-44-2111
群馬県立がんセンター	373-8550	群馬県太田市高林西町617-1	0276-38-0771
埼玉県立がんセンター	362-0806	埼玉県北足立郡伊奈町大字小室780	048-722-1111
国立がん研究センター東病院	277-8577	千葉県柏市柏の葉6-5-1	04-7133-1111
千葉県がんセンター	260-8717	千葉県千葉市中央区仁戸名町666-2	043-264-5431
国立がん研究センター中央病院	104-0045	東京都中央区築地5-1-1	03-3542-2511
東京都立駒込病院	113-8677	東京都文京区本駒込3-18-22	03-3823-2101
国立病院機構東京医療センター	152-8902	東京都目黒区東が丘2-5-1	03-3411-0111
昭和大学病院	142-8666	東京都品川区旗の台1-5-8	03-3784-8000
がん研究会有明病院	135-8550	東京都江東区有明3-8-31	03-3520-0111
虎の門病院	105-8470	東京都港区虎ノ門2-2-2	03-3588-1111
聖路加国際病院	104-8560	東京都中央区明石町9-1	03-3541-5151

医療機関名	郵便番号	住所	電話番号
東海大学医学部付属病院	259-1193	神奈川県伊勢原市下糟屋143	0463-93-1121
聖マリアンナ医科大学病院	216-8511	神奈川県川崎市宮前区菅生2-16-1	044-977-8111
北里大学病院	252-0375	神奈川県相模原市南区北里1-15-1	042-778-8111
新潟県立がんセンター新潟病院	951-8566	新潟県新潟市中央区川岸2-15-3	025-266-5111
静岡県立総合病院	420-8527	静岡県静岡市葵区北安東4-27-1	054-247-6111
静岡県立静岡がんセンター	411-8777	静岡県駿東郡長泉町下長窪1007	055-989-5222
愛知県がんセンター中央病院	464-8681	愛知県名古屋市千種区鹿子殿1-1	052-762-6111
国立病院機構名古屋医療センター	460-0001	愛知県名古屋市中区三の丸4-1-1	052-951-1111
名古屋市立大学病院	467-8602	愛知県名古屋市瑞穂区瑞穂町字川澄1	052-851-5511
近畿大学医学部附属病院	589-8511	大阪府大阪狭山市大野東377-2	072-366-0221
大阪府立成人病センター	537-8511	大阪府大阪市東成区中道1-3-3	06-6972-1181
国立病院機構大阪医療センター	540-0006	大阪府大阪市中央区法円坂2-1-14	06-6942-1331
岡山大学病院	700-8558	岡山県岡山市北区鹿田町2-5-1	086-223-7151
国立病院機構呉医療センター・中国がんセンター	737-0023	広島県呉市青山町3-1	0823-22-3111
広島市立安佐市民病院	731-0293	広島県広島市安佐北区可部南2-1-1	082-815-5211
広島市立広島市民病院	730-8518	広島県広島市中区基町7-33	082-221-2291
広島大学病院	734-8551	広島県広島市南区霞1-2-3	082-257-5555
国立病院機構福山医療センター	720-8520	広島県福山市沖野上町4-14-17	084-922-0001
国立病院機構四国がんセンター	791-0280	愛媛県松山市南梅本町甲160	089-999-1111
国立病院機構九州がんセンター	811-1395	福岡県福岡市南区野多目3-1-1	092-541-3231
北九州市立医療センター	802-0077	福岡県北九州市小倉北区馬借2-1-1	093-541-1831
国立病院機構長崎医療センター	856-8562	長崎県大村市久原2-1001-1	0957-52-3121
熊本大学医学部附属病院	860-8556	熊本県熊本市中央区本荘1-1-1	096-344-2111
社会医療法人博愛会　相良病院	892-0833	鹿児島県鹿児島市松原町3-31	099-224-1800

本書の執筆者

国立研究開発法人 国立がん研究センター中央病院

■乳腺外科
木下貴之（きのした・たかゆき）
髙山　伸（たかやま・しん）
神保健二郎（じんぼ・けんじろう）

■乳腺・腫瘍内科
田村研治（たむら・けんじ）
清水千佳子（しみず・ちかこ）
米盛　勧（よねもり・かん）
野口瑛美（のぐち・えみ）
下井辰徳（しもい・たつのり）
下村昭彦（しもむら・あきひこ）
北野敦子（きたの・あつこ）

■形成外科
宮本慎平（みやもと・しんぺい）

■放射線診断科
菊池真理（きくち・まり）

■放射線治療科
伊丹　純（いたみ・じゅん）
高橋加奈（たかはし・かな）

■病理科
吉田正行（よしだ・まさゆき）

■緩和医療科
里見絵理子（さとみ・えりこ）

■遺伝子診療部門
吉田輝彦（よしだ・てるひこ）
菅野康吉（すがの・こうきち）
田辺記子（たなべ・のりこ）

（敬称略）

●編著

国立研究開発法人　国立がん研究センター中央病院

■乳腺外科
乳腺外科長
木下貴之（きのした・たかゆき）

■乳腺・腫瘍内科
乳腺・腫瘍内科長
通院治療センター長
田村研治（たむら・けんじ）

病棟医長、先端医療科医長
研究支援センター薬事管理室室長
米盛　勧（よねもり・かん）

外来医長
清水千佳子（しみず・ちかこ）

※所属・肩書きは、平成28年12月現在のものです。

国がん中央病院　がん攻略シリーズ
最先端治療　乳がん

平成29年１月27日　第１刷発行
平成30年６月27日　第２刷発行

編　　著　国立研究開発法人
国立がん研究センター中央病院
乳腺外科、乳腺・腫瘍内科、他
発 行 者　東島俊一
発 行 所　株式会社 法 研
〒104－8104　東京都中央区銀座1－10－1
電話03（3562）7671（販売）
http://www.sociohealth.co.jp
編集・制作　株式会社 研友企画出版
〒104－0061　東京都中央区銀座1－9－19
法研銀座ビル
電話03（5159）3722（出版企画部）
印刷・製本　研友社印刷株式会社　0123

ISBN 978-4-86513-278-6　定価はカバーに表示してあります。